U0259610

Talking Cure:
Mind and Method of the Tavistock Clinic

谈 话 治 疗

Tavistock临床中心的理念和实践方法

【英】David Taylor 主编

黄淑清 黄郁心 等 译

丘羽先 林玉华 审校

中国轻工业出版社

图书在版编目（CIP）数据

谈话治疗：Tavistock临床中心的理念和实践方法／
（英）戴维·泰勒（David Taylor）主编；黄淑清等译.
—北京：中国轻工业出版社，2017.5（2019.11重印）
ISBN 978-7-5184-1229-7

Ⅰ. ①谈…　Ⅱ. ①戴… ②黄…　Ⅲ. ①精神疗法
Ⅳ. ①R749.055

中国版本图书馆CIP数据核字（2016）第316531号

总 策 划：石铁
策划编辑：阎兰　　　　　　　责任终审：杜文勇
责任编辑：阎兰　唐淼　　　　责任监印：刘志颖

出版发行：中国轻工业出版社（北京东长安街6号，邮编：100740）
印　　刷：三河市鑫金马印装有限公司
经　　销：各地新华书店
版　　次：2019年11月第1版第2次印刷
开　　本：710×1000　1/16　印张：20.00
字　　数：188千字
书　　号：ISBN 978-7-5184-1229-7　定价：58.00元
著作权合同登记 图字：01-2016-6834
读者热线：010-65181109，65262933
发行电话：010-85119832　传真：010-85113293
网　　址：http://www.chlip.com.cn　http://www.wqedu.com
电子信箱：1012305542@qq.com
如发现图书残缺请与我社联系调换
161055Y2X101ZYW

丛 书 序

当英国精神分析遇见中国人情关系

近年来，精神分析在中国的蓬勃发展，使得客体关系已然成为大家耳熟能详的词汇。发源于英国的客体关系精神分析，在众多流派中最为重视人际关系的背景，对于同样热衷人际关系的中国人而言，想必最能贴近其心智经验。由梅兰妮·克莱茵（Melanie Klein）开创的这一学派，率先关注尚未掌握语言能力的婴幼儿与母亲之间的沟通方式。而中国人往往习惯于间接、含蓄的表达，话语中常常包含言外之意，表达的形式也重于言语所直接传达的内容，这相较于西方人表达上的直言不讳，更像是前言语期母婴之间的沟通方式。

继弗洛伊德发现人类的动力潜意识（dynamic unconscious）之后，克莱茵与她的追随者们，勇于探索人类心灵的最深处，将一些远离我们日常经验的心智运作模式呈现给世人。这样的内容难免令初学者感到费劲，也增加了翻译工作的难度，给人留下一种印象：这类深度心理学著作晦涩难懂，几乎无法译成流畅的中文。记得大约在十年前，我还是一名航天专业的工科学生，偶然在图书馆翻到精神分析的书籍，便受到深深的吸引。一些读不太懂的文字，却总有几句触动你的心弦，于是便有了想要继续深入下去的愿望。随着对精神分析的兴趣日益浓厚，我决定收拾行囊，远赴英国，学习纯正的客体关系精神分析。海外学习的经验让我发现，并非所有的精神分析书籍都是难读的，甚至一些英文原版的入门读物，非常通俗易懂，比相应的中文译著要好读得多。2013年的某个午后，我在伦敦 Tavistock 中心的图书馆偶然看到繁体中文版的《俄狄浦斯情结新解》一书，译文流畅、精准，顿时领略到中文阐述精神分析思想的美，也打破了"精神分析书籍难以译成流畅的中文"的印象。

再后来，读到同一系列中《内在生命》（*Inside Lives*）《谈话治疗》（*Talking Cure*）等著作，更加确信精神分析思想可以通过生动、贴切的中文表达。林玉华教授2000年从英国受训回到中国台湾后，便开始致力于精神分析的推广，其中包括引进一系列 Tavistock 中心出版的经典著作，前文提及的几本好书便属于这一系列。2015年在北京遇见"万千心理"的编辑阎兰，我极力把这套丛书推荐给她。于是，在阎兰编辑的努力下，其中几本的简体中文版便陆续得以问世。

安东尼·贝特曼（Anthony Bateman）等人的《当代精神分析导论——理论与实务》（*Introduction to Psychoanalysis: Contemporary Theory and Practice*）一书，将带领读者一览当代精神几个主要流派，略述精神分析跨世纪以来的争议所衍生出来的几大学派在理论与实务上所强调的重点，包括古典精神分析、克莱茵学派、独立学派、当代弗洛伊德学派、人际学派、科胡特学派、拉康学派及自我心理学（林玉华，2002）。

《临床克莱茵》（*Clinical Klein*）一书首次从临床与历史的视角对克莱茵学派的思想进行了全面的阐述。克莱茵学派的概念来源于临床治疗的工作，鲍勃·欣谢尔伍德（Bob Hinshelwood）精心地挑选克莱茵所做的个案，介绍克莱茵如何架构其诠释，如何由病人的谈话中探测病人的心智内涵与历程，及如何借此了解病人所想传达的潜意识（林玉华，2002）。

英国的 Tavistock 临床及训练中心于1920年成立，被认为是世界级精神分析取向心理治疗的训练重镇之一，以克莱茵学派为主。大卫·泰勒（David Taylor）所主编的《谈话治疗》一书，收集 Tavistock 临床中心的临床研究与个案讨论，论证 Tavistock 模式对于心智世界的了解，如，心智是如何形成的？在各成长阶段中，心智如何运作？"心"如何具有理性所不知的理性？谈话如何有治疗效果等（林玉华，2002）。

马戈·沃德尔（Margot Waddell）是 Tavistock 临床中心的资深儿童心理治疗师，她所撰写的《内在生命——精神分析与人格发展》（*Inside Lives: Psychoanalysis and The Growth of The Personality*），由精神分析角度阐述人的发展历程。她由临床实例及文献，巨细靡遗地描绘由婴儿到老年的成长过程中，促进及妨碍心智及情绪成长的因素。沃德尔根据多年从事精神分析的经验，以当代精神分析的克莱茵思路为主轴，深入浅出地描绘人格的发展过程（林玉华，2002）。

俄狄浦斯情结可说是精神分析最主要的概念之一。弗洛伊德之后，俄狄浦斯的概念经过几番修饰，约翰·史坦纳（John Steiner）所编辑的《俄狄浦斯情结新解》收集了克莱茵及三位克莱茵学派主要代表人物——布里顿（Britton）、费德曼（Feldman）和欧夏尼西（O'Shaughnessy）对于俄狄浦斯的解释。克莱茵以她的个案，10 岁的李察及 2 岁 9 个月的丽塔为例，描绘俄狄浦斯情结如何通过游戏呈现。其他三位作者则以他们自己的案例，描述当代精神分析对于俄狄浦斯的了解如何由克莱茵的主要概念衍生而来（林玉华，2002）。

1948 年，艾斯特·比克（Esther Bick）在 Tavistock 临床中心开始以"婴儿观察"作为儿童心理治疗师的养成训练课程之一。1960 年伦敦的精神分析学院（Institute of Psycho-Analysis）跟进，"婴儿观察"成为受训精神分析师的必修课程之一。目前许多欧洲国家、加拿大、美国、南美、非洲、澳洲及亚洲的许多精神分析训练学院，也将此作为精神分析训练的先修课程。《婴儿观察》（*Closely Observed Infants*）一书的作者们，皆为 Tavistock 的教师，他们以案例描述精神分析师或心理治疗师，如何通过观察婴儿学习早期的情绪发展及其内在世界的形成过程，了解婴儿与家人最原始的情绪互动，并观察自己在观察婴儿与家人互动过程中的情绪反应（林玉华，2002）。

赫伯特·罗森菲尔德（Herbert Rosenfeld）在《僵局与诠释》（*Impasse*

and Interpretation）一书中，以鲜活的案例，有力地呈现精神分析对于精神病的治疗效果。他由临床案例解释在诊疗室中的"治疗"及"反治疗"因素，并以案例周详而细致地描绘如何借由了解自恋状态及投射认同，避免治疗僵局的发生。作者认为，能与病人最病态的部分接触，是治疗成功的要素（林玉华，2002）。

《理解创伤》（*Understanding trauma*）一书描绘创伤事件对于幸存者情绪及生活的影响，常常是持久而不被觉知的。作者们以理论及临床案例，描绘如何由精神分析的角度，了解创伤事件对于每位当事者的意义，及帮助当事者寻回生活的意义的治疗过程。本书介绍多种不同的干预方式，如短期个体咨询、团体治疗及个体分析等（林玉华，2002）。

林玉华教授建议将简体中文版系列命名为"英国精神分析系列丛书"，有意避开"客体关系"这一术语，是因为流传到美国的客体关系与英国本土的客体关系已经大为不同。正在流向中国，碰触到中国文化的英国精神分析，又将呈现什么样的面貌？

精神分析的学习是一个漫长的过程，分析师需要在长年累月的个人分析（精神分析的频率一般为每周四五次）与督导学习中慢慢积淀。翻译精神分析著作亦是如此，需要建立在对原著有一定体悟的基础上。放眼当今中国，在追求经济发展的大环境下，精神分析似乎也成了一种快速生活，即，快速出书、快速认证、快速见效、快速赚钱……这似乎违背了精神分析追求慢生活的本质与精髓。对此，客体关系视角的理解可以是：当人们没有遇到足够好的客体时，难以维持在抑郁心理位置（depressive position），相应地，象征形成（symbol formation）的能力也会不足，即，人与人的关系连接无法较多地依靠互相了解、看见与被看见的形式来维系［比昂的"K连接（K link）"］，而不得不过度仰赖具体、有形或不变的事物，如：共同拥有的孩子与房产；学历、学位、职称等外在的名头；金钱、礼物等可以互换的现实利益。

伦敦学习的经历，让我有幸结识林玉华、樊雪梅、魏秀年等来自中国台湾的前辈，她们对于精神分析的热爱与天赋，对于学习方法与分析设置的坚守，着实令我感动。她们作为主要译者参与了这套"英国精神分析系列丛书"的翻译，参与翻译的还有许多专业资质和语言功底兼具的译者，在此不一一列出。最后，我衷心希望"万千心理"出版的这套经典丛书的简体中文版，可以让广大读者近距离感受英国精神分析的理念和实践方法。

杨方峰

2017.01

序

本书是配合 BBC 2 所拍摄的《Tavistock 临床中心》系列电视片而成书。Tavistock 临床中心是一所隶属于英国国家医疗服务系统（National Health Service，NHS）的心理健康机构，给病人提供治疗以及给心理健康专业人员提供培训。此系列的六集节目是有关谈话治疗 ——一种处理个人生活困扰的方式。意外、灾厄、疾病、情绪冲突以及心理疾病并非如我们想的仅是些特例，而是日常生活中的一部分。人们对于这些事件的反应提供了一种人性的观点，这是使所有人感到恒久兴趣（enduring interest）的主题。

虽然远古大大不同于现今，但男人和女人的特质仍在历史演进中维持不变。当我们说人性是使人有恒久兴趣（enduring interest）的主题时，恒久（enduring）一词正如它所意指的——"恒久不变"。那些困扰着男人和女人的问题四千年来基本上仍旧一样。如果我们看着以目前所知最早的书写形式所记录的文件，大英博物馆（the British Museum）收藏的二十万片美索不达米亚（Mesopotamia）的刻字土板，我们可以得知四千年前巴比伦（Babylon）城市居民所关心的事物。他们造访那些有系统地以楔形文字记录梦的抄写员，这些土片记录了祭司口中所念的咒语，咒语的目的是要安慰那些因日常焦虑而受苦的人。

在那儿的你，人类所生的，孩子，现在你诞生了，而今你见到白昼，何以不似在母亲子宫里那般呢？你没有适当地对待父亲，不让母亲放心地外出，而是使保姆忧心，让奶妈觉醒。

因你的哭闹，守护的家神无法入睡，女神亦是。[1]

　　若男人总看着他女人的阴户，他会拥有健康，且将获得任何不属于他的东西。若男人面对一个女人时总是看着他自己的阳具，无论他求取什么都不会永久在他的房子里。

　　如果一个男人在夜晚看到恶梦……他要对着土地说："哦！土地，你的一部分被挖掉，我的一部分也被取走，我被取走的正是你被挖掉的部分。"他看到多少梦就要对着土地说多少次。（然后他要说：）"（就在）我将你，哦！土地，投入（流）水中，你会碎裂崩解——而我看到的所有梦中邪恶将消失！愿它毁灭无踪！"[2]

　　我们多半能在这些古老的记录中觉察到某些自身的经验。爱恋的失望、无力感、竞争、哭闹的婴儿、罪疚、恐惧、不幸、忧郁，这些曾存在于巴比伦的也同样出现在现代家庭、办公室或政府之中。你无须是现代的哈姆雷特（Hamlet）才会想要摆脱梦魇。多数的我们曾无法哄宝宝入睡，或经历过其他更多的持久失败。巴比伦人的忧虑程度和现代周一上午医科医师的手术也没有太格格不入。

　　我们拥有的现代心理学及精神分析的知识可能较巴比伦人有系统。今日的语言和结论比较专门并经过检验。然而应付的却是同样的问题：男人和女人总有多过实际危险所能解释的焦虑。我们的想象形塑了我们如何看待世界。我们得不断地解释并理解自身、他人、世界的经验。就是这些对生命的观点构成了本书的主题。书中十七章粗略地遵循精神分析所理解的人生周期，以五个部分组成。

　　我们的书是基于一套相关的概念。首先是人一生情感发展的重要性，从婴儿期、历经儿童和青春期到成人、成熟和老年期。在这些转变的关键时期，我们都曾或多或少地努力挣扎、奋斗，但对某些人而言，这些发展任务却可能转为危机。第二个概念是人类基本上是社会性动物。我们与他人的关系深深地影响我们成为何种人、如何感觉、关注何样事物。第三个概念是人类心智（mind）崛起于在社会环境中求生、觅食、繁衍的生物需求。

我们尝试要描绘的心灵图像不仅是客观、理性的心智，也要展现情感和激情在我们行止中有多么重要。心灵（heart）确有其不自知的道理。我们想描述一些重要的关系，显示家庭、工作和社会中团体生活的本质，因此我们检视何为正常，细想从心理困扰到心理疾病的范畴。重要的是，我们也思考未来，因为"现代男女本质上和古代人是同类"的论据，意味着未来，人亦将继续努力适应改变。

电视节目涵盖 Tavistock 临床中心的某些实验对象和活动。例如我们通过年轻的临床工作者每周定期地观察婴儿，以追踪他们第一年的发展。这个婴儿观察的方法由 Tavistock 首创，现已广泛地成为训练儿童/成人心理治疗师和精神分析师的重要部分。受训者能学到婴儿是什么样子，可以看到存在于婴儿与长大后的成人之间的连续性，也可以看到母婴关系以及它对其后所有关系的重要性。

遭逢不幸意外者的情绪反应是其中两集节目的主题。这两集节目也试图要提供心理治疗会谈的一般原则，展现治疗师如何尝试和来访者澄清意外的起因和意义。内疚感和痛苦是如此地有力，以致我们必须否认这些情感，纵使它们持续对个人的未来生活产生破坏性影响。像这样的治疗性会谈显示任何一起重要事件，不单是创伤性意外，都会让人重新评价生命；它导致自我质疑并唤起孩童时期、父母、家庭和性格等基本议题。Tavistock 在这个领域的工作大多收录在刚出版的《了解创伤》（*Understanding Trauma*）一书中，由 Caroline Garland 主编（她在其中一集节目中以治疗师的角色出现）。

治疗不限于个人，也可以向团体和家庭提供。有两集节目显示治疗师如何帮助家庭应对家人的严重疾病，或是家庭工作如何协助一位年轻人处理其情绪困扰。电视片首先是关于疾病带给家庭的痛苦挑战，以及每位成员必须面对的困境；它也展示如何协助家庭整合资源，并应对这些情况所引起的愤怒、内疚、哀伤及失落。这些处境永远都不容易应对，但家庭必须面对的破坏性影响是可以（通过一些方式）减轻的。某些 Tavistock 的家庭工作发表在《多种声音》（*Multiple Voices*）一书中。第六集节目是有关组织的咨询服务：对象是一所学校，该校校长忧心学校必须要处理的问题。在 Anton Obholzer 和 P. Vega Roberts 合写的书《工作中的无意识》（*The Unconscious at Work*）中，详述了这类型的工作。

Tavistock 临床中心

除了原先应用于治疗、了解心理困扰和疾患，将心理学对人类关系的理解进行更广泛的运用一直是 Tavistock 临床中心的悠久传统。它对团体和社会、机构、组织的领域进行特别研究。这项工作源自于"无领导（leaderless）"团体的概念（第二次世界大战中一种挑选军官的有效方法），现已扩展为用以了解各种事业、工作形态、工作场域中情感及社会化历程的重要性，有一个组织——Tavistock 咨询服务（the Tavistock Consultancy Service）——主要工作内容是协助遇到困难或需要改变的机构或组织。

Tavistock 有三个主要的部门，儿童和家庭、青少年、成人——首要任务是为那些从学校、医科医师、社工和其他心理健康领域的专业人员转介来的病人提供咨询和治疗。有时，病人也会自行前来。Tavistock 临床中心也是所临床大学，和几所历史更悠久的大学紧密联系。它是英国主要的心理健康教学及训练机构之一，专收来自全国各地和海外的研究生。它是一所研究机构，在近70年的历史中始终是许多创新工作方法的来源。

Tavistock 临床中心属于英国国家医疗服务系统的一部分，费用来自纳税收入。它的"事业领域"是心理健康。但因它在心理健康方面的立场，如本书所述，是以"互有关联"（inter-related）的观念为核心，所以和传统精神科过于强调心理疾患、太过依赖药物的想法很不一样（虽然药物在治疗上有很重要的地位）。加入人性思维来矫正这样狭隘的观点是绝对有必要的。

　　Tavistock 可能在某些方面很特别，但它绝非唯一。它不是这些观念的独占或原创者。它深深地倚重精神分析、团体动力、系统理论。这也是 BBC 认为应该要制作这些电视片的原因之一。Tavistock 取向象征着对人性知识的扩展。

注　　释

1. 'Freud, Magic and Mesopotamia: How the Magic Works', M.J. Geller in *Folklore*, 108:1-7.
2. *Mesopotamian Conceptions of Dreams and Dream Rituals*, S.A.L. Butler, 1998.

本 书 作 者

Robin Anderson（第二章、第四章）是 Tavistock 临床中心儿童与青少年顾问精神科医生、青少年部门的主任，在青少年及精神分析的主题上有许多著作。他也是英国精神分析学会（British Psyco-Analytical Society）的培训分析师（training analyst）。

Jenny Altschuler（第八章）是 Tavistock 临床中心的顾问临床心理师、儿童与家庭部门的系统心理治疗师。她也教授家庭治疗。她的著作很多是处理生理疾病对家人的心理冲击以及对不同性别的影响。

Sara Barratt（第八章）是 Tavistock 临床中心儿童与家庭部门中社工领域的资深临床讲师。专长是系统心理治疗。她任教于家庭治疗机构（the Institute of Family Therapy），在保加利亚（Bulgaria）开课，写的很多文章是有关成人心理健康和医科医师的合作。

Shirley Borghetti-Hiscock（第十七章）是 Tavistock 临床中心成人部门的心理师。她在协助病人及配偶面对生理疾病所带来的心理冲击，以及给医疗团队提供咨询服务等方面极具经验。她主要的工作领域包括器官移植的病人以及疼痛治疗（pain management）。

Rachael Davenhill（第十六章）是 Tavistock 临床中心成人部门心理治疗组的顾问临床心理师。她教授的是如何与老人工作，同时也是私人执业的分析师。

Caroline Garland（第六章、第七章、第九章、第十四章）有英语文学的背景，然后研究黑猩猩间的游戏，之后才成为顾问临床心理师及精神分析师。她在 Tavistock 临床中心的成人部门工作，领导创伤及创伤后的研究小组。

Mando Meleagrou-Dixon（第十七章）是心理学家、儿童心理治疗师。她是伦敦大学国王学院附属医院哈里斯出生权研究中心（Harris Birthright Research Centre）和伦敦女性治疗中心（The Women's Therapy Center in London）的心理治疗师及研究员。

Margaret Rustin（第一章、第三章、第十一章、第十五章、第十六章）是顾问儿童心理治疗师，Tavistock 儿童心理治疗训练课程的规划导师（Organising Tutor），Tavistock 临床中心的院长。她参与共同编辑了《婴儿观察》（*Closely Observed Infants*）（有关 Tavistock 临床中心首创的婴儿观察）以及《儿童精神病性状态》（*Psychotic States in Children*）这两本书。

Jon Stokes（第十章）是 Tavistock 咨询处主任。他是顾问临床心理师、成人心理治疗师、Tavistock 临床中心成人部门的主任（1987—1992）。他为商业、公共、社工等组织的管理提供组织心理学方面的咨询。

David Taylor（第五章、第十二章、第十三章、第十四章、第十五章、第十六章、第十七章）是顾问精神科医师及心理治疗师，Tavistock 临床中心成人部门主任（1992—1999）。他也曾是该部门临床组的主席之一。他是英国精神分析学会的会员，执业精神分析师。

目　　录

第一章

※

心智的起源

在《圣经》的创世纪中，上帝辛勤工作6天，第7天休息，并且检视工作成果。这段叙述上帝如何分开光明和黑暗、陆地和海洋、灵性和肉体的神话，是科学诞生之前，人类对于世界和自己如何被创造出来所提出的有力解释。现在我们已经知晓，人类是从灵长类动物演化而来，其间经过几百万年的历程。同样的，早期哲学家所提出的**空白屏幕**（tabula rasa）概念——新生儿的心智如同一张白纸，和我们目前所知大为不同，取而代之的是"新生儿出生时便拥有心智"的说法。就好像小羚羊一出生就能够挣扎着站立起来，新生儿的心智已经具有沟通的能力，也会进行许多其他的心智活动。

如果婴儿在出生时的脑袋并非空白一片，那么人类的心智究竟是何时开始的呢？婴儿在母亲子宫内时，除了身体的发育成长之外，究竟还有哪些发展？婴儿在母亲子宫内时是否已经具备了汲取经验的方法？出生前的心智究竟是如何成形呢？

研究新生儿能力的报告证实，婴儿在非常早期时，即有足够的能力分辨母亲和他人的脸，甚至能够认出母亲的声音。婴儿也会运用视觉、听觉、嗅觉、触觉和味觉来联结经验中各种不同的方面，还能辨识各种经验特征可能是来自同一个来源。母亲通常会把婴儿当作一个"人"来看待。我们会对婴儿说话，但往往会提高声调，或是特别强调抑扬顿挫。我们会对婴儿唱歌，但没有意识到这其实是一种沟通的方式。我们并不期望婴儿能了解我们所说的话，但是的确能感觉到我们的声音正在传达着信息，不论这些信息是充满着包容、安慰、同情，或是对婴儿的烦恼或喜悦表示理解——这全都是对婴儿的回应（见插图1）。

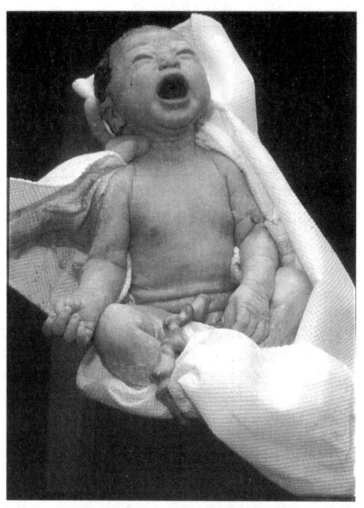

插图1： 婴儿出生时必须放声哭泣才能呼吸，也才能在落地的前几分钟存活下来。新生儿的肺部早已准备好要运作，心智亦是如此。

出生前的心智

要了解婴儿和母亲之间有着什么样的关系，可以从其他像是早产等较为复杂的情况中得知。在过去几十年来，我们对于早产儿的照护方式已经有所改变，主要是因为人们认知到，保温箱和其他科技虽然能够维系早产儿的生命，却不能提供他们成长所需的每项要素。早产儿刚出生的几个星期或几个月内，周遭通常没有人持续地陪伴在身边，并且引导他们和这个世界做第一次的接触。我们现在知道，身体上的接触以及一根能让婴儿吸吮的手指，对婴儿来说是多么的重要。给婴儿一些绒毛玩具等较"有生命的东西"，而非人工制品，并且播放轻柔的音乐来平缓维生系统所发出的机械式噪声，都有助于婴儿在心理和生理上的成长。

研究婴幼儿成长的心理治疗师最近观察了早产儿在加护病房接受医疗的情形，地点是在德国的一家医院，而对象是一名第26周出生（比预产期早3个半月出生）的男婴。

刚开始，男婴的主要症状是呼吸困难。当男婴呼吸窘迫时，他整个身体就像遭遇地震般地震动着，全身几乎要被撕裂。男婴用尽全身的能量维持身体内在的平稳状态。在此阶段，观察者发现，要是她没有实时记下男婴的详细状况，之后就很难再回忆起之前定时观察到的现象。

男婴出生后的第23天（怀孕后第29周半），当照顾男婴的护士和观察者同时来到保育器旁，男婴张开了眼睛，开始盯着观察者看，而且每当他的身体因为消化、排泄等过程而剧烈抖动时，他就会扫视整个房间。观察者心想："房间里一定有什么人在。"

当观察者了解到这当中有许多现象同时在进行时，她感到相当诧异。男婴似乎想从四周（观察者的脸、熟悉的形状和光线，等等）找寻他记忆中熟悉的东西，而且是在他身体内紊乱时足以给他支持的事物。他似乎开始体验到身体内外之间的那条界线，而其他人也开始将男婴视为一个独立个体。同时，观察者还发现，现在她就算没有实时记录下来，也可以依照时序回想出之前观察到的状况。男婴能够维持个体运作的能力，似乎也能帮助自己克服呼吸和消化上的困难。对于正常怀孕产下的婴儿来说，这些都是与生俱来的能力，但是对早产儿来说却是极大的生理负担。

在这个时期，男婴似乎历经了"心理上"的诞生，也就是婴儿有能力和资源与他人进行情感上的交流。观察者也发现男婴的眼神接触和微笑逐渐增多了。她发觉，自己很早就在这位应该还需要在母亲子宫待上2个半月婴儿的"心智"之中占有一席之地。有趣的是，她发现自己对婴儿的想法与婴儿心智的显现是同步进行的。观察显示，婴儿的心智会受到周遭关注他的成人的心智所影响。一般来说，心智——尤其是婴儿的心智——只能够通过发现另一个心智的存在而逐渐形成。

利用超声波观察母体内的婴儿，结果发现婴儿可能已经拥有原始的自我觉察，能够辨识"我"与"非我"之间的差异。有关双胞胎的研究报告显示，双胞胎在子宫内的行为模式——例如，双胞胎的其中之一规律地踢弄着另外一位，在出生后仍会持续下去，这一点让研究人员大为惊讶。这类从出生前一直延续至出生后的关系行为显示，人的个体性在子宫内就已经开始发展了。在上述双胞胎的特殊案例中，双胞胎的任何一位都可能感受到，在母亲温暖的羊水中还有另一个个体存在。即使不是在双胞胎的特殊情况下，胎儿也能通过在子宫内的许多活动感觉到，包覆自己的子宫内壁和胎盘是属于他身体之外的东西。

思考婴儿具备哪些能力，或许可以帮助我们推测婴儿在怀孕后期的心理发展。婴儿在子宫内的每个动作通常都有其目的，不只是一种对外在刺激的反应动作而已。婴儿将手指放在嘴中吸吮也是很常见的。婴儿可以听到子宫内的声音——母亲的声音和血液流向子宫的脉动声，并且做出反应。出生几个月后的婴儿则喜欢听母亲在出生前对他们所说的故事、所念的诗或者儿歌——儿歌的旋律会让婴儿觉得很熟悉。此外，母亲哺育婴儿时，婴儿大多喜爱吸吮左方的乳房，原因是比较靠近母亲的心脏，可以听到心跳声。（见插图2）

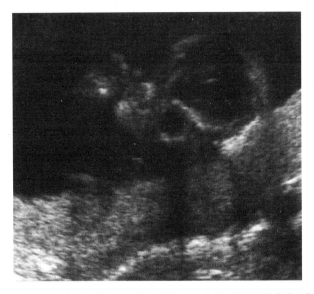

插图2：这张高分辨率的超声波扫描照出胎儿的侧脸。在左上角可以看到胎儿的手非常靠近脸部。还可以看到他的眼睛，也可以追踪眼球的运动。

在一些儿童的治疗案例中，我们偶尔会看到，他们早期还在母亲子宫内时对于周遭事件的强烈情绪反应，会成为影响目前心智状态的重大因素。一位意大利的研究人员在报告中证实，一位年轻小女孩的深沉悲痛，竟然是因为她的双胞胎手足在母亲体内死亡，而她的父母从未告知她这件事。几年过去之后，要去判断小女孩的悲痛，究竟是源于出生前的记忆，还是出生后父母无意间所流露的哀痛而造成的影响，并不是一件简单的事。无论如何，大家逐渐形成的共识是，出生前的经验具有意义深远的影响，而这些影响会因成长后所发生的事件而强化或减弱。

珍妮是三胞胎的其中一位，她比预产期早了几个星期诞生。最初的几个星期，她都呆在保育器中。三胞胎的其中一位兄弟在母亲子宫内死亡，另一个则是在出生几个星期后死亡。珍妮在12岁时开始到Tavistock临床中心接受心理治疗，之前她尝试过打电话给儿童社会福利专线，但当时没能接通。当珍妮告诉她母亲这件事时，母亲认为女儿需要帮助，所以就联络上Tavistock临床中心。珍妮在学校表现不佳，经常感到忧郁，也极度缺乏自信。父母婚姻失和，使得父亲几乎消失在她的生命之后，她的忧郁情况变得更为严重。在她的治疗过程中，两位已逝的兄弟明显成为治疗的焦点，众多证据显示，珍妮经常惦念着已逝的兄长。她经常会陷入一种持续哀悼的悲伤情绪状态，而这在她玩游戏与画图的过程中显而易见。

从治疗的一开始，珍妮就向治疗师强调，她的问题在于三这个数字，如果是四或是二都不是问题，但三个就是行不通。珍妮具有一些男性特质，之后也与其他女孩之间有着极为热情的关系。珍妮似乎是以认同兄弟部分的特质，来弥补他们所失去的生命。她几乎是有意识地相信兄弟的去世，是因为她在母亲体内时消耗太多养分所致。

这种想法让珍妮产生强烈的罪疚感，在她进入青少年时，情况更加严重。当一般的青少年都期望能够活出自我时，珍妮却认为自己的生命应与其他两人分享，因而一直裹足不前。举例来说，她告诉治疗师说，她13岁的生日当天要举办生日派对，所以不能接受治疗，而治疗师也答应了。在这之后的连续两次治疗，她也缺席了。这样的举动显然是要为两位已逝兄弟保留举办生日派对的时间，以此弥补他们。

一开始治疗师无法相信，这样的事件怎么可能深刻地烙印在珍妮的情绪与心智生活之中，但她渐渐发现，珍妮主要的自我认同，就是三胞胎中仅存的那一个。治疗师所面临的挑战，就是要如何帮助珍妮活出自己。珍妮意识到自己在许多方面都与逝去的兄弟联结，但却对自己所遭受的影响浑然不觉，反倒是他人必须去注意她是否有自暴自弃的情况。在学校，她只要一旷课就会让老师忧心；治疗也是一样，当珍妮没有按时出现的时候，治疗师就必须坐在诊疗室里担心。他们必须去猜想珍妮去了哪里，人是否平安，应该如何联络上她等。

两个孩子去世所造成的伤痛，或许使得她的父母在情感上难以对于仅存的这个孩子付出关爱。对于成年人来说，失去小孩会造成心理上极大的创痛，但这对存活下来的孩子的心理影响可能更为深远。珍妮对于生命的最初经验是早产的、创伤的，而且没有大人来抚慰她在婴儿时期所经历的感觉。治疗即是提供一个空间，让治疗师去了解珍妮无法承受的那些经验，并且建立一个坚实的关系来帮助她解决自己的问题，以及深烙在她心中对两位去世兄弟的认同。

出生后的心智

心智会因为遇见了另一个心智而发光发亮。此一概念足以勾勒出人类最重要的初始关系——婴儿与母亲之间的关系。婴儿在开展生命的历程时，便期望着有人能为他提供生理上的照顾，**以及最基本的情感了解**。

当事情一切顺利时，上述这两个层次的关爱就会自然而然地整合起来：母亲（或父亲）在喂食、清洁、安抚或和婴儿嬉戏时，会凝视着婴儿，并且对他微笑。父母亲镜映婴儿的声音和脸部表情，让婴儿感觉他们知道他在想什么，并且了解他的感受。母亲似乎可以跟随着婴儿的情绪走。婴儿受到风寒、惊吓、打一个大大的呵欠、满足于喂食的喜悦，以及时而痛苦的消化和排泄等感觉，她都会予以回应。

观察婴儿如何注视着母亲的脸时，尤其是在婴儿凝视母亲的瞬间时，我们就可以看到一个正在发展的心智。以下描述的是一位9周大的男婴，名叫乔纳。他这么小就已经可以和其他家族成员互动了。

　　乔纳的父母坐在火炉旁和朋友聊天，他则是被放在一张柔软沙发上，背部有坐垫可以让他靠着。当阿姨进到他们家，坐在乔纳的左侧时，乔纳直望着坐在他正前方的父亲。那时他看起来精神饱满，而且心情很好。阿姨跟他打招呼时，他望向她，然后张大嘴巴对着她笑。他们俩就这么一边对望一边微笑，而其他的家人继续围着火炉聊天。乔纳发出许多小小的声音，精力充沛地舞弄着手臂或是拍拍手，表现出十分满足的样子，他的"话语"和动作相互配合。展开笑颜的时候，他的舌头一吐一缩地跳动着。他全身充满了活力，心情甚是快乐。这样的互动可以持续好几分钟，直到父亲抱起他，好让他的身体舒展一下。父亲扶着乔纳，让他半站立着，然后玩起"假装走路"的游戏。母亲说，乔纳不久前才被喂得饱饱的。

　　当时乔纳心里在想什么呢？或许我们会猜测说，乔纳觉得自己内在充满了好东西，奶也喝得饱饱的，心中充满令他愉悦的事物以及母亲和他彼此给予的爱。当阿姨跟他打招呼时，他会感觉到自己是如此受欢迎的婴儿，并且给予正面的回应。接着，他开始扩大反应，将身体内所有美好的感觉都释放出来让大家知道。他不断地拍着双手和吐舌头，可能是想表达说，两个动作同时进行时，可以让一些事情发生。当我们去思考乔纳嘴部那些充满节奏韵律的动作代表什么意义时，或许会联想到婴儿的嘴和母亲的乳头之间的生理与心理关系。乔纳当时可能试着对阿姨"说"，他刚刚吃得好饱。乔纳一边微笑，一边做出各种动作，同时也发出呜呜的声音，这表示对他而言，周遭的人声以及与人相互凝视，都是完整经验中不可或缺的一部分。这样看来，当我们知道乔纳的母亲经常说故事给他听，而父亲在帮他换尿布时会一边跟他说话，描述周遭的一切，也就不会太惊讶了。

当婴儿处于压力之下的时候，像乔纳这样身体经验和情绪之间的整合，也可能轻易地瓦解。

宝丽在8个月大的时候，因为父母要去度假几天而首次交给保姆照顾。在父母离开的时间里，一天24小时中她就睡了16个小时。保姆形容她"不断地瞪大眼睛张望"，好像看不见周围有任何熟悉的人一样，然后就开始发烧了。虽然她仍然可以进食，但却是以一种机械化的方式进行。被喂食这件事不再让她感觉受到关爱或被了解。这就好像她的心理生活突然停止运作了几天，直到她的父母亲回家才又恢复。

即使是刚出生几天的婴儿，也有可能记得他第一次接触但后来却消失在眼前的人，以及认同感刚开始发展的时刻。

莫琳是一位10岁大的女孩，在她出生几天之后就被领养。接受治疗的第一年，她极为需要也十分看重每周一次的治疗。相较之下，学校的课程就显得不那么重要，所以她可以逃课到诊疗室去。

然而一年之后，她表示对于过去为了诊疗而不去学校的日子感到后悔。现在她觉得好多了，也开始考虑要结束治疗。治疗师跟她讨论这件事时，很谨慎地强调治疗结束的时间会事先安排好，他们还有很多时间可以慢慢来。

之后的那个星期，当治疗师到等候室去接莫琳时，她正坐在母亲腿上哭泣，不论怎么安慰都没有用，而且一反常态地完全不想进入诊疗室内，就连母亲百般劝说也没有任何效果。治疗师随即建议她母亲一起到诊疗室内。进到诊疗室后，莫琳依然黏在母亲身上哭了半个小时。只要母亲一想离开诊疗室，她就会抱得更紧。治疗师观察莫琳的整个变化之后，心中逐渐形成明确的想法，这时才觉得是时候建议莫琳的母亲离开了。

母亲离开后，治疗师提到莫琳对她的恐惧，因为上星期谈到离开的事，所以现在莫琳觉得她不再是一个可以信任的人。治疗师认为莫琳把她当成很久以前离开她的生母，也就是一个无法照顾她而将她托给现在的养父母的人。一个呆在即将抛弃她的母亲身旁的幼儿，如何能够感到心安？呆在一个在治疗结束后即将和她说再见的治疗师身旁，她如何能够感到心安？当治疗师告诉莫琳这些话时，她安静下来，专注地聆听，并且直视着治疗师，而不再将脸埋在毛衣里。莫琳现在可以认识到自身的这些情绪，而不是完全被它们击垮。

治疗师猜想，莫琳心底存有原始的深层记忆，她记得失去了生下她又将她交由他人扶养的母亲。在无意识中，她相信紧紧抓住事物，是避免早期悲剧再度发生的必要方法。幼年时的不安全感，可能是造成她产生尿床症状的原因之一，而尿床似乎是她难以保持自身某些情感的表现。

很少有人能够有意识地记住自己出生头几年的事，但我们似乎保有感觉记忆（memories-in-feeling），所以日后当有类似事件重演时，就会促使情绪爆发开来。这类记忆会带有一种似曾相识的感觉，但又不能够完全意识到。在这之后的下一周，莫琳已经完全忘记之前发生的情况，并且可以很正常地沟通。然而，采用这种刻意"遗忘"的方式，会造成她日后无法坚强地面对生命中的丧失。因此，处理她对治疗结束的反应，即成为最后治疗阶段中非常重要的一部分。

发展思考能力

分娩或是先天性疾病所造成的脑部损伤，都有可能会产生永久性的障碍。除了各种生理因素之外，有时候还有其他更细微的因素会造成心智及思考能力无法健全发展。心智发展的障碍，也可能源自心理上的因素。当我们想找出能够协助当事者的解决之道时，就必须全面考虑生理和心理上的各种因素。重大疾病、意外伤害、疏于照顾以及虐待伤害，都会造成心理创伤。大多数的儿童都有很好的复原能力，但有时候父母亲自己在成长过程中的痛苦经验，也可能会对子女产生巨大的影响。

我们现在知道心理学与神经学领域具有交会之处，因为早期关系的问题有可能直接影响脑细胞的连接。每个人的发展都是独特的，所以会有许多超乎预期的例外情况，尤其是就幼儿的发展速度而言。当我们在设定学习成就标准时，必须谨记这一点：每位儿童在学习走路、说话、阅读、算数与抽象思维的速度都不一致，这是很正常的。一开始发展迟缓，不代表之后一定会输人一等。治疗过程中，我们偶尔会观察到儿童的心智如何开始运作，或者是他如何自觉到自己心智的过程。从儿童第一次使用的词汇，或是第一次在游戏中运用象征能力的情况，都可能看到这些初步发展的脚步。

在心理治疗时，每位儿童在诊疗室内都有一个小盒子，里面装着他们自己的玩具和一些可供玩耍的物品。每次来治疗时，他们都会看到盒子放在一个定点。固定的摆设能够帮助儿童意识到自己身处何地，也会让他们清楚了解，治疗是为了共同完成某项任务而安排的一段重要时间。

彼得是个9岁大的男孩，智商在一般水平之上。他在学校学习读写时遇到困难，这一点让学校老师和他高龄的父母感到非常困惑。后来大家一致同意让彼得接受一星期一次的治疗。早期某一次治疗中，彼得带了一本学校的英语练习本，里面的字迹相当工整。当治疗师去阅读其中一篇长达两页的故事时，才发现彼得没有能力拼出一个完整的英文单词。远远看，彼得的练习本看起来很正常，但仔细一看，每个英文单词的字母排列组合都是无意义的。不过，里面的每个字都经过精心安排，乍看之下就像一般的单词。此外，文中的"字词"有长有短，而且组成"句子"，看起来就跟普通的文章没有什么两样。

彼得总是准时而且自动自发地来到诊疗室。到达后，他会坐在治疗师的对面，随即陷入沉默，一动也不动，而且对治疗师、诊疗室和周遭的玩具完全不感兴趣，看起来就像迷失在他自己的内在之中。治疗师花了好几个星期的时间试图去了解彼得，并且尝试和他建立可以交流的管道，但是只能够从他的身体状况、姿势、脸部表情来解读，或是从自己在与彼得相处过程中产生的想法或感觉来推测他当时的心理状况。

治疗师觉得，就生理上来说，彼得算得上是个大块头又发育良好的男孩，但是在心理上，他却还是个幼小而又不成熟的个体。治疗师心想，彼得在她面前表现出来的是不是尚未诞生的自己，也就是无法自行移动、依赖他人照顾指引以及需要他人喂食的那一面。他似乎完全没有意志力，也没有明确的方向。这让治疗师觉得自己必须拥有一个足够两个人使用的心智，才能让治疗持续下去。她向彼得指出他内在里被动的那一面，并且说他就像个婴儿一样，希望治疗师来告诉他该如何做每一件事。

治疗师希望彼得能领悟到她所说的这些观点，并希望这能帮助他开启认识自己的过程。

可是，事情并不是这么简单，治疗仍然维持着先前的奇特状态。治疗师经常发现自己会产生一种奇特而又迷失方向的感觉。即便是处于完全清醒的状态，她也会逐渐产生一种飘浮不定的感觉，甚至几乎无法意识到她当下身处的情境。

当她在思考自己为何会出现这样的反应时，她想起了彼得的英文练习簿。彼得所写的故事看起来就像是一般的文章，但实际上却是一团毫无意义的文字。表面上，诊疗过程看起来就像是一般的心理治疗，但却没有一件事是合乎常理的。治疗师感到心神不宁的体验，可能代表彼得是以一种极为原初的、非语言的方式在沟通。或许，彼得特有的非现实感隐隐通过各种暗示在治疗师的内心激起了类似的感觉。治疗师认为，她最初认定彼得的行为是表现出婴儿期被动的那一面，显然是言之过早的判断。

现在她认为，彼得的心中可能存有一个原始的想法，那就是能够进入她的心智里，并栖身其中。这样一来，他就能成为她的一部分，而不再感受得到任何的分离或距离。这个想法一旦在心中成形，治疗师突然感到一阵豁然开朗。理清这些观点后，治疗师心里踏实了起来，觉得自己又恢复原来的思考能力了。之后，她对彼得说，他希望自己变得很小很小，小到像是一个还没要出生的婴儿，而且就住在治疗师的心里，因为他还没有一颗可以思考的心。彼得专注地看着治疗师，似乎认为这些奇特的想法是有道理的。

　　治疗师不时会询问彼得正在想什么，而他偶尔才会回应一句话。有一次他的回答是："我有没有在学习呢？"另一次他则是说："等待是我的游戏之一。"

这些奇特的回答都很令人印象深刻。治疗师非常希望他们之间的沟通是有意义的，可是他们的沟通，感觉上还是跟彼得写的文章一样像在以假乱真。她也在思考，彼得是否能够了解到，他也在跟治疗师玩"等待的游戏"。要花这么多的时间等待他移动身体、说话或表现出他还活着的样子，对治疗师来说，都是一种折磨。总而言之，这个大半时间都保持沉默的人，看起来其实有能力思考，而且有话想说。

接近治疗的第一个连续假期时，彼得的焦虑逐渐增强，而且是以间接的方式表现出来。本来治疗师已经比较能够掌握治疗的情况，现在又开始觉得无法保持清晰的思绪，也抓不到治疗的节奏。在每一次的治疗中，她都必须努力让这位沉默而且几乎不动如山的男孩重新展现一丝潜能。然而，他们每周四才会面一次，其中的间隔时间似乎过长，实在是成效不彰。因此，治疗师决定把时间改成一星期两次，希望通过增加治疗的频率来强化她与彼得之间的接触。她觉得这样一来，彼得可能会将多出来的治疗时间视作认可他依附着她生存的表现，而她自己也开始更积极地提出评论和问题。

有一天，彼得告诉治疗师说，他现在想到姐姐房间窗户外面的一棵树。近来改而采用积极策略的治疗师随即请他继续描述那棵树。当他找不到适当的语句来描述时，治疗师指了指放置笔和画纸的地方，建议他把那棵树画出来。

这才发现彼得其实很擅长画画。之后在每次治疗的前25分钟，彼得同样是保持静止不动和沉默，而这样的情况持续了好一阵子。治疗师和往常一样，会按照自己对当时情况的了解来尝试与彼得建立沟通管道。经过25分钟之后，彼得好像觉得时机对了，就会开口问说："我现在可以画了吗？"这是一个奇怪的问题，因为很明显的，治疗师从一开始就希望他画图或说话。彼得画了一系列细腻而复杂的连环漫画，内容是关于一个男孩的冒险。这位男孩能够自由地穿梭过去和未来，却不存在于现在。

通过这些图画，治疗师才得以更加了解到，彼得感觉自己正受困于理想而又充实的过去之中。或许在他的幻想里，这就像是处于出生前的状态，不需要去面对无法独立生存的窘境。在他的想象中，他若不是活在过去，就是存在于充满幻想的未来中，这样就可以避免迫使自己活在当下，或是勉强自己与其他人联结。

渐渐地，彼得的绘画进展到能够描述出他第一次碰触"当下"的感受。他开始对自己心智的运作方式产生兴趣，包括觉察到自己如何阻止心智的发展，也更能够感受到自己每天的情绪。

彼得之前为什么会处于那样的状态？治疗师认为有两种可能。虽然彼得得到了关爱，但他并不是父母期望生下的小孩。怀他的时候，他父母亲都没有预料到会再生小孩。他出生之后，母亲身体状况不佳，可能还有产后抑郁症的情况。或许他母亲觉得自己和彼得很疏离。况且，彼得与父母之间也存在着某种不协调的因素。彼得的父母都是一般人，而且有一点缺乏想象力，而彼得却拥有奇特而惊人的智慧，看待事物的方式也极为与众不同。在这样的情况下，他一定会觉得自己很难被他人理解，因而感到非常寂寞又备受孤立。

当彼得说"等待是我的游戏之一"时，是以一种非比寻常的方式表现自我。治疗师认为，这男孩的行为足以成为贝克特（Beckett）*笔下的一个角色。贝克特的作品充满了简朴的诗意和严谨而戏剧化的独创性，结果出人意表地广受大众欢迎。他成功地唤起了近乎无语言的心理层面，即"感觉记忆"或"感觉焦虑（anxieties-in-feeling）"；而这两者都极具影响力。彼得的一些奇特想法或绘画即反映出类似的无语言境界。

---

* 萨缪尔·贝克特（Samuel Beckett）为《等待戈多》的作者。——译者注

心智如何需要情感支撑

造成发展迟缓的原因，除了生理因素之外，往往也伴随着心理因素，而且后者多半会使情况更加恶化。

温斯顿是一位非裔加勒比海的16岁男孩。8岁那年被母亲抛弃之后就被送到寄养家庭。他的智商低于一般人，也有学习障碍，而更严重的问题是他有重度的抑郁倾向。

他在心理上非常依赖母亲，并且相信母亲会一直照顾着他。他觉得母亲是要去办什么事的时候才把他搞丢了，然后又找不到社会福利中心，所以才跟他失联。事实上，他最后一次见到母亲是在8年前。他现在与父亲、同父异母的兄弟姐妹、姑姑和叔叔们都仍保持联系。

不幸的是，温斯顿的第一位治疗师无法完成治疗就必须离去，而且在找到另一位能够接手的治疗师之前有一段无法立即衔接的空档。这些情况强烈地呼应了失去母亲的痛处，也加深了没有人关心他的感觉。开始与治疗师会面时，他显得相当冷漠，而且看起来脑筋一片空白。他多半处于极度绝望的情绪当中，以及缺乏心智生活的状态；这似乎和他被母亲抛弃之后进入寄养家庭有极大的关联。

当他觉得治疗师在关心他时，就会显得比较有活力。譬如说，有一次他跟治疗师谈到跟养母去西印度群岛中的一座小岛旅行，然后描述了当地的鱼市场。隔一星期，治疗师又再度提起鱼市场的时候，他很是惊讶，因为他不认为治疗师会记得这件事。

2个月后，原本辅导温斯顿的社工离职，而在同一时间，她的养母刚好要出远门，就把他托付给另一个家人照顾。上述种种的安排导致温斯顿精神崩溃，随后就消失了好几个月，没有再回去接受治疗。最后，他养母的女儿——自己本身也是个母亲——某一天突然又把他带回诊疗室。她说，她确信温斯顿需要来接受治疗，因为他不知道该如何表达自己，这样会让他感到寂寞。她还蛮关心温斯顿的情况，尤其是看到自己的孩子活蹦乱跳，温斯顿的情况却截然不同。温斯顿显然不会主动表示想要接受治疗，但如果其他人注意到他的需要，并且采取行动的话，他就会顺从。

这时，最近刚被派来照顾温斯顿的社工人员认为他应该有能力自行前往诊疗室。要去诊疗室的话，温斯顿必须算准时间离开学校，还得搭上正确的那班列车，但他经常很晚才到，而且会花掉大部分的治疗时间在解释车站、列车时间或地铁出口，等等。

　　温斯顿开始能够描述迟到的原因：譬如说，在前往车站的途中会经过一家商店，这时他刚好看到在学校要用的活页夹，所以就走进去买文具，结果拖到治疗时间过了一半的时候才到达诊疗室。治疗师说他没办法同时记得两件事，这一点让他很感兴趣。接着，他悲惨地描述说，他在家里被要求做某件事的时候，常常会在正要去做的途中突然被某件事吸引住，然后就忘了原本要干什么。温斯顿心里一直认为亲生母亲是因为迷路才与他失散的，而他似乎也认同了这个"会把人忘记又会走失的人"。他用这个方法来否认母亲遗弃他的痛苦现实，也唯有如此才能说服自己坚信，有一天母亲会再度回到他身边。

　　某天，温斯顿再度迟到后，向治疗师解释说，在他搭乘的地铁站里有朱比利（Jubilee）与大都会（Metropolitan）两条线。在月台上时，他脑子里一直在想大都会线的终点和起点是哪里，因此错过许多班朱比利线的列车，然后就像往常一样迟到了。

治疗师指出，他可以看到两条地铁线列车，也知道有两条不同的轨道，结果却执着于某一条地铁线，而且心思完全被它占据。他开始了解到，自己要是一直想着大都会线，就会错过一半的治疗时间。同样的，他要是一直想着母亲终究会回到他身边，也意味着会白白浪费自己的人生。

温斯顿的回应是询问治疗何时会结束，而且要明确的答案。治疗师认为，他这么问是想提醒自己，治疗师并不会因为他迟到而延长时间。

过去，这些事件的影响全靠治疗师一个人察觉，现在，温斯顿开始会自己去思考了。这时，治疗师觉得他的心智已经有所成长。隔一星期，温斯顿准时到达诊疗室，但治疗师却迟到了1分钟。温斯顿拼命望着手表，显然已经有了时间的观念，而且还会说，他觉得其他人也应该要有时间观念。之后，当他生病不能来时，他会先打电话给治疗师，除了解释不能来的原因之外，还会说他觉得治疗师应该会想知道他发生了什么事，不然可能会担心。这时候，温斯顿已经把治疗师当作一个会关心他的人。

温斯顿必须要感受到他人始终如一且长期的关爱，才能够从冷漠以对的情感状态恢复到正常。一直以来，他在身处的环境中只感受到被遗忘和忽视，所以也让自己变得跟周遭环境一样冷漠。由于有学习方面的障碍，温斯顿在面对失落和困惑的情况时会显得特别脆弱，加上父母一直无力照顾他，使得这些问题更加恶化。他以麻木心智作为对抗痛苦的防御机制，而这导致他甚至失去了生命的延续感，也缺乏对人生的掌控。对温斯顿来说，他只希望社工、养母、治疗师等他人能够把他当成一个具有心智、拥有未来的人来看待，并且尽量保持这样的态度。温斯顿的整体状况很容易会促使那些关心他的人逐渐失去动力，然后开始忽视他、不再关心他。周遭的人必须持续坚信他能够发展成为独立的个体，才有可能帮助他脱离现今这种近乎非人的状态。

心智能够活跃起来，也能沉静下来。因此，找出促进心智成长与阻碍心智（或是大脑）发展的因素至关重要。一个人的心智会因为在母亲子宫内的丰富经验而提早开始发展；然而，出生后的情感经历也有可能妨碍心智的成长。纵使人类的心智很容易地受到各种因素影响，它依然拥有重新开始的庞大潜力。心智的内容或功能并非永远保持不变，而是由各种动态的元素构成，会受到我们与自己的关系——即情感意义与价值组成的内在世界——以及我们与他人、工作、周遭环境、文化等外在世界的关系的影响而有所变动。人类心智的各个层面之所以会随着生命的开展而持续带来惊人的成长，就是因为心智具有这种动态的潜能，能够通过接触与自己不同、且能拓展意识范畴的"他者"而活跃起来。这也是新观念和激进的思想家在这个世界上如此重要的原因。

第二章

*

游　戏

从此城市的街道上，将到处都是游玩的孩子。

——《撒迦利亚书》第八章第五节

前　言

很小的婴儿都知道怎么玩游戏。母亲会模仿婴儿的一些随意动作，然后稍加修饰、赋予秩序之后，再回馈给婴儿；接着婴儿又会模仿母亲的动作，同时稍加调整，随后又换成母亲模仿，如此不停地循环。这算是一种游戏吧？它似乎包含了许多游戏的特性。后来，婴儿开始会从自己的椅子上往外丢东西，要父母亲把它捡起来，但每每捡起来之后，婴儿又会再往外丢，而且往往会伴随着一抹微笑或是咯咯的笑声，这时我们可以很确定他们是在玩游戏了。

虽然游戏大多集中在童年与青少年时期，但事实上，人一生中的活动一直离不开游戏。确实，我们通常会认为，那些可以在生活中保有乐趣的成人，也多半是生命最为丰富的人。"游戏（play）"一词还有戏剧的意思，表示儿童的游戏与成人的活动——特别是艺术——在文化上具有关联性。这些活动是人类文明与文化的构成元素，对于社会各部分而言至关重要，可以视为儿童游戏的衍生。游戏的概念总与趣味有所关联。不过，即便游戏往往与快乐和欢笑联结在一起，成人的游戏可能是一种需要投注心力的活动；同样地，孩子的游戏也可以很认真。

　　一位小男孩的父亲从某处跌落下来而身受重伤。之后，男
孩一再重复地玩着有个男人掉下来然后送医急救的游戏。

这显然是一种重复的游戏，只是似乎少了趣味的特性。像这类的游戏，其实是孩子面对可怕经验的一种方式。从游戏的重复次数就可以看出事件对于孩子的持续影响程度。

游戏在动物世界中也极为常见。所有哺乳类动物都会玩游戏，有时候在鸟类的行为中也可以看得到。只要看看狗如何互相追逐，或是跟着人类一起奔跑，就会知道它们玩得有多起劲。野生的海豚也会相互追逐，或是嘲弄年纪较大的海豚。曾经有个观察员注意到，当他站在观赏窗前对着玻璃哈气时，窗后的小海豚随即快速地游向母海豚，吸满一嘴的母奶后，游回来朝着他"吐"奶。

对于高等灵长类动物的游戏，我们的研究也最为系统化。小黑猩猩会在与母猩猩建立的长期关系之中开始玩游戏。这显示，游戏不仅代表猩猩母子之间具有直接的互动关系，也与母猩猩带来的安全感息息相关。

我们会看到小黑猩猩坐着旁边看着母猩猩"钓"白蚁。母猩猩仔细地挑选一根大小适中的树枝，剥去树皮，并且用口水沾湿后，再把树枝插进大小刚好的白蚁洞。树枝抽出来后，上面布满了白蚁，接下来母猩猩开始舔起树枝，吃得津津有味。坐在一旁的小猩猩先是玩起树枝，再把树皮剥下来，然后学着把树枝插进白蚁洞。通过这样的过程，黑猩猩钓白蚁的技巧就会逐渐地纯熟（见插图3）。

著名的灵长类动物学者珍·古德（Jane Goodall）曾经观察到，一只被手足带大的孤儿猩猩怎么也学不会"钓"白蚁。由于没有母猩猩提供一个安全的环境，使得孤儿猩猩的学习能力受损。研究灵长类动物的

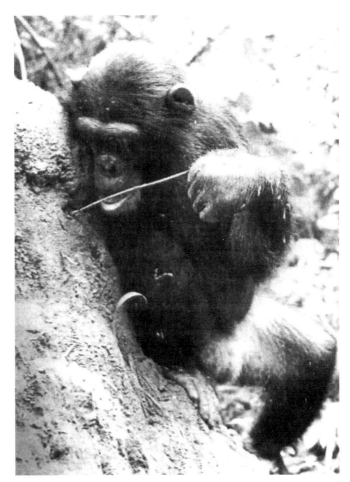

插图3：一只黑猩猩正在用树枝钓白蚁。不同的动物族群有不同的"钓法"，就像人类有不同的文化一样。

学者发现，玩游戏的好处之一，就是可以在没有压力的情况下逐渐学会许多重要的技巧。换成现今人类的例子来说，孩子玩计算机游戏也是同样的情况。现在的孩子能够随心所欲地运用计算机，这对我们这些在孩提时代还没有计算机的人来说是永远望尘莫及的境界。由此看来，游戏是帮助幼小动物适应现实世界的方式。

　　游戏的另一项重要功用是促进社会发展。动物可以通过游戏学习如何互动、控制自己的攻击冲动以及处理彼此之间的关系。举例来说，狗与海豚（同样都是极具社会性的动物）的游戏可能跟发展与同伴友好的能力有关，而该能力对于适应成年生活来说相当重要。

黑猩猩的社会结构更为复杂，所以游戏即具有这项功能。它们在玩游戏的时候，会带着一种"扮鬼脸"的表情来让其他参与者知道，它们现在不论做什么都"只是假装闹着玩的"，所以相互追逐、撕咬以及拉扯只会让彼此更融入游戏中，而不会遭致严重的攻击。一般来说，婴儿期越长的物种，在成年期发展出来的心智越复杂，所玩的游戏也会更加复杂、多样化，并且更具重要性。人类成人前的依赖期相当长，并且具有高度发展的心智功能，再加上拥有语言能力，所以到目前为止，人类的游戏在动物王国中依然最为丰富多样，形式也最为复杂。

目前有一些关于人类游戏的实证研究相当有趣，不过我们可以进一步思考游戏对于人类具有什么样的**意义**。本章的焦点在于游戏对于参与者的意义，以及游戏在人类发展上所扮演的角色。我们将探讨游戏如何随着孩子的成长演变，以及游戏为什么也可以是一种语言或一种沟通的方式。儿童分析师与心理治疗师即是通过游戏的这项功能来了解，是什么问题困扰孩子，以及什么样的事件对孩子产生负面影响。有些孩子玩游戏的能力会直接受到干扰，而这对于他们的发展会有什么影响？成人销售和制造的各种玩具和游戏，像是计算机游戏或电玩等，对于儿童的游戏有极大的影响力。这些影响又是什么呢？

游戏是发展的一部分

在本章前言中，我们曾提出一个问题，那就是母亲与婴儿之间"一来一往"、充满欢愉的模仿动作是否能够称为游戏？游戏的开始似乎没有一个明确的时间点，而是在婴儿与母亲的互动中，或是与其他亲近的人的互动中发展出来。刚开始多半是由母亲主动与婴儿玩游戏，并且由母亲主导，婴儿则是乐意地参与。不过，婴儿也会逐渐发展出掌控力，进而主动发起游戏。

这个转变的时机，与婴儿发展游戏能力所需的先决条件有关——婴儿要能够感觉自己与母亲之间是相互独立的个体。婴儿逐渐形成个体感之后，才会发现自己对事件更具有掌控力，并且开始发展想象力。看来，要培养出这些能力，婴儿必须能够忍受一点点独处的时间。

"遮脸游戏（Peep-Boo!）*"是很早期就形成的游戏之一，内容是把脸变不见，然后再变回来。这个游戏可以帮助我们了解游戏的有趣之处与一项重要功能。母亲把自己的脸藏起来、再露出来的时机极为重要，而且要在婴儿没有预期的情况下突然显现。假如藏起来的时间太短或是可以预期到，婴儿就会觉得无聊；要是藏得太久、太难以预测，就会破坏婴儿的游戏感，进而产生不知母亲到底在何处的真实焦虑。

时机拿捏得刚刚好，这个游戏就会带来极大的乐趣。婴儿被逗得咯咯笑，很容易就会感染周围亲近的人，让他们不由自主地也笑了起来。就像是小猩猩练习钓白蚁一样，这种全世界普及的游戏，主要功能是让婴儿在安心的情况下学习适应母亲消失所引发的焦虑。遮脸游戏只是把脸暂时藏起来，而捉迷藏就是一种假装消失不见的真实游戏。玩捉迷藏的时候，母亲藏在哪里不是由婴儿决定的，所以婴儿并不是在"玩"。从婴儿的角度来看，藏起来的母亲不是假装不见，而是真的不见了。遮脸游戏要是玩得恰当，婴儿就能够从中发展出适应环境转变的能力。

遮脸游戏的规则是，母亲的脸消失的时间，必须"刚好是"婴儿能够忍受的时间。所有的游戏都有规则，即使是这么简单的游戏也一样。游戏规则等同于一种结构，它能够控制婴儿的焦虑，使其远离恐惧——即死亡恐惧的早期形式，并且产生安全感。遮脸游戏后来发展出许多变化的形式，其中之一是弗洛伊德曾在文中提到的"丢线轴游戏"。他的孙子会把绑在小床上的线轴往外丢，然后再沿着线拉回来。弗洛伊

---

* 一种把脸遮起来，再露出来的游戏。——译者注

德认为孙子玩的游戏象征控制母亲——失去她之后又再度寻回。将线轴（母亲）用力地丢出去，可能带有攻击的含义，但之后一定能够拾回线轴，而且保证毫发未损。

著名的儿童精神分析师唐纳德·温尼科特（Donald Winnicott）针对孩子如何能够逐渐完全脱离母亲提出了一套主张。温尼科特认为，能够形成些许安全感的孩子，在很早期的时候就会开始从以母亲为主轴的世界中脱离，其中包括她的身体、她的声音和她给予的食物，而进入一个几乎没有母亲存在，但也几乎是非我的世界之中。温尼科特称这样的空间为"过渡性空间（transitional space）"。

他以"过渡性"称之，是因为在发展过程中，此一空间正好介于外在世界及婴儿与母亲紧密依存的世界之间。一开始，婴儿的过渡性空间会与他认为自己拥有的客体联结，像是拇指、毛毯或者是一只泰迪熊——即大家熟知的"过渡性客体（transitional object）"。在这样的过渡性空间中，游戏便得以进行。温尼科特发现，父母自然而然地会去尊重这个空间，并且将其视为一个由孩子创造、孩子独享的空间。纵使不至将此空间当成外在现实世界来看待，但它依然被视为一个独立存在的空间。

在超级市场里，有位小女孩正大声地跟父亲说话。她活力十足地跟父亲谈到长大之后的情况。其中一句话是说："我其实是个男孩子，而且我长大以后要成为一个男人。"她说的时候很认真，没有半点开玩笑的意思。这显然是她与父亲之间的一种游戏。她的父亲很小心地既不反驳，也不表示同意，只是和善地说："哦，这样，我知道了！"他想表达的是，他知道女儿正在幻想，但他会尊重这一点，而不会加以质疑。

　　构成人类游戏的一个必要基础，就是这样一个具有界限的虚幻世界；在此世界中，什么样的活动都有可能发生，也毋须满足真实世界的各种条件。因此，在此世界中，我们可以自由地运用想象力；它也可以像个实验室一样，可以让我们去探索各种行为可能带来的结果。

　　发展过程中所要面临的一大困难，即是学会妥善处理强烈又矛盾的情绪——前一刻感觉到爱与占有，下一刻又感到恨与被剥夺。游戏能够涵容这样的矛盾情感。因此，弗洛伊德的孙子可以用丢线轴的方式把"母亲丢出去"，但在下一刻又可以立刻寻回母亲。

　　这类活动的功能之一，即是在单一游戏中将两种不同的愿望结合在一起，因此提供了一个空间，让小男孩能够找到矛盾情感的折中之处。我们都必须学习与内在的矛盾共存，也要避免受到这些矛盾情感的过度抑制，进而觉得自己必须克制想象力与行动，才能免于情感冲突。

　　想象力可能带来危险，这一想法衍生出另一个议题，那就是游戏的象征性。要参与一个**假装**的游戏，我们必须能够分辨游戏的实际过程，与其代表意义之间的差别。玩遮脸游戏的时候，婴儿必须记住母亲的脸一阵子，并且在脑中期待着，一直到母亲的脸再度出现。这也是婴儿不能够等待太久的原因之一。〔同样地，有些成人觉得英国六人喜剧团体巨蟒剧团（Monty Python）的世界捉迷藏大赛很好笑，因为决赛要花掉20年的光阴。〕

　　有些孩子无法区辨现实与象征的差别，所以玩不了"假装"游戏。他们无法运用与发挥想象力，而游戏得要在能够区辨真假以及能够处理冲突情感的前提之下才能进行。

　　　　11个月大的比利正躺在婴儿床上。醒来之后，他开始玩着益智玩具盘。床上还摆着两只泰迪熊，一只大的和一只小的。他一边转动益智盘上的黄色及粉红色圆筒，一边转头望着观察人员咯咯笑。随后，他开始专注地盯着益智盘上圆圆的塑料按钮。只要用力压下去，它就会发出响声——虽然这对他来说是很难的事，但是他一直努力地尝试。他似乎很享受在观察人员的陪伴下玩耍。

突然间，他瞄到旁边的大泰迪熊，便皱起脸来瞪着它。泰迪熊似乎转移了他的注意力。他没有回去玩益智盘，而是抓起泰迪熊，把熊从床的栏杆中间推出去，让熊掉到地上。

这下他可高兴了，也笑得很开心，之后又再回去玩益智盘。他兴奋地几乎是对着益智盘又敲又打，最后终于让它发出响声——获得完全的满足。然而在这之后，他有点不知所措，接着便走到床边。

比利在地上搜寻那只被丢下去的泰迪熊，看到之后就指着它"叫喊"。大人把熊还给了他，他又开始用手拍打熊，并且再度把熊推出小床的栏杆外。之后，他很高兴地再去按益智盘的铃。这些动作不断地重复，一直到他发现那只小的泰迪熊，把小熊也推出床外为止。这个时候，在他的想象中，益智盘和观察人员是完全属于他的，他就是这片领土的主人，可是现在他似乎感觉很无聊，没有办法再像之前一样兴奋了。

上述过程跟弗洛伊德描述的丢线轴游戏有些雷同，但是内容更为复杂，而且很明显地有一些戏剧性的转折之处。在比利的游戏中，最后他会赢得奖赏——不知道是益智玩具盘，还是那位女性观察人员呢？他努力想要击中响铃的行为，有点像是青少年带着女朋友去露天游乐场玩，好让女朋友刮目相看一样。游戏最后的胜利，也可能象征他重新占有因为断奶而失去的母亲。然而，在他努力赢得奖赏的过程中却受到了阻挠，有个碍眼的东西一直干扰着他。

是泰迪熊的注视干扰了他吗？泰迪熊是否就像一个比他强大的对手，瞧不起他，而且嘲笑他力气太小——有没有可能就是他的父亲？不管是谁，比利都把他解决了，然后享受着胜利的感觉……只不过，他与大泰迪熊之间好像有什么特殊的关系，所以这么做好像有点良心不安。他一定得把泰迪熊找回来，也不得不把世界之王的头衔让出来。可是，不行！他一放弃自己的地位，原本的野心又会重新燃起，所以这一次连安静的小泰迪熊都要被驱逐出去——也许小泰迪熊代表刚出生的弟弟，把他才刚放弃的母亲乳房给占走了？不过，这整个戏剧化过程要怎么收尾，却让他不得不好好思考。要是他攻击敌人，必定会感到悲伤与罪疚，但是要是他放弃攻击，则是会感到沮丧——完美的境界已不复存在。

在这段过程中，我们可以看到比利面临的困境，其实是人类共通的问题，也是许多伟大文学作品的主题。比利本能地找到了表达心中困扰的方法，除此之外，他也没有能力尝试以其他方式表达。当他这么做的时候，游戏和"现实"之间的界限也逐渐变得模糊。

当他把大泰迪熊开始视为入侵者时，这究竟是游戏，还是幻想？其实它正介于两者之间，而这也是游戏最大的功能。这种既是游戏，又是幻想的形式，能够与现实生活中的剧变和焦虑相呼应，就好比我们在看空中飞人表演的时候，真的会害怕表演者掉下来。游戏应该会引发焦虑，但也不能太过头，以致使人无法承受。要是过头了，游戏也就玩不下去，最后只能以泪收场。换句话说，这样一来，象征化的能力以及游戏空间或过渡性空间都会遭到破坏。

游戏除了具有对于所有动物来说极为重要的实质功能之外，对于人类而言还有另一项功能：帮助我们探索强烈而矛盾的情感世界，这是复杂的心智与社会结构所展现的功能。游戏并不是探索这些情感的唯一途径。在与关爱、抚育我们的人所建立的关系中，我们也会进行探索。事实上，如果没有处在一个受到保护而且感到安全的环境之中，我们是没有办法玩游戏的。当这些条件都满足时，游戏就能帮助我们探索内在幻想与外在世界的各种场景与事件。

　　游戏也可以作为表达内在复杂情绪的一种途径，而这些情绪与真实事件相关，特别是那些造成压力的事件。这种表达内心困扰的方式，除了使表演者产生自觉之外，也带有让观看者了解的目的。

　　一位母亲带着女儿到儿童辅导中心去。母亲病情严重，是小女孩产生情绪困扰的主要原因。女儿对于母亲生病并没有表现出任何明显的担心和关心，但在学校老是出问题。母亲在向医师描述自己的病情时，小女孩则在一旁玩着洋娃娃的房子。精神科医生发现，小女孩让其中一个娃娃平躺在桌子上，然后拿起铅笔，把尖锐的笔尖刺进娃娃身体的一侧。女孩没有说她在做什么，或者可能没有能力表达，但当时母亲正好谈到自己肝脏受到感染并做了肝脏切片的事。当然，母亲做肝脏切片的时候女孩并不在场，母亲也从未告诉她这件事。她一定是无意中听到大人们提起过。现在，母亲与医师的对话很明显地让女孩产生了焦虑，而她以游戏的方式表达出她无法用语言说出来的话。

　　另一个例子是一位小男孩。他的母亲目前正处于怀孕初期，过去曾经有晚期流产的经历。

　　母亲想要接受羊膜穿刺检查。因为如此，这对夫妻决定在还不知道检查结果以前，先不让4岁的儿子知道妈妈怀孕的事。等待检查结果的时候，这对夫妻发现儿子一直重复玩着一个游戏，那就是把小玩具兔子塞到毛衣里面，再让它从两腿之间掉出来。这并不像是他平常会玩的游戏，也不得不令人联想到，这象征着婴儿的出生或流产，或者同时代表两者。

　　父母亲并没有多问，选择不去干涉他的游戏，但是小男孩似乎不知道自己正被这件事情困扰着，当然也不会去问父母任何跟婴儿有关的问题。然而，他似乎已经感觉到有个婴儿会出生了。对于一个4岁小男孩来说，婴儿出生是可以理解的概念，但是他会在这个时间点产生如此想法，显示出他不仅必须应付自己心中的想法与感觉，也因为侧耳听到母亲不稳定的怀孕情况（大人总是认为小孩子不会注意听他们谈话）而产生焦虑。他内心潜在的压力似乎是通过游戏表露出来，不仅是让自己了解，可能也是想对父母表达。

在上述两个例子中，我们发现孩子都会使用手边的物体来建构情境——兔子代表婴儿，娃娃代表小女孩的母亲，铅笔代表用来做肝脏切片的针。比利则是利用泰迪熊来象征重要的他人。况且，许多游戏都需要有另外一个人才能玩，像遮脸游戏通常是跟大人或哥哥姐姐一起玩。

当儿童具备口语表达能力之后，就可以借由他人来呈现心中的想法。譬如，小孩子也许会对父母亲其中一方说："你是老虎，正在追我，想要把我吃掉，但是我逃走了！"这类游戏也能够让其他的人加进来一起玩，但是需要具备新的条件：一个小孩有点子，然后需要其他孩子的配合。

　　一位小女孩把窗帘布披裹在身上，并且摆出性感撩人的姿态在花园里面走来走去，这时，她的弟弟在一旁拼命拉着她的窗帘布，她就转过头去对弟弟说："你不可以这样子，你现在是我的男朋友。"

她显然是在假装自己身边有位男朋友跟随着她、爱慕她，而且顺从她。有人可以扮演爱慕她的男朋友，就会让这种实现未来梦想的游戏感觉更为真实、生动。这类游戏有很多种形式，其中一种是一个孩子演婴儿，另一个演爸爸或是妈妈，或许也可以发展成童话故事的游戏，像是国王与王后或王子与公主。有时候还会演变成医生与护士的游戏，即涉及相互探索的性活动。

有时候，当游戏变得太过真实，或者当敌对的情况或假装的性活动开始失控时，就无法再继续下去了。譬如，姐姐会扮成小妈妈，照顾扮成婴儿的弟弟，但当姐弟之间彼此竞争的敌意一旦浮现出来，过没多久游戏就会玩不下去而被迫中止了。作家威廉·戈尔丁（William Golding）在《苍蝇王》（*Lord of the Flies*）一书中对于失去趣味和象征性本质的游戏有极为生动的描绘。书中的孩子玩着部落战争、牛仔或是印地安人的传统游戏，但当他们面临孤寂，没有大人在身边，而且必须为了生存而担心受怕的时候，游戏就无法继续下去，取而代之的是真实的谋杀事件。虽然这个故事是成人所写的，也不曾在现实生活中发生过，却可以把它当成神话来看。它刻画出潜藏在所有儿童游戏之下的原始暴力，也描述出人类普遍恐惧游戏在失去趣味本质之后可能产生的后果。

游 戏 治 疗

对于心理治疗师和精神分析师来说，儿童通过游戏表达内心世界的能力，是一种帮助他们了解儿童心中困扰的语言。治疗师会仔细观察思考儿童玩的游戏，以及伴随其中的话语，然后再把游戏可能代表的意义告诉他们，并通过这种方式开启两者之间的对话。就像成人病患会自发地谈论感觉与幻想——即治疗中的"自由联想"，治疗师的目的是采取同样的方法来探索孩子内心的困境。即使是很小的小孩都可以在游戏的过程中接受治疗，也会由于焦虑获得缓解而提升了接受治疗的动机。焦虑的缓解不仅是因为症状消解了，也是因为心中的痛苦找到了表达的管道而带来满足。

以下案例是一位名叫佛瑞迪的6岁小男孩接受治疗师评估的情况。佛瑞迪被介绍来治疗的原因是和其他小孩的相处有困难。他是一位被领养的小孩，在被领养之前，他曾饱受身心虐待。以下是治疗师对其中一次评估性会谈的描述。

　　佛瑞迪对于来见我这件事显然感到很焦虑，但即便如此，他心中似乎也有一点想要接近我的意思。他告诉我说，在学校里他最喜欢的就是可以"自由选择"的时间，这似乎是在暗示他不太喜欢被控制或是被困住的感觉。没过多久，他说想要画画，我告诉他蜡笔和签字笔在哪，他便画了起来（见图1）。我可以感觉到，画画引发了他的焦虑。他在纸上选择了离我最远的角落，也就是图画的左下方开始小心翼翼地画着草地。从他画的方式来看，好像要花很久的时间才能画完，这似乎显露了两个相互矛盾的愿望：一方面想表达自己，另一方面又想要隐藏一切。

　　之后，他开始用比较松散的线条，心满意足地画完右边的草地，然后着手画主要的图案。他同样是从离我最远的那一端开始画一棵树，但感觉上比较有自信了。他说他要画一些树叶，还要画苹果。他画树干的时候，在上面画了一个圆洞，然后微笑着说："这是要给猫头鹰住的。"

　　他继续画，很仔细地为苹果加上一根根树枝。之后，他带着有点淘气又不怀好意的笑容说："我要画一只蜘蛛。你知道吗，蜘蛛有八只眼睛，还有八只脚耶。"说完，他就画了一只蜘蛛，还说它是只"有毒的蜘蛛"。他依照自己所知说了一些有关蜘蛛的事，随后在右边开始画像是藤蔓的植物，而且一圈又一圈地缠绕着树。他说："这是一种会勒死树的植物。"我回应说，我觉得这棵树可能代表他希望自己可以好好地长大、结好的果实，但是我认为他也想告诉我说，他实际上面临许多困难，就像他之前的情况一样——这些困难似乎都在阻碍他长大。它们就像是有毒的蜘蛛和会勒死树的藤蔓一样，扰乱了他比较健康的那一部分。

佛瑞迪回答说，妈妈可以让树不被勒死。随后，这整张图就像故事发展下去一样不断地演变，而不是画完就结束，这在儿童画画的时候十分常见。他画了一只《彼得与狼》故事中的狼，可是这回是狼手上有枪。他原本先是画了枪，结果后来枪又变成了一条把狼与树干绑在一起的绳子（这时，他称那只狼为一匹"被驯服的狼"）。这样一来，这棵树可能就跟人有关联，也许指的是他父亲。这时，他似乎也是在试着改变图画的意义。原本那只有枪的狼很危险，代表他害怕而且不信任有能力但又野性的自己，但最后狼被驯服了，所以不需要再担心。

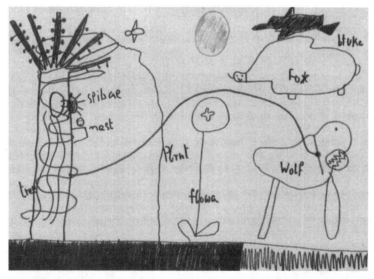

图1　儿童借着游戏表达自我的能力，如同成人的自由联想一样，能够帮助治疗师了解他们心中的困扰。

从评估的其他方面来看，还可以发现佛瑞迪主要的问题之一是，由于他早年曾有受虐经验，导致他学会凡事只能依靠自己，而不愿让其他人来协助他。他在图画中想要表达的想法似乎是："如果你有一部分像狼一样，那就需要依靠其他人协助，来驯服或控制这个部分"。

当孩子长到了六七岁，开始比较能够独立自主之后，就会比较少跟大人玩游戏，或者也比较少在大人紧密的看管之下玩耍。这时，他们发展出不同的游戏形态，并且开始更加着重游戏的规则。实际上，许多游戏的乐趣都建立在规则上。游戏多半仍是由孩子自行发起，但这时的他们比较喜爱重复玩着同样的游戏。

看到原本聪明而又富含想象力的孩子开始失去创意、变得呆板，有时候父母会感到有些沮丧。这也是孩子最容易沉迷于电玩的时期（特别是男孩子），而且这些电玩游戏往往也是最不费心力就能玩得来的。这是否会让孩子的想象力受限，或者只是提供了一个游戏的架构，也许必须取决于儿童在婴儿期与幼儿期的情感是否有获得妥善的处理。

约翰是一个对自然史很感兴趣的男孩。他对于昆虫了如指掌，对世界充满了好奇心，也很想知道世界各地的时间是几点。他很喜欢装扮成不同的造型和角色。有一次，他得到一副维京人的玩具头盔及斧头，便央求爸妈带他去图书馆查询维京语的字母［如尼文（runes）］，并且学会这些文字，这样他才能够写秘密信息给朋友。他在学校所写下的故事都相当富有想象力。然而，到了八九岁时，这些情况大都停止了。虽然他还是会看书，但变成只专挑某一个科幻小说作者的作品看。他只玩电玩和桌上战棋（War Hammer），不过这些游戏都是与朋友一起玩的。他依然保有以前的某些兴趣，譬如他依然喜爱自然史，只不过这些兴趣慢慢隐而不见了。到了青少年时期，他才又变得比较自由随性一些。

过去，在街道上还很安全，孩子可以安心成长的时候，六七岁以上的儿童玩的小区游戏多以街道游戏为主。伊欧娜（Iona）与彼得·奥皮（Peter Opie）*曾经整理出数百种涵盖各个年龄层儿童的街道游戏，不过其中大多是以小学生玩的游戏为主。许多游戏到今日依然存在，尤其是"点名游戏（dipping）"［或称"数数"（counting out）］，也就是点到谁就是谁的游戏（见插图4）。

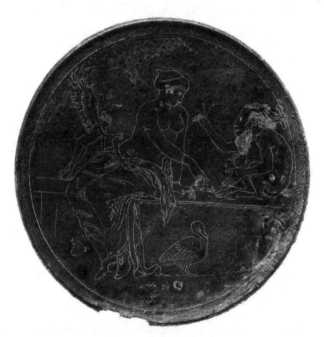

插图4： 这是珍藏于大英博物馆内的镜盒，上面的图案是爱神维纳斯与牧神潘恩一起玩五石游戏。根据奥彼夫妇的观察，在20世纪50年代，博物馆外还有人在玩五石游戏。现在这个游戏可能已经失传了。

依普，迪普，天蓝蓝	Ip dip sky blue,
是谁是谁？不是你	Who's it? Not you.
上帝是真理，说你就是你	God's words are true, it must be you.

---

* 伊欧娜（Iona）与彼得·奥皮（Peter Opie）为英国著名的民俗学研究者，主要研究儿童文学、儿童的玩具及游戏，并且共同编纂许多相关的选集及文献。——译者注

或是

依皮，迪皮，到站了，轮到我　Ippy dippy station, my operation,

Chū—出，Qù—去，我说出去　O-U-T spells out so out you

　你就去！　　　　　　　　　　　must go!

到最后，男孩和女孩玩的游戏变得很不一样。虽然现在的男孩子还会玩板栗游戏（conkers）*和弹珠，但大部分还是比较喜欢掌上型电动玩具。女孩子则喜欢玩数数、拍皮球、跳房子和跳绳的游戏，但是现在她们玩的游戏也深受玩具工业影响。她们会去追求时下流行的东西，像是彩红小马、芭比娃娃和菲比小精灵等。

这种基于规则的游戏倾向，似乎是克制强烈冲动的一种方法，而每个孩子都必须学会这么做。他们脑中充斥着控制欲望，试图要去掌控周遭环境与自我。最好的情况是，这可以促使他们创造出既有趣又丰富的游戏，而最糟的状况则是，游戏变得了无生气、重复化而又乏味。

由此不难想象，这个年纪的儿童在接受治疗时，会特别着重在控制自己的冲动，也因为有此担忧，他们可能不再轻易地表达自己的情感。举例来说，有位名叫乔伊的9岁小孩就把治疗时间分成三个段落，每一段的内容都安排得清清楚楚，几乎没有留下任何可以自由表达情感的空隙。

4:00—4:05　　谈我的问题

4:05—4:35　　谈我做的事

4:35—4:50　　玩游戏

他只安排了5分钟来谈自己的问题，显然用意是不希望问题变成治

---

* 将七叶树的果实绑在绳端互撞的游戏。——译者注

疗的焦点。不过，在治疗师的耐心、理解与谨慎的诠释之下，他愿意在这个时段中多加一个项目——"谈我的梦"，偶尔也会愿意在玩游戏的时间内拨5分钟出来谈"我的感觉"。

另一位男孩从很小的时候就开始接受过多年的治疗。到了8岁大时，他决定从此不说话，通过这个方式处理自己逐渐增加的控制欲望。即便如此，他依然能够将自己的困难之处表达得很清楚。图2是他画的简单连环画。这个年纪的孩子很喜欢画连环画，或许是因为这样的形式以及略带嘲讽意味的风格，能够淡化他们内心的原始情绪，不让它赤裸裸地呈现出来。

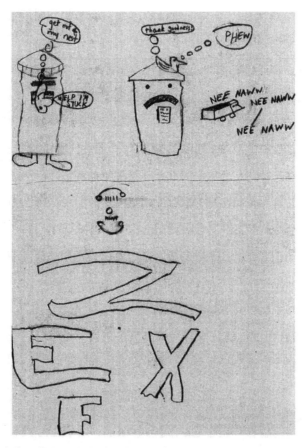

图2　孩子自然而然会用连环图的方式来画画。这样的形式很适合用来表达想法。实际上，大人也经常这么做。

　　治疗的前15分钟，菲利普趴在治疗室的大桌子上，像以往一样安静地画画。他把画拿给治疗师看。治疗师说，那颗头从邮筒里面伸出来的角度，跟他靠在桌子上的样子很像。这时，他并没有做出回应。治疗师解释说，被困在邮筒里面的那个人其实就是他，所以他没有办法像平常一样跟人沟通。画中的邮筒已经被别人占据了。事实上，鸟妈妈认定邮筒是她的鸟巢，所以很生气地要把里面的人赶出去。

　　从一位9岁小女孩的画中（见图3），也可以很清楚地看到这个年纪的孩子多么希望能够掌控一切。这是一张相当仔细的画，很吸引人，也

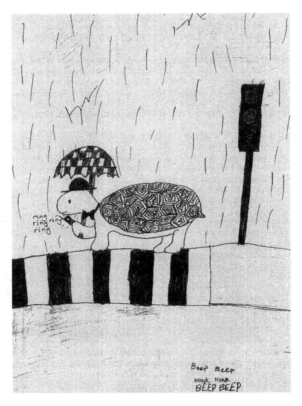

图3　费欧娜画了一只拿着手机的乌龟。下方所写的喇叭声与哔哔声代表交通状况。费欧娜（9岁）知道自己"不太多话"。

很幽默。然而，在这张图看不到像佛瑞迪那样自然随性的风格，也没有任何的无意识素材。我们看到的，是一只小心谨慎的动物。它把自己保护得很好，不让自己受伤或是淋到雨，而且对于后面一长串迫不及待想要前进的车龙根本无动于衷。

费欧娜有意识到自己"不太多话"，而且为此感到有些罪疚。拥塞的交通可能代表她认为治疗师会对她没有耐性，也代表她对自己没有耐性。她很小心地维系着自己的世界，很难就此放下。面对父母其中一方生病所带来的紧张情绪，她选择采用这个方式应对。她有一本画册，里面满满都是这类细心雕琢的画作。最近，就在快要遇上假期，治疗即将暂停一阵子的节骨眼上，她突然被迫搬离从小住到大的房子。她的处境清楚地反映在散成一片片的画作上。有一部分是因为画本本来就容易散架，有一部分则是因为她撕下其中几页的缘故。她似乎是允许自己把当下的愤怒表露出来。之后，她发现掉出来的画纸都可以再黏回去时大大松了一口气。

青春期将孩子带入另一个年龄阶段。他们在很多方面都已经不再是个小孩了，也不再玩童年时期的游戏，或是有游戏大量减少的情况。取而代之的是，青少年开始会去尽情体验他们正要进入的成人生活。他们的行为往往都有"自以为是大人"的特质。然而，如果他们的新玩具可能带来危险，像是机车或汽车的话，大人就会担心孩子不顾安危——这种情况显然经常发生，也往往以悲剧收场。

《追风少年的成长岁月》（*Growing up on Two Wheels*）是一份针对20世纪60年代机车骑士所做的研究报告，由英国交通部委托调查，主要因为当时年轻人意外死亡的比率高得惊人。* 报告中发现，这类年轻人并不是把机车当成交通工具，而是一种幻想客体，象征的是他们想要变得强壮而且具有性能力的渴望。他们谈到机车时，多半是以感官的、

---

* 'Motorcycle: Growing Up on Two Wheels', I. Menzies-Lyth in Sexuality and Aggression, H. S. Klein Ed. (1969).

甚至是性的字眼来描述。不过，在接受研究访谈的时候，他们都不愿意把机车骑来，原因是"怕弄丢"。

这些机车骑士遇到其他汽车驾驶者时，几乎都是走在自杀的边缘。他们最喜欢的游戏之一，是停在车子的后侧，正好处在驾驶的视线盲点上。这样不仅会让他们觉得自己很了不起，而且车子一不小心就会直接撞到他们——汽车驾驶者就得负起肇事责任。有时候，他们还会更直接地挑战汽车驾驶者，而且危险性绝不亚于上述情况，譬如像是突然超到车子前面去示威，按照这些人的术语来说就是"干掉他们（cutting them up）"，而这会带来很大的快感。这类示威的作为，特别是对男性权威形象的挑战，以及伴随而来的暴力行为，都具有极高的危险性。这些行为已不再是追求乐趣的表现，反而代表了游戏的崩解。

另外有一群"机车族"称为摩登族（the Mods）。他们会用镜子、国旗和毛皮帽把机车装点得很有意思。很多机车骑士都会依照个人喜好装扮机车和身上的皮制配件。这群摩登族则是以更为丰富多样的方式打造交通工具，借此表现出自我认同。他们的虚张声势与威言恫吓等作为其实多半纯属游戏。除了某些极端的例子之外，这些游戏都有青少年的典型特质，那就是喜爱走在危险边缘。只要这些行为不超乎界限，或许多少能够减缓他们对于权威的敌意，并化解危险冲突。

永远不会消失的过渡性空间

巴兹·鲁曼（Baz Luhrman）在1998年拍的电影版《罗密欧与茱莉叶》中，可以看到戏剧张力、暴力、爱与激情同样是游走在边缘地带，而且几乎要演变为一大群人相互对峙的真实暴行。整部影片还充斥着偷窥和暴露的元素。当青少年的行为演变成为真正的暴力时，原有的游戏能力——象征化与存在于过渡性空间的能力——就会因为某项或多项因素而不复存在。令人惊讶的是，这样的情况**并不常**发生。动物行为学之父康纳德·劳伦兹（Konrad Lorenz）主张，人与动物相异之处，就在于人因为保有好奇心，所以一生当中可以持续不断地成长发展。其他的动物就不是如此了。"老狗变不出新把戏"这句古老谚语并不适用于人类。人的好奇心至死方休，或是直到过于病重、衰弱才会停歇。因此，要了解成人的游戏行为，我们就必须回头去看儿童身上显而易见的好奇心如何发展，以及带来什么样的成果。下了班之后，人们依旧追逐着各式各样不同的嗜好和兴趣，或是对艺术很感兴趣，这都是展现好奇心的方式。对于有些人而言，好奇心也可以表现在工作上。当科学家能够依循着自己的好奇心，放手一搏地去探究某些想法时，或许就能够激荡出极为独到的发现。有些发现在当下看来也许没有实际的价值，日后却很可能具有改变世界的影响力。这类活动兼具工作与游戏的性质，也可以说是最为严肃的一种游戏形式。

第三章

*

儿童是纯真无邪的吗？

成人强烈地倾向于相信婴儿都是天真善良的。当我们注视着新生儿时，自然而然就会联想到纯洁无瑕的概念。一个刚出生的生命，从里到外都尚未受到人世的污染，这激起了我们想要保护新生儿的欲望，也会将我们与他们之间的互动理想化。这是因为我们往往会将自己的期望寄托在家庭中的新生儿或幼小的孩童身上，希望他们能够拥有美好的未来。新的生命代表新的契机，而且尚未受到任何破坏，不像我们自己的人生一样，所以也是希望的源泉。

在美妙的性关系之下出生的婴儿，尤其能够为夫妻带来希望，也象征他们的关系具有创造力。夫妻双方都能感觉到自己一部分就存在于婴儿之中，同时也渴望孩子能够承袭自己的优点与才能。父母这种理想化的想法，也促使我们认定婴儿都是天真无邪的。望着自己的孩子，即仿佛揽镜自照，就像希腊神话中自恋的那喀索斯（narcissus）一般，眼中只见到完美无瑕的样貌。这些追求完美的深层渴望，很快就会面临各种现实的挑战。于是，父母和婴儿都会发现，在他们的生活之中，除了彼此的爱之外，也少不了种种的负面情感。

我们将婴儿理想化的另一个原因，是婴儿的出生消减了我们对自己的深层焦虑。婴儿可以让我们感觉到自己的性器官和身体创造了美好的东西——当母亲从助产师手中接过一个可爱的婴儿时，会觉得自己的子宫是个很棒的地方，而传宗接代的性行为更是一件美好的事。一般人或许都会大肆赞扬生命的奇迹，可是对于那些真正参与婴儿诞生过程的人而言，确实就像见证一场奇迹一般。生命的奇迹在基督教的宗教艺术中也表露无遗，如天使向圣母报喜以及耶稣降生都是经常可见的绘画主题。世上所有婴儿的诞生，也都像是耶稣诞生般笼罩着荣耀的光环。

当婴儿是在一个不幸的情况下出生时，父母或许就没有满怀期望的情绪——譬如母亲过于年轻，或是不相信自己能够当一个称职的母亲，结果就将婴儿放置于塑料袋中丢弃；或者是婴儿一出生带有疾病或身心方面的障碍。生出有缺憾的婴儿时，父母原本渴望获得的安心感不仅大幅消减，还会引发无意识焦虑，不知道自己究竟做了什么，而生出这样的小孩。极度的心理痛苦，造成某些人对于先天上的缺憾产生误解与扭曲的想法——残缺的宝宝可能会被认为是原罪的象征，或是前世的罪孽种下的恶果。人类责难与怪罪自己的冲动会在心中留下极深的烙印，而像出生这样的原初场景，也极容易引起强烈的罪疚感。

儿童如何看待性

儿童究竟是什么样子的呢？如果我们能以孩子本来的面目看待他们，而不是将他们当成自己的延伸，也不抱持任何偏见或是先入为主的观念，那他们会是什么样子呢？孩子是天真无邪的观点包含两个层面：其一是认为孩子的性发展尚未开始（presexual）；其二是认为孩子生来就具有良善之心，而没有恨、愤怒与攻击等情绪。

要是我们愿意仔细观察，每天看到的结果似乎都会和以上两种观点背道而驰。我们首先来思考儿童的性特质。性欲表现与较难界定的感官表现之间的差异，其实并不容易区分。然而，要是我们认为幼儿的行为完全没有性的特质，也是说不过去的，除非我们故意视而不见。幼儿身体上的兴奋反应有时候明显具有性特质，像做母亲的就会观察到小男婴勃起，或者小女婴兴奋地扭动身躯。

这些"婴儿期"的经验，与青春期以及性器官逐渐成熟之际所展现的性特质之间，有一些延续的共同特性，但也有许多重要的不同之处。在学龄前到上小学的前几年时，儿童的游戏就经常包含性的探索。比方说，医生和护士的游戏一直是儿童探索不同性别的性器官的途径之一，而这样的亲密行为在平常是不被允许的。对儿童来说，性接触机会更大的运动场与派对游戏，同样也是一个追求兴奋、愉悦与偷窥快感的安全管道与架构。玩这些游戏时必须遵守的规则，会帮助儿童更能面对自己的性冲动所引起的羞耻感与恐惧感。

儿童性游戏的特质，也深受电视文化中高度曝光的性信息所影响，而电视文化已经成为他们每天生活中不可或缺的一部分。跟以前的世代相比，20世纪90年代的儿童能够接触到更多的性信息。媒体上的青少年或成人所表现的行为塑造了孩子的观点，使他们眼界变得肤浅。实际上，他们拥有的知识比表面上看来还要更少。

有些人可能会觉得，对于儿童性特质的理解，也许会破坏原本认为孩子都是纯真无邪的想法，因此有必要强调的是，当我们提到儿童的纯真时，依然认为这是一项非常重要而且确实存在的特质。这也是为什么当我们发现儿童尚未成熟的性发展不受到尊重时，会如此无法接受。当成人要儿童参与他们的性活动时，等于是跨越了两代之间应有的分际。即使行为过程中没有涉及身体暴力，它依然违背了儿童对于成人的期望，那就是要扮演一个照顾和保护他们的角色，而这对儿童造成的混淆很可能具有根深蒂固的影响。

要指出幼儿也会有正常、健康的性欲，以及家中孩子的地位为何，最好的方法即是提供真实生活的范例。以下描述摘录自研究人员对一位2岁男孩所做的观察。尼基是苏珊和菲尔的独生子。观察员每周固定到尼基家中观察一小时，然后将所见所得记录下来，作为研究尼基成长的资料。

　　某一天，尼基热情地向观察员打招呼，并且要求她用母亲给他当玩具的闪亮广告传单做成纸手枪给他。她先把纸张卷起来，然后再开始折，可是尼基却抱怨她把纸弄坏了，并且要她修理好。观察员不了解尼基到底要她做什么。这时，感到失望的尼基改向母亲求助，并且坚持要母亲修好它。母亲同样也无法完成他的要求。就在此时，尼基的父亲菲尔回来了。于是，尼基急切地要父亲帮忙，而父亲做出来的纸手枪让他很满意。

　　稍后，尼基在和父亲菲尔一起玩游戏的过程中，因为玩具房屋被分成两半而显得很不高兴。父亲把原来的房子分成两个部分，一半是屋子，一半当车库。尼基抗议说屋子坏掉了，而且需要修理。菲尔试着说服尼基，说房子没有坏，同时一边建造一座通往车库的楼梯。这时，尼基雄心勃勃地想用很多红砖盖一栋两层楼的建筑。最后，他得意扬扬地把所有男的玩具人偶都摆在屋顶上。

　　在此案例中，我们可以看到尼基急于展现男性特质，同时又很怕会遭到破坏。两位女性似乎都无法了解那一把他想要的枪对他来说有多么重要。只有他的父亲，也就是另外一位拥有阴茎的人，才能正确地响应尼基的要求，并且让他感到安心。尼基认为男孩与男人才是更为优越的生物。过没多久，当父亲菲尔必须出门去工作时，尼基又开始焦虑起来。他想一直跟随着父亲，而这个渴望背后隐藏的是脆弱。

　　一星期过后，一位小女孩到他家里玩耍，尼基却摆出一副无情的态度忽视她，还霸占着观察员不放。

　　尼基想要玩大野狼的游戏。起初是观察员扮演狼，尼基则是猎人，后来他们两个一起躲在父亲菲尔为尼基盖的纸板屋里。尼基解释说："狼就在外面。"接着，他花了很久的时间用透明胶带把门给黏上，然后心满意足地宣告说："现在狼进不来了"。紧接着，尼基拿出一本圣诞歌曲的歌本给观察员看，但是听到街道上有位小孩在喊叫的时候，又想要探头到窗外叫他"不要再叫了！"

尼基显然不希望观察员（或许代表他的母亲）去注意别的小孩，不论是受邀的访客，或是邻居的小孩都一样。然而，他那出于嫉妒的占有欲却让他焦躁不安，担心外面可能有一只生气的狼正在咆哮，并且试图想要进到屋里来。他的焦虑来源，就是要把其他小孩排除在外，防止他们入侵：尼基把自己的占有欲投射到其他小孩身上。这让我们想起许多童话故事中的邪恶大野狼。那只被关在门外的野狼，或许也代表尼基有时候会渴望独占母亲，而想把父亲关在外面。

那天稍晚，尼基的母亲谈到他不愿意把婴儿时期的玩具送给她刚生产的一位朋友。尼基把那些玩具都围在自己四周，并且对观察员唱着耶稣基督降生的圣诞歌曲。很明显的，尼基怀疑会有一位很重要、而且与他竞争的婴儿即将到来，而这对他来说是很大的困扰。他一方面唱着甜美的圣诞歌曲，表示欢迎着另一位婴儿的到来，就像一个好孩子应该做的，可是另一方面，他没准备好要分享他所拥有的东西。他是"妈咪最宝贝的孩子"，而且并不想轻易地让出这个宝座。

一年后，尼基的母亲怀孕了，之前这些担忧很快就会成真。他想象中与他竞争的婴儿，这回真的在妈咪肚子里了。尼基还听到妈妈告诉观察员说，因为预产期在七月，所以夏天没有办法去度假。之后，他在洗澡时就假装自己在游泳，还提到一家人去海边度假的事。洗完澡后，妈妈想要帮他剪指甲的时候，他非常不合作，可是过了一会儿，他又用一种非常大人的口气说要坐在爸爸的书桌前做功课。他在画纸中央画上一颗大大的太阳，接着要求妈妈也画一点东西。她画了一条船，然后让尼基着色。接着，他又要求她画上一间房子和一座花园，然后再小心翼翼地一一涂上颜色，尽量不超出线条之外。

父亲菲尔回家之后，尼基非常地调皮，而且受到责骂：想要独占妈妈的渴望，对他来说是很难摆脱的。隔周，就在他4岁生日将至时，尼基骄傲地宣布说，他现在已经5岁了。要能够从一个完全霸占母亲心思的儿子（就像那颗占满画纸的太阳）脱离出来，并且继续前进的话，他确实必须快点长大才行。他在玩游戏的时候，也挣扎着去探索父母想要另一个小孩所代表的意义是什么。在妈妈的城堡中，他已不再是国王，但是现在有一个全新的位置正等着他，那就是当一个大哥哥。

马克是一个和尼基差不多岁数的小孩。他的情况显露出独占母亲欲望的另一层面。有一天，当观察员到马克家时，他拿出一颗紫色大气球给她看，并且告诉她说，这是妈妈帮他吹起来绑好的。

马克把气球绑在玩具货车上，然后拖着玩具货车到他的房间。母亲在房子的另一个地方教导另外一个小孩，而父亲这时负责照顾马克。马克在房里开始放邮差叔叔派特（Postman Pat）的录音带，并且随着音乐跳起舞来，手上还抓着气球不停地转着圈圈，越转越疯狂。突然间，气球从他头顶弹开，掉到观察员的脚边。马克兴奋地尖叫着，而且越叫越大声。这时观察员心想，这么吵楼下要怎么上课！马克一会儿跳上跳下，一会儿又跑到父母的床上去跳。每跳一次就显得更加兴奋。他躺在床上，双腿使劲往空中踢，一边还用肚子把气球弹到空中。

突然间，紫色气球不知道被什么尖锐物品刺到而爆裂开来。这时，马克崩溃了，而且几乎就要发狂。父亲连忙安慰马克，可是一点用也没有，因为马克发现气球已经破掉，没有办法再吹起来了。父亲跟他说，他们可以再去买一个新气球，马克却吵着说："但是那个气球是妈咪吹的！"而且，当父亲提到他的生日即将来临时，马克嚎哭着说："我不要！我不想变成4岁！"

这类幻想破灭的情况显示出马克心中对母亲的爱恋。他的兴奋之情以及渴望与母亲产生一丝性的联结使他逐渐失控。当母亲在楼下忙着教导学生时，马克沉溺在自己的幻想中，想象自己与母亲才是家中最重要的那一对。气球一破，幻想也跟着破灭，这是多么令人痛苦啊！

儿童理解成人性行为的方式，通常深受自己心中所思影响。因此，儿童会倾向从自己的渴望来看待大人之间的关系，例如马克兴奋地狂跳即是一种表现。记忆中接受母亲哺乳的美好印象——被抱在怀中、吸吮温暖的乳汁，以及感觉母亲全然专注在自己身上，往往会成为亲密行为的最初原型（见插图5）。

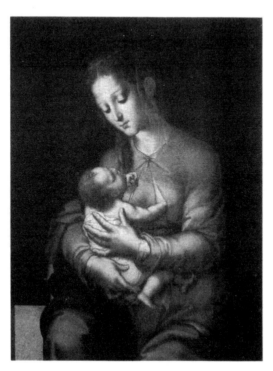

插图 5：即使涉及早期关系，我们对于保持纯真的渴望，也必须和许多健康的身体欲望相抗衡。

在学校的早期生活中，儿童往往会以肛门冲动来理解性：从孩子彼此交换的露骨图画中，可以看到他们往往把性当成排泄行为，而这即是此一发展阶段典型的思考方式。这些想法反映出，儿童在意识到成人具有性行为，以及发现实际情况与自己认知不同时，会产生疑惑与抗拒。这个年龄的孩子会把性行为当成伴侣之间交换排泄物的行为。儿童可能会觉得自己被排除在一个他们不甚理解的关系之外，所以通过这个方法加以贬低。虽然每个儿童在成长过程中多少都会产生这样的想法，但是这些想法有可能会变得过度具有影响力——纵使并非每个人都如此，但这样的情况经常出现，而且是有意识地。这样一来，儿童的性发展很可能会受到阻碍，并且使他们无法摆脱性是肮脏又丑陋的想法，进而造成对性关系的恐惧。在城市的无人角落里经常可以看见与性有关的涂鸦。这提醒我们，这些对于性的贬抑想法很可能会一直延续到青少年期，甚至更久。

当儿童遭受性侵

20世纪初，弗洛伊德开始写下关于儿童性特质的研究，此举使得当时的卫道人士大为震惊。这些人对于儿童的身体经验与幻想极具影响力的事实，一直抱着否定的态度。值得思考的是，这除了证明当时社会对于性极度压抑之外，或许在某种程度上也间接保护了儿童，防止他们成为成人性欲的客体。

最近，儿童性侵害案件的数量明显上升，或许就是大众开始认知到儿童具有性特质，而且逐渐关注此议题所造成的结果。在性观念越来越开放的社会中，大家更加了解儿童的性特质，让成人更难以尽到保护儿童的责任。上述那些儿童对于性的观念，有时候也会与成人实际的性行为混淆在一起。因此，我们宁愿相信所谓的正常，就是去否认和排斥这些有关自己身体的混淆想法。

然而,更为实际的观点,就是去接受儿童的这些想法其实是日常生活的一部分,还有这些想法往往会持续影响日后的生活。允许自己意识到自己"倒错"的那一面,我们才有能力去区分幻想与实际行动之间的差别。否认这些性倒错倾向的结果,反而造成了色情消费市场不断扩大,以及媒体充斥着性与暴力的现象。这些现象其实是将我们的幻想以毫无掩饰的方式呈现出来。不过,绝大部分的人都能将梦、幻想和现实区分开来。我们的自我觉察和自我了解都可以帮助自己控制攻击冲动,而且不需要过度的自我否认就能够做到(见插图6)。

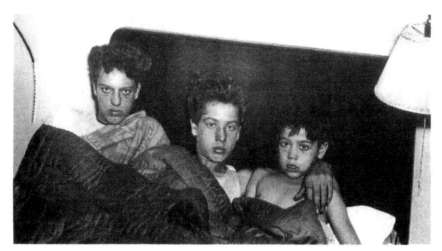

插图6: 这张令人感到沉重的照片摄于 20 世纪 40 年代的美国。照片中的三位男孩姓名不详,他们遭遇的经历都写在脸上。

在面对儿童或青少年遭受性虐待的个案时,专业社工人员所承受的心理压力相当大。尽快制定和通过各种法律和社会政策,来提升儿童保护与照顾的质量,已然成为一项重要的公众议题。一般大众很容易忽略的一个问题是,性虐待或疑似性虐待的案件以及现行的儿童保护机制,对于牵涉其中的儿童会造成什么样的影响。

当我们看到那些骇人听闻的儿童性侵害案件时,往往也必须思考一些极为复杂的问题,包括儿童自身的经验、他们的责任感与疑惑,等等。社会大众关注保护儿童,避免他们遭受性侵害的议题,与我们预设观念——孩童都是天真无邪的——紧密相关。当我们听到并且认定为性侵害的案件时，多半会强烈赞同儿童永远不会说谎的说法，可是实际上却很难证明。儿童就跟成人一样，会为了各种不同的原因，扯出各式各样的谎言；这个事实大家都知道，但选择忽视它，这样一来，儿童不会说谎的说法才能够成立。

不过，这同样也过度简化了问题。孩子可能相信他所说的都是事实，但是实际上他只说出了部分事实，或者描述的情况在某个方面上来说是真实的（符合孩子自己的真实感受），但不符合现实。在这块棘手的议题范畴内，我们很希望看到儿童依然是住在一个没有性的伊甸园中，而且尚未品尝到可能会带来复杂问题的智慧树果实，但是这种看法抹杀了儿童的整体性。同时，我们也没有考虑到儿童的心智尚未成熟。当事件本身引发极为强烈的情绪时，我们如何才能明确地判断哪些是孩子心里想的，哪些又是真实发生的事情，这才是真正的问题。亚瑟·米勒（Arthur Miller）的剧作《激情年代》（*The Crucible*）即生动地描绘出妄想式的怀疑如何形成。

在帮助遭受过性侵害的儿童做心理治疗时，我们会在很痛苦的情况下清楚了解到儿童如何失去纯真。通常这个过程不只是以言语表达出来，还包括儿童在一段可信赖的长期治疗关系中所展现的行为模式。

> 提姆是个10岁大的小孩，6岁时被人领养。在这之前，他都是和身为妓女的母亲一起生活。母亲非常依恋提姆，不过有时候还是应付不了孩子的种种需求。提姆是她第一个孩子，也是最爱的一个。她经常把孩子送到别人家寄养一阵子。提姆2岁时，他的母亲开始和一名男子同居。这位男子后来变得非常暴力。提姆的其中一位弟弟就是在家中长期遭到虐待致死。随后，提姆即被送往寄养家庭接受长期照顾。
>
> 在接受治疗的过程中，提姆表面上的疏离与冷漠背后所隐

藏的可怕内心状态逐渐表露出来。他在家里和学校都出现问题行为——偷窃、强迫其他小孩玩与性有关的游戏，以及很会撒谎。这些行为促使他的养父母决定要寻求帮助。然而，他们最大的担忧是，提姆目前的状态让他们完全望而却步、无所适从。诊所人员观察到，提姆在等候室时那副善于交际以及做表面工夫的样貌，与隐藏在背后的心理状态之间有很大的落差，随即能够体会到他养父母心中的不安。

提姆开始接受治疗没多久，就让治疗师几乎招架不住。他试图迫使她体会到，生活在一个随时都会遭到忽视、身体暴力或言语嘲弄，而且永远无法预测下一秒钟是否还能存活的世界，究竟是什么滋味。他喜欢让治疗师提心吊胆地规范他的行为，替他的安危操心。他会躺在靠墙的橱柜上面，把这个空间变成他的避风港，却迫使治疗师不得不时时注意他的安全。橱柜上方的空间非常狭窄，紧临天花板，而且旁边就是二层楼高的窗户。另一个麻烦是，提姆躺在上面时很喜欢在天花板上钻洞。他知道这是不被允许的。一旦他"占据战备位置"，治疗师就必须紧紧盯着他的一举一动。

有一天，提姆呆在橱柜上面的时候，开始用肢体和语言表演一连串粗鲁又低俗的性交动作。那是一种在没有爱的情境之下，才会说得出口、做得出来的污秽语句和淫秽动作。治疗师感到恶心，也觉得受到攻击和侮辱。她对提姆说，他是在表演丑陋的性行为给她看，要是他能够试着说出占据心中的这些烦恼，反而会比较有帮助。当她要求提姆从橱柜上下来时，提姆理解成治疗师迫不及待地想要参与他的性游戏。治疗师要提姆下来接近她，在他听来，就表示治疗师是因为看到他迷人的身体而兴奋得克制不了自己。然而，提姆终究还是能够了解治疗师针对他的内心感受所做的诠释，随后也很积极地投入治疗。他迫切需要这样一个空间，让他能够将脑中那些难以忍受的想法一倾而出。

这时，治疗师觉得自己了解到一件很重要的事。被迫观看提姆表演的她，发现自己的角色就像当年经常看到母亲接恩客的那个小男孩。提姆和他的母亲非常亲密，所以尽管感到恐惧，依然会不由自主地想要知道母亲究竟在做什么。现在他即是试图要在治疗室里重现当年的场面，只不过他的角色是由治疗师来担任。提姆在橱柜上面表现出的动作，是他对成人性关系的想象。这些行为或语言可能出自他曾经听过或看过的情境，以及根据自己的身体感觉对性交所做的理解。

治疗师所面临的问题，是要如何引起提姆的兴趣，促使他去思考自己为何喜爱扮演攻击者／侵略者的角色，以及要如何通过他能够承受的方式，让他去面对自己较为脆弱、痛苦的那一面，而现在他是借由治疗师来感觉这一部分的自己。提姆相信，保护自己的唯一方法，就是找到一个受害者来替他承受一切的痛苦。

提姆从来没有被人理解而减轻心理痛苦感受的经验。他需要很长的一段时间才能了解，治疗师所做的诠释并不是故意要让他痛苦，而是希望能够借此减轻他心中的仇恨、怀疑和无助的孤独感。

儿童的残酷面

儿童都是天真无邪的观点，意味着毁灭性、残酷、贪婪、仇恨和愤怒都不应是儿童的本性，而是因为遭到不好的对待所产生的反应。更深入地探讨提姆的案例就会发现，当儿童察觉到自己人格中的邪恶面时，就会产生焦虑。焦虑会促使儿童试图去否认这些令人不安而且极度扰乱内在安全感的情绪，或者像提姆一样把这些情绪投射到他人身上。

相反的，当儿童能够在他人的支持下了解自己的困扰情绪与渴望，而且不会因此受到排斥时，就能够逐渐让这些情感与自己整合，而且不论是好的还是坏的一面都能够为自己负责。如果我们告诉孩子说，"乖"小孩——许多孩子认为大人心目中想要的小孩——不应该感到嫉妒、生气、怨恨、嫉羡或是贪心；还有，如果要讨人喜欢的话，就应该抛开这些情绪，这样就是在对孩子传达危险的谬论。可能造成的后果是，当孩子在现实生活中遭遇困难时，会因为绝望而不愿寻求帮助。

我们必须能够分辨，不被接受的行为与行为背后隐藏的情感之间的差别。这些情感是需要受到关注和被人理解的。对提姆的治疗后期建立在两项基础上：第一，提姆知道治疗师已经见识过他最恶劣的状态，而且（勉强）撑过去了。他的恐怖程度，她不是没有领教过，而她也不是不知道，在最糟糕的时刻，要保持理性思考是多么困难的一件事——提姆多次看见她濒临极限的样子。第二，提姆有时候可以感觉到，治疗师对他说的话是为了帮助他，而不是对他的反击。

在此情境脉络下，就能够辨识出谁才是攻击者。

某天，提姆的治疗一开始就因为他一连串的反抗行为而非常不顺利。这一切行为都在考验着治疗师的忍耐程度。不过，她知道提姆可能是因为迟到了10分钟而心情低落。这是很不寻常的情况，所以治疗师也注意到他整个人相当紧绷。他做了一颗纸炸弹，并且让它大声地爆开，接着又跑到治疗室外面去玩电梯。之后，他做了一副弹弓，然后用来威胁她。这时，治疗师说，他们似乎没有办法找到一个方法来处理他此刻在诊疗室内产生的暴烈情绪，还有因为害怕失去与她共处的时间而产生的恐惧和焦虑。

提姆找到他的红色签字笔后爬到橱柜上，开始在墙壁上到处乱画（这是被允许的，因为笔迹可以被清除）。他先写上自己的名字，然后是一连串朋友的名字，接着写上治疗师的名字，后面连着各式各样的脏话。他很专注地写字。这时，治疗师开始告诉他做这件事的意义。她认为，他一直以来都想要让她知道，他才是这里的主人，所以自己的名字要放在最上面。或许因为今天他晚到了，所以他尤其需要感受到自己是掌控一切的。

之后，治疗师还说，他用红色的笔把自己的名字写得很大，表示他心中认为，只有在他的强迫之下，治疗师才会想起他和记得他。或许他小时候曾经觉得自己被生母遗忘了，所以现在很害怕她也会丢下他，然后消失不见（当时他们正在考虑结束治疗的事情）。治疗师问说，他把朋友的名字写在上面，是不是因为他正在想着治疗结束的事，所以现在朋友变得很重要呢？或者，他是不是因为其他的孩子也能来诊疗室找她而感到嫉妒？他可能是想要让他们知道，他才是先来的人。

提姆用斗大的字体写上"FUCK（干）"和"SHIT（狗屎）"。治疗师问说，他是不是担心她可能想要摆脱他肮脏讨人厌的那一面，是不是害怕自己的行为举止过度恶劣而让她讨厌他。

在治疗接近尾声之时，治疗师和提姆谈到更多关于结束治疗所引起的矛盾情绪。随后，他从橱柜上爬下来，拿了一块湿抹布，然后开始清除墙壁上的字迹，还要治疗师拿清洁剂给他。他清理得非常干净。离开前，他要了一杯水喝，并且友善地提到这个星期六要去溜冰的计划。这是他第一次表现得像个一般的小男孩一样能够好好生活下去。

这个案例让我们了解到，孩子是可以为自己的愤怒、嫉妒、攻击与破坏欲望负起责任的，而在这之后，他也会试图将事情建筑在一个较好的出发点上。提姆以前从来没有这样清理过。更重要的是，他现在还觉得治疗师能够提供美好的事物给他——一杯解渴的水，而不再像刚开始那样，认为除非他强迫治疗师，不然她什么都不会付出。

提姆深深认同基于虐待的关系模式。现在他自己则是转过头来扮演施虐者的角色，显然是下定决心再也不要遭受童年的痛苦。在上述的素材中，我们可以看到他做了一个新的选择，那就是去面对内心的痛苦情感（丧失带来的的痛苦、经历的一切带来的痛苦、发现自己弱点的痛苦以及对他人态度恶劣时感到的罪疚感），并且承担这一切。提姆童年的纯真被残酷地摧毁了，但是他新生的自我觉察，是情感成长上重要的一步。当然，过去那些伤害的影响依然存在。或许，他一生都必须要努力去修通他对这些情感的认知。

这是一个极端的案例。提姆的早期经验对他造成很深的伤害，但是他的情绪生活所显现的结构变化，其实也会发生在其他比较幸运的孩子身上，只不过情况没有这么戏剧化、这么明显。

纯真与经验

布莱克著名的诗集《纯真与经验之歌》（*Songs of Innocence and Experience*）包含两首众所皆知的诗作。这两首诗描绘出分属两个不同极端的生活经验，而这些经验都是我们的成长基础。《羔羊》（*The Lamb*）这首诗是布莱克对于童年纯真的描绘：

> Little Lamb, who made thee?
>
> Dost thou know who made thee?
>
> Gave thee life, and bid thee feed,
>
> By the stream and o'er the mead;
>
> Gave thee such a tender voice,
>
> Making all the vales rejoice?
>
> Little Lamb, who made thee?
>
> ...

中文大意：

　　小小羊，谁创造了你？

　　你知道谁创造了你吗？

　　给你生命，给你草吃，

　　在溪畔，在牧场边；

　　给你温柔的声音，

　　让山谷上下为之喜悦？

　　小小羊，谁创造了你？

　　……

　　这首诗经常被当成儿歌一样哼唱。另外有一首与其对应的诗是《老虎》（*The Tiger*）。

Tiger！Tiger！Burning bright

In the forests of the night,

What immortal hand or eye

Could frame thy fearful symmetry?

In what distant deeps or skies

Burnt the fire of thine eyes?

On what wings dare He aspire?

What the hand dare seize the fire?

And What shoulder, and what art,

Could twist the sinews of thy heart?

And when thy heart began to beat,

What dread hand？And what dread feet？

When the stars threw down their spears,

And water'd heaven with their tears,

Did He smile His work to see?

Did He who made the Lamb make thee?

中文大意：

老虎！老虎！闪耀辉煌

闪耀在入暮的森林中，

是何等不朽的眼和手

造出如此骇人的匀称？

自何等遥远的深渊苍穹

你眼中的火光熊熊？

他凭什么样的翅膀腾空？

又是什么样的手胆敢抓住火种？

什么样的臂膀，什么样的精工细琢，

才能造出如此强健的心？

当心脏开始跳动，

多惊人的手啊？多骇人的脚啊？

当星星抛下金矛，

用眼泪灌溉天堂，

他是否笑看着自己的杰作？

是创造羔羊的他，创造了你吗？

　　引用这些诗句的目的是想说明，这两首诗之所以令人印象深刻，是因为它源于我们对于儿童的两种观点；这两种观点彼此相异，却也相互联结：一是真实的儿童，一是我们内在的儿童。羔羊代表前俄狄浦斯期的小孩，也就是生活在伊甸园中的小孩，其本质依然处于一个无性的初创时期（脆弱的、充满爱的、饱足的、充满感激的）。这就是"乖"小孩。随着他人与自身的经验累积，我们将"骇人的"东西带进了这个过于和谐的世界之中。这是因为我们逐渐自觉到自己的毁灭与创造能力，也在"入暮的森林中"察觉自己熊熊燃烧的性欲。当婴儿安静地呆在母亲怀中或躺在摇篮里睡觉时，就像是羔羊一般和善。可是，当他哭喊着要求食物、因为腹绞痛而挣扎、愤怒地拒绝一切安慰时，也可以变得像老虎一样暴烈。纯真之下，也要为性、权力、暴力与毁灭性留有空间，这样一来，我们对世界以及对自身的认识，才会是真实不虚的。

第四章

✻

成长如何发生？

前　言

从成为受精卵的那一刻起，直到咽下最后一口气的那一瞬间，我们都会不断地历经生理变化。人类的生命有四分之一以上的时间都在成长。不论我们愿不愿意，由于深受基因影响，身体成长是早已预设的过程。

相反的，情绪成长则深受个人因素的影响——至少就人类而言是如此。顺利的情绪成长会促成更进一步的个人发展，而个体成长的停滞则会抑制情绪发展。心智发展的大方向同样也是先天决定的，不过，我们如何发展出成熟的情绪以及发展的结果，则变化多端且难以预测。以双胞胎的个性为例，他们有许多明显的相似之处，但同样也有众多相异之处：日后也会发展成为非常不同的**个体**。在童年和青少年时期，心理与生理成长会同步进行，不过心理成长终其一生都会持续下去，而生理成长则是在成人的早期阶段就开始走下坡。

身体的发育会增进神经功能，促进认知能力、记忆力与智力等等，所以对于心智发展有直接的影响。身体成长同时也会改变我们对自身的感觉，因为在许多层面上，自己的身体是富含意义的。有时候，这些"身体意义"会反映出生理的现况，但它们多半源自我们的想象力以及我们对自身所持的文化与个人迷思。一个人的体型、力气大小、拥有哪些我们喜欢或不喜欢的特质、给人的印象，都构成了自我认同的一部分。自我认同即是我们对于自身的感受与认识。

发育过程中的生理变化可以帮助我们想象自己未来会成为什么样的人。大多数的孩子都会觉得青春期的经验是很美好的。小女孩第一次发现自己的胸部正在发育时，应该会感到很高兴，因为这是她即将变成女人的象征，之前她或许认为那是一个遥不可及的梦想。然而，如果心中充满焦虑，身体也会变成产生更多烦恼的因素。

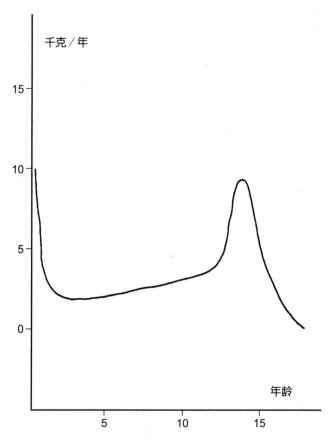

图4　图中的体重成长速度曲线图呈现出男孩前16年的体重变化。在女孩的曲线图中，同样也可以看到体重在青春期大幅上升的现象。循序渐进的身体变化让青少年有更充分的时间在群体中学习。

有一位病人谈到，他第一次发现自己长出阴毛时吓坏了，差点因为觉得自己遭遇了什么恐怖的事而几近崩溃。他只觉得自己身上的变化很讨厌，也很令人作呕，即便他根本不晓得让他这么烦恼的究竟是什么东西。

显然，这位青少年的困扰在于不想变成具有性能力的男人。他相信只要自己不长大，就不用去面对这个令人讨厌而又具有侵略性的自我形象。这样他就可以说服自己，男人身上的丑陋变化——不管它是什么——都不是他身体的一部分。这是一个极端的例子。不过，每个孩子在身体发育变化的过程中，多多少少都会产生这种扭捏不安的感受。

婴儿刚开始与这个世界接触时，仅限于和最亲密的家人建立紧密的依附关系，特别是和母亲以及母亲周遭的环境建立关系，仿佛婴儿所有应该知道或想要得到的东西都在父母亲的身上或周围。婴儿对母亲的爱，以及婴儿对母亲周遭所有事物的爱，都是帮助他迈进这个大千世界的踏脚石，并且发展出面对现实世界和从中学习的能力。

成长还包括逐渐学会如何自行掌控过去必须仰赖他人的事情。这个过程很早就会开始：举例来说，做母亲的或许会发现，晚上把宝宝安顿好之后，可以让他自己独处几分钟，即便他可能还是会有一点吵闹不安。她知道宝宝会开始寻求一些内在的资源来照顾自己，而这个情况至少可以维持一下子。在如此细微的发展之中，我们就能在婴儿身上看到情绪发展的开端。我们认为，婴儿内在依然可以感受到与母亲的联结，知道母亲正在做什么。他也可以从过去的记忆或经验中找到一个内在的好母亲。

如果婴儿无法平静下来，原本安稳的情况就会失控，随之而来的是感到脆弱、被害或愤怒的状态。在此状态中，她无法从自己内在搜寻到关爱她的母亲的记忆。这时，婴儿就需要真实的母亲来安慰才能够恢复过来。这样的互动关系每天会发生好几十次。随着孩子能力逐渐增强，其内心世界会更加稳定，同时也能够去照顾与管理自己内心的脆弱感受。

　　一位2岁大的女孩努力适应首次与父母长时间分离的状态。到了第三天，她整个早上几乎都是紧抱着泰迪熊宝宝，同时注视着窗外，想在外面的街上找寻父母的身影。她觉得越来越难过，接着身体开始不舒服，所以她一被告知要去上床睡觉时，整个人随即缓和下来。当她拖着泰迪熊爬上楼梯时，其他人听到她安慰泰迪熊宝宝说："可怜的熊宝宝，他病得好严重喔！好可怜、好可怜的熊宝宝！"

　　小女孩把熊宝宝当成不幸、悲伤的自己来对待。在她承受巨大压力的同时，即使母亲不在身边，她依然能够从自己身上找到一位关爱、同情泰迪熊的内在母亲。这表示她拥有一些内在资源来协助自己面对问题。长大成人之后，她就能够充分运用这些资源来照顾自己和小孩（见插图7）。

　　成长过程中很重要的一部分是习得与发展各种能力，同时逐渐脱离对他人的依赖。在获得支持的成长环境里，身体发育会增强生理与心智功能，并且为上述这些心理发展奠定强健的基础。婴儿与母亲及其周遭世界之间的紧密依附会逐渐延伸出去，然后进入一个更为宽广、更不容易适应的世界。在此世界中，孩子将与陌生人、亲戚、其他小孩、老师和学校建立新的关系，并且通过游戏和学习的过程接触新的事物、玩具以及整个物质世界。

　　这是一个两方力量相互拉锯的过程。其中一个力量是向外、向前、向上发展（成长的动力），而另一个力量来自于退行的渴望，想找回依赖他人的安全感。由于有这两方力量相互作用，幼儿在发展过程中突然

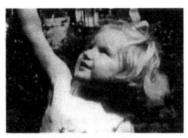

a. 劳拉在家的时候都很开心

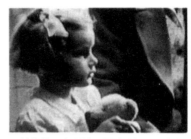

b. 劳拉的母亲带她到医院见护士，她应对得还不错。

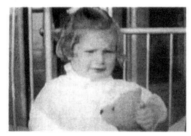

c. 几天之后，劳拉开始变得比较脆弱了。

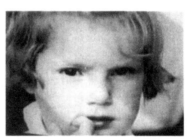

d. 现在她的脸上出现了以前从来没有过的疏离神情。

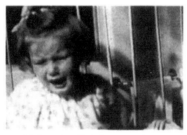

e. 医护人员告诉劳拉说可以回家了。她在等待母亲的时候自制力瓦解了，然后开始嚎啕大哭。

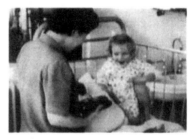

f. 母亲来接她回家时，她还不相信，一直到看到要穿鞋子的时候才相信。

插图 7： 学习面对与父母或所爱之人短暂分离，是成长的必经之路，而且往往需要一段时间才能够适应。有些"短暂的分离"会造成某些问题。20 世纪 50 年代以前，人们普遍认为，住院的儿童一开始都会闹脾气，过不了多久就会安定下来。当时，医院严格限制父母探病的时间，因为怕孩子的情绪会再度不稳。Tavistock 临床中心的詹姆斯（James）与乔伊斯·罗伯特森（Joyce Robertson）拍摄了一段影片，记录幼儿住院并且与父母亲短暂分离的情况。影片的处理手法低调，但却令人动容，也赢得了许多奖项。以上这些摄影照片撷取自他们在 20 世纪 50 年代拍摄的《两岁幼儿住院记》（*A Two-Year-Old Goes to Hospital*）。影片中的主角劳拉是一位适应良好的小女孩。他们记录了劳拉在住院八天的过程中对于跟母亲分离的种种反应。期间，母亲会固定地去看她，但是每次时间都很短暂。在这部影片和其他纪录片造成的效应之下，国家政策改变了。现在医院都会鼓励父母亲在孩子住院时陪在他们身边，也可以自由地探望他们。

无法承受过多压力，转而求助于母亲的情况会一再上演。治疗的时候，这个情况是极为重要的里程碑。

杰德是一位10岁大的小男孩。2岁半时，他因为受到忽略和家暴而被庇护安置。安置的场所换了很多次，其中还经历过一次失败的领养经验。目前他长期住在寄养家庭中。在学校的时候，他会把自己弄得脏兮兮的，而且学习状况不佳，使得师长几乎都想放弃这个孩子了。即使曾经遭逢这些逆境，他终究还是能和心理治疗师建立起良好的关系。经过艰难而痛苦的情绪分析之后，他终于开始安定下来。

他最喜欢的游戏就是在治疗师的椅子底下建造一座房子，还可以利用小毛毯和小桌子架出一座帐篷。在这个最常出现的游戏中，他要表达的是希望借由和治疗师之间的关系找回失去的母亲。杰德想象自己与母亲非常亲近，甚至回到了她的体内。

治疗师放假期间，小男孩变得相当沮丧，因为他没有办法想象治疗师可能会在哪里。这似乎代表了他曾经遭受的一切失落。治疗师的描述是："当时在诊疗室里可以感受到极度的痛苦，而且沉重得令人难以承受。"

过了几分钟后，杰德似乎恢复过来了。他在洗手盆中装满水，再把手放到水里，洗了洗脸，然后说："这真的很棒，我真想马上钻进水中，整个人泡在里面。"他从洗手盆中舀了一点水，然后拿到窗边说："我想草地也需要喝一点水。"他把一些水倒在外面的草地上，并且告诉治疗师说："快过来看！到窗户边来！这些草需要喝水！快来看！"治疗师来到窗边后，杰德指着草丛中的雏菊说："他们需要水。"之后，他开始望着外面的鸟儿和狗儿。

　　这对杰德的治疗与发展来说都是个转折点。在这之前，他根本没有办法阅读，但是现在他会读一些跟动物有关的书，也开始对赏鸟感兴趣。他很好奇自己是从哪里来的，还问了一些关于母亲的问题。学校的师长觉得他的情况改善了，也几乎第一次看到他真的开始学习和发展。

　　从这个在早期创伤中挣扎成长的男孩身上，我们可以看到所有儿童在成长时期都会面临的紧张状态。有一股力量会促使他们停滞在幼小、依赖的状态。有些人会渴望自己一直受到照顾，而不需担负任何责任。对于另一些人，比如杰德，这股退行的拉力会让他们感觉受到阻碍、被击倒，或是被迫停留在一种绝望、没有自制能力的婴幼儿状态之中。另一股力量则源自于探索世界、了解一切的渴望。事实上，求知的欲望，与早期的占有欲以及了解母亲与其内在一切事物的渴望相关。

被调包的孩子

　　抛弃曾经拥有的满足感（以及脱离过去受制于人的状态），转而去追求新事物的过程，会帮助我们去思索自己究竟将成为什么样的人。那位安慰泰迪熊宝宝的小女孩在生病和忧愁的时候可以当起自己的妈妈。当杰德发现他可以照顾花草树木时，也找到了认同。他为发展迟缓而又贫瘠的自己，找到了一个充满爱与关怀的内在自我。

　　这些寻找自我认同的历程即是长大成人的开端，因为成长就是从一个受人照顾的状态，逐渐转变为能够肩负成人的责任与角色。想要寻求认同的原因有很多。其中一个原因是，当我们因为成长而不再需要原始的关系时，这能够帮助我们面对必经的失落与分离。

　　认同可以带来某些程度的稳定作用。就杰德和那位小女孩的案例而言，与他们较为亲密的人，都可以感受到他们心中因为得不到想要的关爱所产生的痛苦。两者都是在面对失落的挣扎之中发展出新的能力。长大成人对他们来说是一件相当痛苦的事。就算没有像杰德一样遭遇如此困境，每个小孩也都必须经历这个痛苦的过程，只是程度上的差别而已。真正的成长多多少少都会带来痛苦。

然而，有时候孩子的成长只会停留在表面，实际上依然是在逃避现实，无法真正脱离对于父母亲的心理依赖。这样的成长就好比假装扮大人的童年游戏一般，像是在变魔术或变装，但是完全迷失了方向。

青春期的认同经常建立在反抗父母权威的基础之上。他们信任的对象多半是那些赞扬权力、无情或者对痛苦烦恼无动于衷的人物。这往往是孩子用来面对失去依赖和遭受虐待的方式之一。除此之外，他们周遭可能也有许多问题大人让他们有样学样。对这种凡事都要展现坚强的认同，可能会导致他们产生恃强凌弱、暴虐的性格甚至犯罪倾向。这些认同往往比青少年预期的更加不稳定。

发育、成长的挣扎——不只是表面上假扮大人——是终其一生的过程，只不过在童年时期，成长的脚步会在身体发育的带动之下而加快。青春期的成长变化尤其明显。十一二岁的孩子在外表上可能和十年前没有多大的差别，只是整个人大了一号，但是再过十年，可能就会完全变了一个人了。虽然在他们身上仍然可以看到过去的影子，但是差异往往非常巨大。12岁的小威廉·皮特（William Pitt the Younger）就能够在没有父母照顾的环境之下独立生存，到了22岁，他已是英国财政大臣，两年之后随即成为英国的首相。

在青春期的这几年中，青少年必须适应身心上的巨大变化。身体上的变化包括性征的成熟，体型、身材、力气、容貌、声音的改变和具有生育能力。伴随这些改变而来的是社交层面和心理层面的考验，包括减少对父母的依赖，离开家庭独立生活，同时开始与家庭以外的成员建立亲密关系或性关系。在发展成熟的社会中，年轻人还要面临各种考试的挑战。这些考试就像是进入成人世界的通行证，但是对许多人而言却是一大绊脚石。上述列举的改变只是其中一部分，但足以告诉我们，在成长过程中，生活的各个方面都会受这些改变所影响。这就如同进行一场革命，把旧有的秩序都推翻。很多父母都说，他们不知道以前那个"乖小孩"到底跑到哪里去了，是不是被掉包了，所以才变成一个乖戾而又叛逆的青少年。

青少年往往会迫不及待地想要成长，而且压力与日俱增，就如同圣保罗所观察到的，他们会想要"摆脱身上的孩子气"。这或许是成长必经的正常情况，但是如果一下子就把自己全然抛弃，新建立起来的独立自我也不会稳固。虽然这是一种让自己免于陷入拉锯战的方法——摆脱想要永远当小孩子的渴望，但是到头来即便表面上看来截然不同，内心的本质依然没有改变。在这种状况下，青少年可以在一夜之间蜕变为大人，就如同历经某种变形的过程一般。年轻人盛装打扮参加派对的时候，会让我们联想到美丽的蝴蝶或飞蛾破茧而出的样貌。卡夫卡在著名小说《变形记》中描述的情景则是完全相反。书中那位年轻人早上醒来后，发现自己竟然变成一只讨人厌的昆虫，故事最终虽以悲剧收场。不过在现实生活中，即便许多青少年的房间凌乱得跟昆虫的地洞没什么两样，情况也不会像那位主人公一样惨烈。或许，焦虑而体弱多病的卡夫卡想象中的青春期就是如此。

当然，对许多人而言，成长的变化没有这么可怕。然而，成长过程的两难困境是每个青少年都会经历的。成长会迫使青少年去掌握新的力量，而他们也会积极欣然地享受这个过程，但这并不代表抛弃自我的核心；这个核心不曾想要抛开早期欲望，不会放弃以不成熟的方式满足欲望，而且拥有的渴望永远与现实世界相抵触。

青少年掌握的新力量有可能会变成威胁，甚至会引起焦虑，因为这些力量可以帮助他们去满足极度危险的欲望，像是性与暴力的欲望。处于盛怒之中的小男孩，也许会动了杀人的念头，但碍于太过幼小，也没有足够的认知能力去完成这件事。一位身高一米八的14岁青少年感到愤怒之时，可能会因为认定没有人能阻止得了他而感到兴奋，但同时也会感到害怕。青少年必须在极短的时间内控制住这些极端而冲突的情绪，这也是为什么他们的行为总是如此特异而又矛盾。青少年的情绪可以从乐观的高峰迅速跌入忧郁的谷底。

踏入新世界的成长历程与哀悼仪式有许多共同之处。在哀悼仪式中，人们会去缅怀逝者过去的种种与经历。这样的过程会让人感到悲痛以及失落。之后，人们逐渐能够面对失落感，而痛苦也随着时间流逝慢慢冲淡，取而代之的是在自己内在与逝者建立另一种关系形式。这个内在关系会让哀悼者变得更加坚强，也会觉得过去从逝者身上学习的好的特质正支持着他们。新世界充满着唾手可得的机会，但同时我们也必须学会放手，让旧世界远走。然而，改变的脚步总是永不停歇，以致找到一个新"认同"之时，很快又会被另一个认同所取代。

改变是不变的常数，或许这也是年轻人着迷直排轮、特技脚踏车和滑雪板等极限运动的原因。能够在极速且超乎完美的动作中保持平衡，似乎可以带给他们极大的安全感和满足感。

　　阿默是一位18岁的年轻男孩，因为极度焦虑的问题而寻求协助。他之前曾有一次晕眩发作的情况，但他寻求协助的主要原因是害怕自己正濒临疯狂。他会突然产生想要严重伤害女朋友的念头，只能用意志力来克制自己。他对母亲也存有性幻想，因而感到相当困扰。这些症状都是在考完高中会考后到上大学之间那一年的空档期中发作。这期间，他一边工作一边规划未来。

　　虽然从表面上来看，他的问题主要是因为即将离家而引起的，但实际上引起焦虑的主要原因是想努力重建与父亲的关系。小时候父母亲分居之后，他与父亲几乎完全失联。他还记得与父亲非常亲密的那些日子，也想起当年等待父亲的痛苦。他会在窗边守候好几个小时，只为了等待父亲。父亲说好要来看他，但通常要么是迟到，不然就是根本就没有出现。父亲的不值得信任所带来的一切痛苦,他不愿承受,于是决定不再需要父亲,而且从此之后不再理会他。

阿默在17岁的时候与父亲重新联络上,也计划在念大学前花一年的时间到国外教英文,这样可以离父亲近一些。虽然他的高中会考考得很好,但随着离开的时间越来越逼近时,他也越来越焦虑,到最后崩溃了,所以不得不将出国的计划延后。

使他加速崩溃的主要原因是突然对父亲产生的情感,因为他被迫去承认自己实际上很想念父亲,也非常需要他。在如此混乱的情绪当中,他已经分不清楚自己究竟是当年的小男孩还是现在的青年。他第一次晕眩发作时,感觉就像是整个床被抬起之后翻过来,这也反映了现在这种迷惘而不知所措的状态——在迈入成人阶段的过程中,不断地受到童年时期否认自己需要父亲所引发的焦虑扰乱。在治疗的帮助下,他的焦虑渐渐缓解,也开始能够与父亲建立新的关系,并且重拾自己的人生。

迟来的青春期

以阿默这个案例来说,早期失落造成的问题一直到青少年时期才得以解决。同样地,青春期的某些发展方面也经常会延迟到人生后期才开始显现。

史蒂芬是个很有才干的男人。40岁那年,他因为无法与女性维持长久关系而求助于心理治疗。小时候,他与父母亲的关系非常不好,也极度缺乏安全感。他的父母自己也不太能够应付大家庭的问题以及自己的暴烈情绪。进入青春期后,他决定离开父母,并且选择与自己的犹太人背景完全断绝开来,然后加入爱尔兰人的群体中,以此作为他的成长认同。他并没有去面对与父母分离的问题，也忽略了自己同样必须学习如何为人父母，反而是去认同一个与父母极为不同的身份。他觉得通过这样的方式才能够脱离父母的掌控。

当他采用这种解决之道时，其实并没有真正地从童年的焦虑中解脱。焦虑的问题被搁置在一旁，也持续地影响他与女性之间的关系。他常因为害怕女友罹患癌症，或者是因为其他种种因素受伤，而突然结束与她们的关系。

治疗过程中发现，史蒂芬的焦虑多半都和交往关系有关。当时他正与一位女性交往，也有结婚的打算。有一次，他带女友到家乡去旅游，还回到以前常去的一家酒馆。酒馆里的人正唱着他少年时期很熟悉的爱尔兰民谣。他仍然喜爱那些歌曲，但却也感到极度的悲伤，因为那时他才发现自己犯了一个错误，就是把自己当成爱尔兰的年轻人，建立了一个虚幻的认同，假借了别人的身份背景。

当青春期的发展力量迫使史蒂芬走上自立更生的道路时，他没有时间慢慢去修通离开父母和远离童年所带来的焦虑，因而根本应付不了。他的解决方法是完全切断与家庭的联结，转而加入一个完全不同的世界——争取脱离英国统治的爱尔兰独立民运团体，并从中为自己找到了些许安全感。这不过是个短暂的平台，但足以让他顺利完成大学，并且取得律师资格。他没有真正经历长大成熟的过程，所以现在必须借由治疗帮助他与内在那个"感到恐惧的小男孩"重新联结，并且重新面对焦虑以及父母的问题，以此完成青春期未完成的课题。如此，他才能真正开始为自己建立一个作为男人、父亲与丈夫的认同。

漂浮不定的自信心及独立性与过度依赖的恐惧不断交替出现，即是青少年成长过程的特征。在这段期间，向父母求助感觉会破坏刚刚建立的独立性。这时，朋友或同侪团体就变成青少年寻求慰藉的另一个管道。青少年之间的友谊关系可能具有非常早期的特质，像是彼此之间没有秘密、"彼此相依相偎"，以及永远有说不完的电话等等。这些特质都能让他们重拾过去与父母紧紧相依、难以割舍的情感需求关系。不过，青少年还有一项共同的特征，就是瞧不起大人。通过贬低大人，他们就能避免产生令自己过度受挫的自卑感。

友情与帮派

更大的社会团体可以提供暂时的栖身之处。从大人的角度来看，有些社会团体可以给予孩子支持，也是有益身心的，但有些社会团体却像是帮派一般，目的是让孩子觉得自己更强、更有力量而且更冷酷无情。这些帮派即是利用群体的力量来抵抗个人的脆弱、无助与绝望。社会团体的存在有时具有多重目的。举例来说，绿色运动（Green Movement）吸引许多年轻人参与（当然，参与者不只有年轻人）。首先，这是一种爱护地球（母亲）的象征，并且对忽视环保和污染地球的大人表示轻蔑，但同时这也是让减轻过去以来对父母亲的罪疚感的一种方式。

然而，某些激进的生态保护斗士与保护动物人士在大声疾呼反对破坏的同时，自己也犯下了相同的错误。他们进行的各种抗争行动，不过是将自己的毁灭性合理化的手段，而不是控制这些摧毁欲望的方法。尽管大人对这些团体没有什么好感，但他们为年轻人提供了一块踏脚石，让他们可以在足够成熟，又不需父母过多支持的情况下"重返"社会。其他一些想要摆脱更为极端的情绪或被剥夺感的团体，很可能会向更为激进的政治团体靠拢。这等于进入了一个死胡同，而非走向一条通往健全成长的康庄大道。

当青少年面临一些难以承受的问题时，可能会通过参与社会团体的方式来逃避——像是逃避对死亡的恐惧。为了否认自己对脆弱或死亡会感到焦虑，一群青少年就聚在一起从事危险的活动，向死亡挑战。他们不是骑机车狂飙就是开车狂奔。有些青少年甚至会很忠诚地支持那些将死亡理想化的流行音乐团体。死亡的概念自童年时期即开始成形，但到了青春期，许多经验都会让他们更加了解死亡的真实。他们会感觉自己更直接面对死亡的威胁，也更能感受到与恐惧死亡相伴而生的忧郁。

一位13岁的男孩在父亲死亡后的两年，发现自己到了晚上就会开始害怕自己活不过隔天早上。他对自己死亡的恐惧以及对父亲死亡的害怕已经混淆在一起了，而这些恐惧皆源自父亲过世所造成的压力。

父母角色的重要性

每个人在努力成长的时候都需要支持。幼小的婴儿要自行入睡时会完全依赖着母亲，相信母亲会在他无法承受时适时地安抚他。母亲会给予鼓励与支持，甚至稍稍强迫小婴儿去发掘自己内在的资源。这种顾及年龄和能力所给予的适当协助，是每位儿童和青少年都需要的。当青少年不知道自己的底线，不清楚可能招致什么危险，又或者还在体验各种身份认同，因而不懂得好好照顾自己的时候，就需要大人适时介入，以提供他们支持与稳定的力量。不过，要陪伴青少年成长的大人，也必须能够承受这个过程中的许多压力。

当青少年正在与那些可能击垮他们的极端情绪角力时，可能会让周围关心他的人产生焦虑，并且考验着他们的能力与耐心。父母或老师如果能够坚持下去，并且忍受这些压力，往往会帮助青少年开始学着为自己负责。不过，当青少年以大人作为宣泄情绪的出口时，大人往往也会切身地感受到他们想要摆脱的情绪。这些负面情绪通常包括无力感或无能感。有时候青少年是因为知识不足而产生这些情绪。这时，大人好意提供的课业协助不但不被领情，还导致争吵，到最后大人会觉得自己像是好心没好报一样的愚蠢。先前曾经提过，有些青少年会有瞧不起大人的优越感，而且往往会让大人感觉是针对自己而来的。

情绪的成熟会带来更多的成长。然而，倘若早期面临的分离与成长问题遭到忽视，就会成为日后成长的阻碍。因此，能够成功地克服早期发展时的困难，就代表之后的发展任务已经完成了一半。另一方面，早期发展时遭遇的挫败，也代表日后还有更多补救工作有待完成。举例来说，有位男孩在小时候总是无法独自入睡，长大之后就因为害怕上学而情绪崩溃。此外，由于各种社会或心理上的因素，那些在早期发展受挫而最需要帮助的青少年，往往也是最缺乏协助的人。

逆境中的个人成长

幸运的是，成长的能力不单取决于周遭的环境条件。有些孩子能够化逆境为顺境。有时候这种能力可以帮助他们克服许多发展上的困境；我们先前提过的杰德显然就具备这种能力。他需要帮助，但也愿意配合，所以能够走出早期伤害的阴影。

很多年前的一个案例也是如此。个案是一位小男孩，他被一对患有严重精神困扰的父母抚养长大。他们几乎是将他软禁在家中，并且强迫他穿上女孩的衣服。他非常地聪明。父母为他聘请了一位家教。这位家教看到他的困境，也见识到他的能力。在家教老师的协助之下，他取得了大学的奖学金。进到大学之后，他迅速地成长发展，后来成为一位优秀的学者，婚姻幸福美满，两个儿子也都相当有成就，而且都在艺术领域中大放异彩。他们曾经做了一份研究，对象是在政治迫害之下依然勉力创作的艺术家。他们显然是因为兴趣才从事这样的工

作，但特别的是，这似乎也是受到父亲当年面临的困境所启发
而带来的结果。

　　成长并不会因为身体发育完成而停止，而是终其一生的过程。奇妙
的是，在没有受到过多阻碍的情况下，我们可以有一次、两次或甚至更
多的机会去完成早期未竟的成长发展。青春期是成长的绝佳机会。当
我们开始培育下一代，或是经历其他人生的重大转变时，也都是成长的
契机。

　　人类倾向以老方法解决新问题，但有时候我们依然能够跳脱旧有
的模式。看到年迈的长辈依然保持孜孜不倦的学习态度，我们往往会非
常感动，因为在他们身上可以看到，人类与生俱有的心智似乎可以超越
生物上的限制。乔治·索尔第爵士（Sir George Solti）即使到了晚年也
从来不依赖旧有的乐谱指挥乐曲。他希望自己每一次的演出，都能在乐
曲的诠释上有所突破。正因为如此，他从来不会停止尝试新的经验或
创新的诠释。我们不免会主张这是一种为了生存所采取的手段，或者
把它当成"自私基因"的运作结果，但在这之前，我们也不得不考虑人
类的互助本质。索尔第爵士的例子告诉我们，有些人就是具有活到老、
学到老的能力与动力。

第五章

*

心智从哪里产生？

"历史当然是一门艺术——正如其他科学一样。"大部分的精神分析师和心理治疗师就像说出上述这句妙言的这位历史学者一样，在认定科学也是一种艺术的想法之下，会把自已视为研究人员。他们都是唯物主义者。如果问他们说："心智从哪里产生？"他们最先想到的答案会是"大脑"。我们认为大脑是心智的基础。当我们处于深层的无意识、麻醉或死亡状态时，没有心智现象存在但是大脑仍然持续运作。然而，心智却无法独立于大脑之外运作——至少就我们目前已知的情形是如此。大多数的人都能同意这种说法，而且所有证据也都证明如此。

不过，我们一再发现人们其实无法承受过多的现实。正确的科学观点会遭到不理性的否定。或者相反的，科学家也可能会滥用理性作为防御的手段。他们可以将科学方法吹捧成唯一的途径，以排除其他令人难以接受的事实或知识。神经科学及其新近发展有时过分强调人的躯体面（people are persons）。可是，人有七情六欲，会经历各种人际交往的困扰，也会产生各式各样恼人的想法、感觉和渴望。人从在母亲的子宫里，到出生之后长大成人的过程中，这些人际关系与渴望都会深刻地影响心智——大脑——的发展。

本章试图通过两条途径来探究心智的形成过程，并且提出合理的说明。其一是说明大脑这个身体器官如何产生心智运作；其二则是通过人格和人际互动来探究那些难以理解、甚至令人不快的心智现象。这当中的基本想法是：如果没有其他人或其他心智存在，个体的大脑发展就不会完全。甚至，心智对其本身的发展也有极大的影响力。

产生心智的大脑

有人说，大脑是产生心智的器官，就好像肝脏是制造胆汁的器官。不过，两者的相似程度仅止于此。现今的生理学者对于肝脏如何产生胆汁或胆汁有何功用，已经有相当程度的了解，但是对于大脑创造心智的功能以及心智的运作方式，我们却仍在探索之中。由神经脉冲与神经传导物质转变为思想、感觉与梦的过程，目前仍旧是浑沌未明的。科学家还有一大段路要走。

然而，在文后将会看到，现在我们已经开始能够深入了解作为身体器官之一的大脑如何运作。更进一步地，我们可以从神经脉冲、神经化学物质、神经细胞的功能与链接来得知不同脑部系统（或者模块）的功能。从这些大脑活动中，就可以同步追踪像是记忆、观看、思考、希望、意图（譬如想要移动一只手臂）等心智功能形成的主观经验。这些脑部活动都可以通过专门的脑部扫描技术形成造影。举例来说，最近有一位中风患者在大脑皮质植入了与计算机终端相连的电极。他后来学会只要产生"移动"的意念，在他大脑皮质内发出的电位能就会转变为一种信号，可以用来控制计算机屏幕上的光标。尽管如此，对于从大脑活动转变为意识自觉，然后再转变回来的过程，也就是所谓的**相位转换**（phase transition），我们还是所知甚少。

一直到最近，我们才开始知道要从何着手，之前是连一点概念都没有。纵观人类历史，人类的生命历程，一直以来都被认为是上帝所主宰的范畴。生命与各种生命形式的创造都是上帝的作为。上帝本身就是永恒不朽的。然而，这些生命杰作的种类，以及生命创造的过程，现在已是人类知识所及的范围，原本的神秘色彩也几乎要开始淡去了。不过，我们的意识至今仍旧是一个谜团，就好像一个世纪以前，人们同样无法理解奇幻投影灯*投射出来的动画一样。神经科学目前正处于探究大脑如何产生无意识及有意识心智的关键门坎上，但是我们尚未跨越那个门坎，沉重的大门依然紧闭。

脑的质地经常被形容成冷掉的麦片糊。大脑从表面上看来都是一样的，但仔细观察，就会发现当中有着不可思议的复杂性。脑后方是小脑，主要掌管动作的协调性与平衡。就目前所知，小脑和意识没有太大关联。头骨内部有左右两个脑半球，外形就像核桃一样分成两边。人脑是所有哺乳类动物当中最大的。脑皮质的外层是灰质，内部则是白质。皮质里面还有一些构造清楚的皮质下结构或神经核。沿着脊髓往上是脑干，然后是连接两个半脑的中脑。另外，在脑干的神经系统上分布着网状结构，负责觉醒（arousal）的控制。它会向上传达命令，要大脑"做好准备！"。

然而，意识和觉醒的作用似乎"遍布"头骨之下的两个脑半球（整个大脑）。意识的运作似乎并没有一个固定产生的部位或一个中心。拿掉一个脑半球，并不会妨碍整体意识的运作，而单一部位的脑伤（除了一两个涉及神经传导的"开关"部位之外）也不会影响意识本身。然而，大脑不同区域的损伤，则会影响我们意识到的**内容**。掌管视觉的皮质受到损伤时，可能会产生皮质失明或是"盲视"的现象，也就是没有**觉知到**自己看见任何东西，但依然可以越过眼前的障碍物。

裂　脑　症

这种看见却以为没看见，知道却以为不知道的现象，也可以在跟"裂脑症"有关的神经异常疾病中发现。在正常的情况下，神经脉冲会

---

* 奇幻投影灯（magic lantern）：19世纪由耶稣会教士发明，即早期的电影放映机。——译者注

通过被称为**胼胝体**（corpus callosum）的神经纤维束从某一个脑半球传导到另一个脑半球。有时候，这座连接的桥梁被切断了。发生的原因可能是有意的，像是为了治愈顽固性癫痫症所动的手术，也可能是意外事故，譬如因为枪伤或肿瘤所造成的脑部损伤。在上述这些情况下，左脑和右脑彼此间是隔绝的。大脑一分为二。

裂脑的情形，让神经科学家发现左脑与右脑各司其职。在一般的情况下，左右脑会透过**胼胝体**的神经纤维束来互通信息，并且连接在一起。一般人多半都是以左脑为优势半脑，因为它控制我们身体的右半部，而右手是多数人惯用且较为灵巧的手。左脑同时也是语言中枢。右脑的作用比较不明显，科学家也花了比较长的时间才得以了解。我们现在知道，右脑的作用主要负责（支配着）各种社交与情感功能、演讲时的非语言韵律节奏与声调以及音乐能力。右脑控制我们在空间中的方向感，并且处理我们对身体的知觉。

当左右半脑分裂的时候，从左视野或右视野传来的信息是没有办法传输到大脑另一侧的。由于脑神经交叉支配着视野与四肢，所以我们可以让信息只传到大脑的某一侧。

在某一次实验中，研究人员将一张裸体男人的照片显示在一位裂脑症妇女的左视野，也就是说信息会传至右脑。她说她看不到任何东西，但是却脸红且痴痴地笑着。当研究人员把一样东西放在她的左手时，她没有办法说出那是什么。然而，如果要求她从一堆物体中指出先前的东西，她能用左手办到这件事，因为非优势的右脑知道原本的物体是什么。

在另外一项有关预测能力的实验中，受测者必须猜测计算机屏幕上的灯光将会出现在上方或下方，然后按下按钮。实验人员设计的情境是让灯光出现在屏幕上方的几率增加到80%，但出现的序列是随机的。

照理说，应该很快就可以发现灯光通常会出现在屏幕上方。受测者会想办法去找出其中的模式，而且深信自己可以办到这一点。然而，他们答对的几率通常只有68%。受测对象换成老鼠的话就不一样了。老鼠的脑并没有找出模式的解释器（interpreter）的功能，结果只会一直按上方的按钮，所以答对的几率比人类还要高。同样地，裂脑症患者的右脑比较会依照真实的情况做出反应，所以他们答对的次数比一般人要多，或者是说比左脑优势的人还多，因为"解释器"功能通常位于左脑。

上述与其他众多实验都显示左右脑的运作方式有所不同。不过，这项差异也不是绝对的。在某些情况下，左右脑掌管的功能会相互置换。不过，左脑总是会去找寻规律、模式和意义，不论它存不存在。如果从一个人的特质来看，左脑会让人精明能干，并且擅于序列因果推理，但是也有可能会让人变得善辩或是油腔滑调。左脑就像希腊神话中的奥德修斯一样，即便是无中生有，也是可以提出一些圆滑好听的解释。右脑在收集信息的时候——特别是非语言信息，似乎比较不偏颇。因此有人认为，在判断理念的真假或决定是否需要改变的过程中，右脑扮演的是修正理念的角色。右脑特别擅于在没有清楚觉察到的情况下掌握非语言的情感线索。

婴儿的脑部发展

爱、恨、恐惧、焦虑、羡慕、饥饿、贪婪和嫉妒等基本情感，是构成人类动机的重要成分。在某些情况或状态下，我们会产生这些情绪，进而促使我们采取行动。这些情绪是由大脑的皮质下结构"调节"。这些结构以整体一起运作，又被称为边缘系统（limbic system）。

婴儿期的情绪大多与母亲哺乳以及和母亲嬉戏的早期经验有着密切的关联，并且对边缘系统与右脑某些部分的神经连接发展有极大的影响。早期关系造成的许多影响，很可能在当下已经"在大脑线路中设定了（wired-in）"。婴儿和母亲互动所产生的兴奋和愉悦感，可能会促进神经组织的建立，而这些神经组织是由一些活化的化学神经传导物质构成的。因此，父母亲安抚、安慰或约束婴儿的情绪状态，就会强化或是引发这些回路的抑制性神经化学调节作用。婴儿和母亲之间关系的每个特质都会具有与日俱增的影响。

这些"大脑线路设定"之所以能够产生，是因为人类婴儿在刚出生以及出生早期的时候，脑部还没有发育完全。人类脑部尚未发育成熟的时间比起其他动物来得久。大部分的脑细胞——神经元——都已经存在了，但其间错综复杂的连接（**突触**）依然有待建立。除此之外，一些细胞（轴突）会形成长如线路一般的神经纤维，但这些纤维依然缺乏包覆在外的绝缘物质肪（**髓鞘**）。在婴儿出生后的前18个月，掌管语言功能的右脑会比处理情绪的左脑还要更早发育。早期神经发展会影响成人处理情绪与关系的能力，尤其是受这些脑部区域主宰的情绪与关系。情绪失调与精神疾病所造成的伤害，会使人在建立、保持和失去爱的关系上面产生障碍，而那些有情绪失调倾向的人也会特别易感。许多证据都证明早期关系的影响是不可抹灭的，而且对于未来的稳定发展极为重要。

18个月之后，脑部的发育从右脑转移到左脑，并且从额叶的内部和中线部位转移到外部和上方。这与抽象推理能力的增进以及语言能力的发展有关。语言和意识有特殊的联结关系。语言会引发一种可以自我理解的（自我反思的）意识。意识不像探照灯一样可以自由地开启和关闭，或是固定在大脑的某一部位，而是牵涉到大脑不同部位的各种活动模式。意识也有各种不同的样貌。

做梦时的意识和清醒的意识是不同的。自我反思的意识和背景觉知也是不同的。

觉察身体内部、外在世界与内心的种种动态，是构成意识"输入"的重要元素，而形成一项意图或行动决策则是意识"输出"的重要元素。

后者涉及一个古老的哲学问题，那就是身体到心智之间的关系。

　　我们要意识到某件事情，最快似乎也需要约半秒钟。主观上来看，我们认为自己是先决定要移动一只手臂，然后才做这个动作。研究指出，在做动作之前，大脑相关部位在我们意识到自己的意图之前，就已经开始产生电位活动了。这表示，大脑会在我们之前"下决定"。因此，通过意识，我们或许可以调整自己的行为、语言与思想。不同类型的意识会通过各种表征方式呈现听觉、口语、视觉或非特定的情境。意识是一种虚拟现实，它会依照不同的输入信息，以不同的方式来运用各种象征媒介——声音、视觉影像及语言思想。

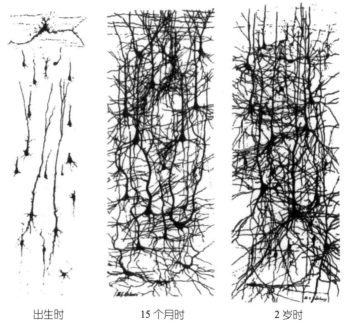

出生时　　　　　　15 个月时　　　　　　2 岁时

图 5　虽然人类的脑细胞大部分在出生时就已存在，但是许多神经细胞之间的联结一直要到出生后的前几年才会建立起来。

脑 的 经 验

然而，上述这些知识依然没有回答根本的问题。大脑到底是怎么办到那些事的？心智又是如何运作的？看看下面这段关于观念的功能的解释："（通过观念结构）限定事件的诠释方式，就可以避免大脑因为在行动上犹豫不决而瘫痪"。当我们想要探究的领域涉及个体、心智、身体与大脑，而且如同高速公路的交流道一般错综复杂时，语言也得变得像越野车一样，要能够越过重重障碍才行。观念结构是属于心智的层面。瘫痪只能够影响会动的东西，所以只有身体会瘫痪，大脑不会。就我们所知，犹豫不决确实会让人"瘫痪"，但是瘫痪的大脑根本不会经验到任何事，更不用说是犹豫不决了。

图6是一位神经解剖学家在研究运动皮质之后画出来的图。运动皮质负责控制自主性动作，像是走路或微笑。他以电流测试脑皮质的各个部位，然后记录身体的哪一部位移动了。这个身体各部分比例扭曲的运动小人（homunculus，小矮人之意）图形显示，身体各部位的运动神经细胞数量取决于这些部位的重要性，而不是实质上的大小。因此，由于脸部的运动相当细致且功能强大，相较于背部，有较大区块的脑皮质负责。当然，只有我们会这样绘图解释人类的运动皮质，实际上并没有真正的小人存在于运动皮质之中，在里头只有运动神经细胞的复杂结构而已。

人 的 经 验

到目前为止，我们是从脑部开始，希望能找到通往心智的道路。从身体出发，会牵涉到一个相当不同的观点。图8的漫画描绘出1939年第二次世界大战刚开始时，到处可见的景象：海军新兵入伍的健康检

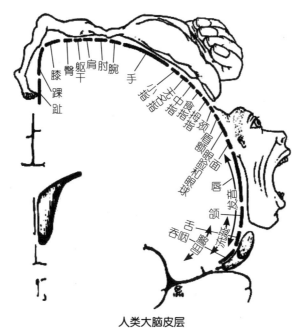

人类大脑皮层
第一运动区与躯体各部分的关系示意图

图6 这是运动小人的想象图。指出控制身体各部位的运动皮质组织区块。

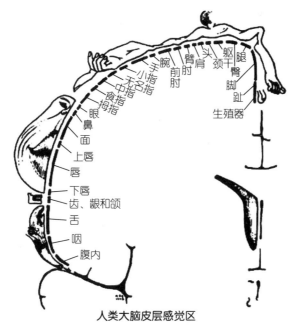

人类大脑皮层感觉区

图7 这是感觉小人的想象图，显示出负责感觉的皮质区域。它和运动神经类似，但并非完全一样。

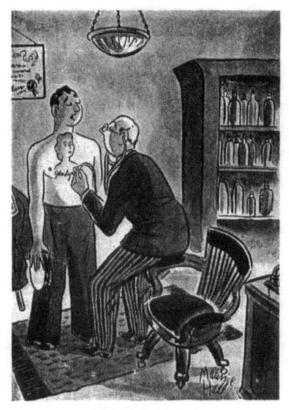

"医生，她今天好吗？"

图 8　这幅创作于 1939 年的漫画展示了士兵认为自己的情绪所处的位置。

查。在漫画背后的故事是：这个水手有个根深蒂固但在解剖学上不正确的观念，他认为"心"（也就是医生用听诊器来检查他的地方）是他情感的所在，所以将自己心仪的海报美女格拉迪斯留在心的这个位置。为了让女子的形象具体化，他将女子画像刺青在胸口上，作为记住女子的方式。他提出的问题："她今天好吗？"表示她的健康比他自己的健康更重要。她过得好不好，对他而言，是让他是否产生焦虑的原因。他的心脏似乎依然处在正确的位置上，因为他像是一个时常惦记着格拉迪斯的优良水手，这代表着：虽然有着或是因为有着战争的焦虑，他可以将专注在应该专注的地方。

　　这幅卡通画表示：这位水手不像动觉皮质，在他的心上确实有个甜心的图像，他是有感觉的。心理分析师或心理治疗师会同意，这位士兵或是其他和他类似的人，在心智里头都会有爱人的形象，此形象会深刻地延伸并超越意识知觉。这个观点与其他观点皆认为，人是个动物，他的心智包含了各种意义、符号与表征，从生命开始，这些东西就在建立起一个人了。

　　此外，这并不像他们把自己投射在计算机屏幕上那样简单。某种程度而言，水手可以检视他的内心，并面对这些影像，当人们在组织或是有意图去从事某些事情时，这些影像是相当活跃的。水手倾向选择某一类女子，他倾向于用一种熟悉的方式体验这些影像的行为。在家乡的女孩不会从他的记忆中的表面抹去，因为实际上她是一个完整个体。就这一观念而言，她，可能甚至是脑结构中的一部分，但是，她同时，也是水手早期自我的一个重要表征，只不过以形成个人的结构和功能的另一种层次表现出来。

　　运动小人有个双胞胎就是感觉小人，感觉小人描绘出感觉的比喻性图像（见图7）。这两个在空间上与时间上紧邻的脑皮质区块，被称为前、后脑回（gyri）。事实上，散布于整个虚拟脑袋的是许多像感觉小人这样的影像。那些心理分析师，谈论着不被接受的人类天性，却得到了正确判断的名声，他们继续拓展了关于人类"性"这方面的观点。举例来说，弗洛伊德"寻求快乐"的基础模式是人类的根本动机，他将这些动机和那些依附于不同身体区域的感觉本质链接——像是嘴巴、肛门与生殖器。

　　这意味着如同神经心理学家，我们应该问：感觉小人的生殖器官以及肛门黏膜有多大？从不同的层次来看，这些身体的图像就好像不被承认的生理组织，例如：我们经验自身的组织，我们对他人观点的组织，我们人际关系的组织。举例来说，"她"——那位水手的女孩，就是我们所指称的外在客体，这个女孩是如何处在水手的心里是十分重要的。如果外在对应的她对水手不忠，水手可能会痛彻心扉而生病。如果她过得很好，且真心地爱着水手，那么水手也会觉得过得很好，在战场上可能也会表现得很好。这幅漫画已经设法将所有的观念浓缩在一张图之中。这和梦境借着许多单一图像呈现出许多顶级的浓缩意象是相似的。

心智改变自己的方式

在治疗时，仔细观察人与人们之间发生的事情，是个长期建立的调查方法，通过此方法可以了解人际关系与情绪上有意义的沟通对心智功能的影响。

乔治是个心事重重的男人，他看起来比真实年龄——50岁——还要老。他长得很英俊，但是他的脸上充满了岁月的痕迹，他棕色眼珠下有很深的眼袋。他的外表显现出他的疲态，而且他的眼神呆滞，让人想起普里莫·莱维（Primo Levi）所描写的"被关在纳粹营中的人犯"。他把纳粹营中的人的眼神分成"快淹死的以及被拯救的"两种。莱维写着，那些眼神中仍有生机的人还有生存的机会，而那些眼神木讷、空洞，看起来快淹死的人很快地就会死亡。那些眼神看起来像快淹死的人，他们对于发生的疾病、饥饿和死亡感到恐惧，并且屈服于恐惧之下。乔治的眼神传达出他内心的恐惧，而他的心似乎非常疲倦。他和那些快被淹死的人非常接近。

当他青少年时代住在加拿大时，乔治曾经崩溃过。他毁坏公用电话，虽然之后他再也没有这样做过。他是个喜爱学习的人，并且爱好文学，但是他有时也会沉溺于色情画刊之中。他把自己这部分锁在心中。在任何缺乏结构的情境下，他容易感到困惑。比如说，他曾经遇上一个女人，而且她非常地爱他，但是乔治却写了一封难堪的信给她。乔治的语调平板，并且否认处理这类恼人情境的知识。当治疗师怀疑地询问他的困惑时，他承认这些令人困扰的冲击，他同时伤心地说，他对于女人的态度是矛盾的。乔治觉得如果和一个女人过于亲密，他就会产生希望、爱与冷酷等混合在一起的情感。这些情感产生的目的，是在于摧毁那个女人在他心中的地位。就像好几年以前他摧毁公共电话，目的似乎在于切断沟通管道。相反的，当他感到孤独时，这些情绪也会产生。这些时候，他会希望和他人接触，但是他身体的某些情绪却不让他这么做。

乔治不知该拿自己这扰人的情形怎么办，他也不了解那代表什么。他利用坚强的意志把他的情绪压抑下来，愤怒转而存在于他混乱的内心之中，情绪常常与自己作对，这造成他在这个冷酷和垂头丧气的世界中感到冷酷和垂头丧气。在此状况中，他的心智觉得自己是个荒芜之地，思想在其中就像穿上盔甲或行进缓慢的坦克彼此争斗。当他处于这种情绪状态时，他开始阅读占星的书籍。他对占星的看法也从坚信不移转变成一种更成熟的态度，将占星看作对人性的隐喻。他说，他并不想拿占星学堵住治疗师的嘴，但是土星和凯龙星是他命中注定背负的星。他解释说这些星星象征着艰难与冷酷。

治疗师认为当他压抑着那些恼人的想法时，他已经运用着那唯一可控制的心智力量。这是相当严苛的，会让他处在自我控制的长期折磨之下而情绪疲劳。因此，他觉得自己活在冷酷和垂头丧气的世界中，没有一件事是温暖的。以上关于他的感觉的陈述是正确的，而且明显地影响了他自己。然后，他先前僵硬的脸部表情缓和下来，他在这时稍微地快乐起来。他说，在他的主星也就是土星的影响下，也有好的一面，那表示他有更好的能力去适应艰辛且重复的工作。他用这种方法度过他的一生。在某些重要时刻，他个性中的这一面变得更适合他自己。

人类的理解和误解

　　治疗师对于病人状况的应答会涉及各种回应。治疗师的"理解"并不是被动的，有时候是必须要去思索的。理解可以引领他人更坚强、更达到自己的极限、对抗遭遇的事或是更为接纳他人。理解的各种表达方式是建立心理治疗关系的方式，但这只是在日常生活里被粹炼出来或是较特殊的状况而已。我们每天的生活，都有理解、回应、逃避或误解的事情发生。当我们认知到自己的感觉时，其实是有庞大的信念掺杂在当中的。这些每天会去处理的情绪——如：满足、不满足、生气、爱、内疚、痛苦、跋扈或被动——以及对这些情绪反应的有效应对，都很平常地在幼儿与儿童的发展过程中发生着，而父母照顾孩童，便是依照内在对感觉的理解所建置的框架而来的。人对于成为一个人、父母、孩子或婴儿应该是什么样子，有一个心照不宣且一致的想法，他们知道什么时候该坚强，什么时候该容忍。

　　这种关系对成长中的孩子的心智来说非常重要。通过这种关系，孩子能够发展出自己的运作能量而能对那强大的情感状态善加利用，进而能更直觉地"理解"。在这个过程当中，幼时所形塑的原始且关键的情感会定型下来，最后会成为成人性格中不可或缺的动力。

　　这些运作容量（working capacities）是以一个非常特别的形式而形成的。这些每天运作的模式中，其运作容量是指对父母与照顾者的内在象征，但是它们也可以被幼时想象出来的情感所美化或是变得多彩多姿。因此，它们可能有时会含有想象的成分。这也是为什么，乔治的父母在他眼中看起来就像在银河系中孤独的星球那般冷酷。他沉重且艰苦的情感使得他的思考变得夸张而且冷酷。这个状况可以借着"理解"的帮助，转变成一种心智功能的形式，这个心智功能不仅更正向，而且让他的思考更为自由。然而，这样的转变常常是短暂的，他的心中依然对父亲怀着恨意。无论何时，当他有些想法或点子凑在一起的时候，有一部分的"他"便会想要去摧毁这些想法。在他的一生当中，这个问题深深地影响着他的心智。

这些事实有重要影响。他人对我们心智状态的"理解"在某种状态下会产生重要的转变。在年幼时期，这种具有意义的关系，对心智的发展是必须的，而我们现在知道，对脑部的发展也同样是不可或缺。若年幼时期的关系建立出了问题，那么会让个体的情感变得有力量而且肆意，最后变成不假修饰地表现敌意以及较强大的破坏力。这些随意且不断重复的情感与冲动一直支配着未受过训练的心智特质，使得他们在维持人际关系、才能、生命追寻、创造力或是运作容量上都有困难。因存在这个困扰，使人维持一致的生命架构变得不容易。还有思考与理解的能力，特别是在情绪压力下，更是已经被影响了。那些有这类困扰的人，在他们的生命中，也许需要更多他人的"理解"与支持。

心灵实验室

当生理学家尝试去了解身体是如何运作的时候，比如说，他们会去研究：心脏在各种不同情境下的功能——静止或是跳动（有时候在实验室里研究）。而对治疗师与分析师来说，一个星期好几次的密集分析治疗和生理实验室是相同的。如果是较少频率的治疗，病人可能难以具有较高的开放性。

在分析治疗中，（通常每星期4到5次）可以观察到像是信念、错觉、原始情感的浮现和自由思考的能力之间令人惊讶的互动模式，也可以改变这些模式。我们可以从这些互动中看到心智的形成是如何的复杂和奇异。理解这些，可以让我们看出在特定行为背后的情绪与思考是什么。而这不禁让人疑惑：是怎样的大脑能造出像这样复杂的心智呢？

迪伦谈到他很期待圣诞节，他期待装饰圣诞树，也喜欢看到他姐姐的小孩玩乐。当他说起这件事时，是小心、有序地说出这些片段。而这让分析师持续地感觉到，这是病人早已在心中拟好、企图说出来的。分析师觉得迪伦正在设下陷阱，自己很像一只动物正在接近一个诡谲的地域，那里好像藏着伪装起来的圈套似的。与他口中所说的假期欢乐相反，诊疗室的空气充满了紧张的气氛。

病人诉说伊拉克遭到炸弹攻击的前一天，他已经害怕萨达姆会偷偷摸摸地用生物武器对付英国；巴格达遭到空袭不是很让人惊讶吗？美国和英国的新闻记者肯定在那里，他们近距离拍摄伊拉克人时有得到允许吗？病人的这些问题和他的治疗过程很类似。在治疗时，他小心地控制自己，隐藏自己的真心，不时地警觉着。在病人每天的生活之中，他总是小心翼翼地让事情看起来很好，他害怕无法控制的事情会发生。

分析师谈到一些之前就已经发生过很多次的事情。分析师对病人的建议会遭遇到病人的沉默以对——一段非常长时间的沉默。而这并不是第一次。病人经常安静不语达20～40分钟，通常，他以这种方式施加压力到分析师身上，希望他开口。当分析师开口说话时，病人将这看作分析师对先前的建议投降。然后病人又像以往一样，看起来很好，但是却害怕表现出自己。分析师开口有时候是有好的理由，而有时候，是因为他找不出更好的回应方式。结果是分析师一开始说话，病人就维持和以往一样。

当这种情况发生时，分析师会忍住不说话，但是在这样做的同时又会有不舒服、罪恶感、令人讨厌、沮丧、厌烦等情绪轮流出现。忍受这些情绪，且持续治疗不是件容易的事。病人平躺着一动也不动地维持了一个相当不自然的动作，一直持续了 0.5 ～ 1 小时，甚至更久。有几次，分析师还以为病人是不是睡着了。

逐渐地且间歇地通过这些疑惑，分析师开始去找出"如何对病人给建议"与"病人控制反应的型态"两者的关系。然而，通过一些方法，病人决定坚持用他自己的方式过生活，而这个生活方式会牵涉其他人。他留下了许多关于孩子的担忧给妻子。他知道自己这么做不太好，但是保持心智状态的原则与避免孩子的困扰是同等重要的。他似乎觉得不需要承认他生命中的大部分事情——抚养与专注的事情，以致他并没有将这些事情整合到他的生命中。分析师知道病人要维持他的原则有多困难，也知道有多少障碍是他忽略了的。而且，其中有许多与他的价值观是互相违背的。

后来，紧接着又另外有怀疑与愤怒的事情发生。最后，分析师认为病人并不相信自己这个部分的能力是不完全的。这当中有个最大的危险会对他未来的幸福与稳定造成威胁：就是病人忽略了这部分的"他"，会让他也忽略其他重要的事实。成熟与成长永远在延宕。在这段期间，分析师有时候会和这些想法生活在一起，而他之前一些不舒服的感觉淡去了，是因为：他更确定他自己知觉到的内容对病人生活的成功与安全感是非常重要的。以前，如果不看起来唠唠叨叨且抱怨的样子就跟迪伦讲有些麻烦事发生是不可能的。现在，治疗室弥漫着比较轻松的情绪氛围，也比较不那么紧张了。迪伦先生可以理解他自己行为的状况了。

这段描述指出分析师在一开始的挣扎是相当必要的，这样才能逐渐且短暂地去了解病人的状况。驱使说话的压力一再地发生，而且要一再忍受不舒服的感觉——这个压力是由病人所施加的，而且分析师对这个压力做了反应。

对分析师来说，她的理解支配了空气中的氛围，这个氛围就是"思想"的特征。这种形态的思想并不具有物理重量的特质，但是它是相当真实的。它可以把个体从内在与外在的压迫中释放出来。若达到这种形态的思想，则会带来某种独特的满足感。那不仅仅取决于"文字"而已，还有"思想"。正如前人所述，莎士比亚了解到："没有思想的文字是到不了天堂的。"

思想和思考

在上面的例子中，分析师小心谨慎地运用她的自制能力，来了解在迪伦身上究竟发生了什么事。分析师忍着不使用一些方法，不让自己立即从不舒服的感觉中释放出来，由此逐渐地了解到病人心中的重大问题。这是只有在运用各种智慧的努力时才会发生的。似乎，思想部分是来自于自发性，部分是由一片看似荒芜的心智而产生的。而这样的经验，可以让我们窥见，并不是思考（thinking）创造出思想（thoughts），而是思想带出更进一步的思考。

问题在于处理与应对这些思想，而这些思想可能是介于逐渐消失与持久之间的人类产物，可能是曾经出现过的，也可能是同时出现的。有些人没有办法应对某些特定的思想，导致毁灭或否认自我。

迪伦无意识或有意识性地相信，他应该总是感到自己是一致的，而且在最后的分析中，他总是会忽视生命中的重要事件而没有负向的结果。他总是喜欢关心着他没有做的事。当他开始了解到，每件事并不像他所相信的那样，他会觉得失去判断力。有时候，和他有意识的希望相反时，他会努力地回复到先前的状况中。这一次，他开始操控一切，而当事情不尽如人意时，他变得生气，且感到遭受冒犯。

这些事情的顺序，是从没有注意到自己内心的信仰，到感觉受到威胁时，采取行动，去维护他心中的信仰，这些事情是每个人身上都会发生的。当他的信仰崩溃，一股强大力量的感觉释放出来了。这个顺序让分析师可以了解到，心智是如何组织的。天真地询问下列问题是相当不合情理的，就是：信念是在脑部的哪个部位被编码的，思想在哪里发生，哪个神经系统产生如此强大且原始的情感，以及所有的事情是如何以有意义的方式彼此关联的。就某方面而言，未来我们也许可以用另一种角度提出这些问题，来了解"产生"信念（beliefs）的系统，以及信仰是如何"产生"脑部系统的。

有时候，当我们内心的基础信念崩解时，被释放出来的力量和原始情感，或婴儿般的情绪是超出一个人所能控制的范畴的。这可能导致痛苦、气愤、受伤和嫉妒等情绪。经过一段较长的时间，和分析师一起了解这些情感的人际意义，可以让病人面对现实并调整自己。

有些人格可能在应付某些体悟的时候有相当大的困难。内在对他人的分裂感与相异感的经验产，对人类心智来说总是困难的。这就是为什么有这么多的诗和失落的主题有关。诗以口语的形式合成视觉影像；语言的音韵与节奏用来平衡内在的不协调。诗可以改变一个人的心智。缺乏（absence）和禁欲（abstinence），都是一种失落，也似乎是接近真实思想的重要元素。普鲁斯特知道，通过心智的运作，记忆和想象力可以是非常活跃的。无论如何，我们通常没有办法召唤出我们想要的。我们可能难以唤起回忆。思想很难俯拾皆是。当我们想要运用我们的心智时，我们什么都做了，却什么也想不出来。我们必须要常常想。而且，在这个过程中，努力去想是很重要的，但是却不够。

这就像是一种训练，好像体能训练一般的心智训练。体能的训练并不能让肌肉真的变成什么，但是它可以让肌肉成长，增强我们的力量和灵活度。个体运用自己的心智并不会产生另一个心智，但是会导致心智的成长。当心智竭力要了解自己时，他人、世界和我们本人与之的关系，可以强化我们心智。在儿童时期的前几个月与前几年，父亲和母亲对于孩童心智和脑部的发展有深远的影响。如果我们不去运用自己的心智，那么，就像肌肉一样，等于浪费了。持续地恍惚状态，持续地逃避困难、痛苦的冲突、借着身体的行动去取代那些原本应该放在心智里头的东西等，会导致心智能力的萎缩。

答案呢？

提出问题通常比回答问题来的有趣。在道格拉斯·亚当斯（Douglas Adam）的书《银河系漫游指南》（*The Hitch-Hicker's Guide to the Galaxy*）中，他提到，当超级计算机被问到关于这个世界、这个宇宙，还有人类生存的意义时，穿越几个光年，计算机会回答"42"。在这个章节中，我们一开始提出的问题是，"心智是如何形成的？"因我们不断的研究，我们知道了大脑形成心智的某些方法。我们也知道，其他人和他们的心理层面的运作，对我们脑部发展和思考来说非常重要。我们知道：就像我们可以借着自由的思想去启动一个动作一样，我们也能让我们的心智运作，虽然需要付出一些努力而且成效是有限的。同样的，在某些曲解的状态中，我们会毁灭它们，尤其当我们暴露在犹如暴风雨般的原始情感中时。

我们仍然不知道神经科学与心理学之间直接的转换点在哪里。基本的问题尚未解决。有人争辩说，心智是由语言以及思考方式形成的错觉。他们说当我们对心智的运作更为了解时，我们就不会再沿着这几条线思考。其他人认为，心智是脑部运作后产生的附带现象，而这个现象是没有内在功能与效用的。还有些人认为大脑基本上就和我们今天所知道的计算机相同。还有些人物理学中到目前为止还完全未知的领域对解释从脑部到心智阶段的转换是很重要的。这种似乎发生在量子层面的事情已经被认为可能是心智事件的物理基础了。当我们开始从这些问题中得到答案时（伴随着生物科技的发展），我们会如何运用这些知识呢？这些发现对我们有什么影响呢？

　　哥白尼发现地球不是宇宙中心，几个世纪之后，我们知道人类并非最独特的生物，并不是上帝第七天的造物奇迹，而是达尔文提出的生物演化时基因突变和天择的结果，我们是由灵长类的祖先演化而来的。一开始，这个观点被视之为亵渎神明，它让我们感到自己不是特别且独特的创作。现在，经过几世纪之后，因为知道我们与灵长类祖先是多么地亲近，我们觉得舒服多了。我们已经体悟到我们不一定是演化过程中的起点和终点。我们可能会以相似方式处理未来发现的关于心智起源的知识，那些知识可能带来令人惊叹不已的事情，但是那有赖于未来的发现是什么以及我们是否能够善用它。总之，有些人希望那个答案不会是"42"。

第六章

*

爱

俄国诗人普希金曾写过一首淫猥的诗，诗中描述尼基塔沙皇（Tsar Nikita）的故事。尼基塔沙皇有40个女儿，每个女儿都是一出生就没有阴道。为了弥补这个缺憾，沙皇派了一位信差向当地的巫婆寻求帮助。巫婆很乐意帮忙，她马上把40组女性性器官装在盒子里，请信差带回去。信差好奇地想知道到底这神秘的盒子里装了什么？他摇一摇，没有任何声音；他闻了一下，发现了一股非常熟悉，并且无法抗拒的气味。终于，他打开了盒子！令他惊讶的是，40组小的女性性器官就这么从盒子里飘出去了，它们像鸟一样地飞到树上。他颓丧地坐在路边，心里想着，要是他空手而回，不知会有什么样的命运。正当他陷入绝望时，路边出现了一位老农妇。她走过来问信差遇到了什么麻烦，他将原委告诉了老妇人。老妇人听完之后说："简单，你只要把你的阴茎露出来就行了……"就这样，40组女性器官立刻飘了回来，他很轻易地把它们都抓回盒子里了。

在某个层面上，这个故事显然没有什么意义。然而，这个故事却也十分真实。男性对女性或女性对男性所存在的强烈动物性吸引力，能够超越任何理性的思考过程，例如小心、谨慎、责任，以及任何我们认为能够促成"良好判断"的思考过程。这种性吸引力是立即可以辨认的，并不只限于男性才有，而是存在于所有人中。因此，"尼基塔沙皇"并不只是一个爱的故事，它描述了性和性特质的重要性，以及我们和异性间无法抗拒的吸引力。作者巧妙地把重点放在男女性器官的相互吸引上，而非个体间的吸引，以让我们清楚地了解这是一则有关性渴望的寓言，而不是爱情故事。爱情发生在两个人之间，而不是两组性器官之间。实际上，我们往往会把那些喜好征服性器官的人称为禽兽。这也是普希金的诗作中最有张力也最为迷人的地方。他可以用一种既不野蛮又不粗俗的方式来呈现人类的动物本质［在英语系的诗人中，也许乔叟（Chaucer）可以算是少数几位具有这种功力的人］。

事实上，我们是**肉身化的个体**（embodied persons），但这不纯粹意指我们"拥有"肉体。这句话的含义是，我们就是身体，身体就是我们——其中包括所有身体隐含的动物性，例如来自基因遗传的体型、构造和潜能；以及来自于我们的生物本能——即生理和神经解剖原理——所产生的生理驱力、冲动和反射。我们在较高等的哺乳类动物身上（特别是高等的灵长目动物）看到的许多行为，人类同样也有，像是竞争、地域性和阶层结构。在最基本的情绪层面，甚至就那些不太明显的情绪而言，人类和亲近的灵长类动物之间的差异或许并不大。

个体的肉身化意指人类的身体与心智具有一种各自独立但又相互联结的特性，这在人类的性行为上清楚可见。这也是为什么普希金的故事不论在文学上及情感上都被视为具有幻想性质，因为我们知道，人类的性行为不像大部分其他的动物一样单纯、直接，或纯粹涉及性器官之间无法抗拒的愉悦结合。

随着演化过程中的心智发展，人类行为也产生了一项会影响认知、行为与感受的特质，即人的内在具有找寻意义的强烈驱力。性行为也不例外。即使是最为短暂的性行为，也都充满了幻想、意义和重要性。弗洛伊德指出，在每一次的性交中，实际上参与的不只是在床上的两个人，因为两个人交合的过程必然会包含某些涉及双方父母行为的幻想。我们赋予性感觉和性行为极为复杂且多样化的意义，也因此得以充分表达各种统称为"爱"的情绪。

性、爱和恨

性不是只有爱，性行为也可作为表达恨的手段。

有一位对男性有着不信任和复杂情绪的年轻女性，正试着和一位男性维持关系。他们已经有了小孩，而且慢慢地，她也越来越依恋和喜爱这位男性。然而，在他们俩人做爱时，她却发现自己心里对他充满着愤怒。性似乎变成她体验并了解自己对男性的敌意的途径，而且这个敌意特别是针对她所依赖的男人，即使她并没有表达出这样的感觉。她说："不是我不能做爱——我的身体可以行动，但是我的心中充满了愤怒，脑中只有恨。"

从这个例子中，我们可以看到性行为如何引发愤怒与爱的原始感受，并且成为这些情绪的表达工具。大部分的性行为在某种程度上都是爱恨交织的。性行为是表达幻想——不论是有意识或是无意识的——的途径之一，而且大部分的幻想都可以行动化：通过温柔与彼此的欢愉表达爱意；或者通过暴力、性倒错、施虐或被虐的方式表达恨意和敌意，因为恨与敌意恰好能够与性欲的释放相互联结。

《哈姆雷特》这出剧作呈现的即是爱恨交织的情感，以及（除了其他主题之外）儿子对父母亲的性欲所产生的感受。哈姆雷特对于母亲在父亲丧礼后的一个月之内即与叔父再婚一事感到非常震惊。一方面，他认为自己的母亲有着动物般的欲望，而另一方面，他又把母亲的形象极度地理想化，也怀有罗曼蒂克感觉的幻想。这两相矛盾的情绪，他实在难以调和。他不得不去接受母亲是一位有性欲的女人这个事实，因而感到痛苦不堪。他爱慕母亲，但也怨恨母亲。被迫认识到性的力量后，他对欧菲莉雅这位纯真女孩的温情因而变质；欧菲莉雅也是个女人，要是她结婚的话……"愿你像冰一样坚贞，像雪一样纯洁，否则必然逃脱不了毁谤。你就去修道院吧，走吧，再会！"事实上，能够认知到并且能宽容地接受自己对所爱的人存有爱恨交织的情感，即是真爱的特质之一。真爱并非幼稚的依赖，也不是希望独占或完全掌控所爱的人。身为独生子的哈姆雷特狂暴专横地爱着母亲，致使他无法拥有平凡的青春期或是安稳的家庭生活。我们因而得以拜读到一部由爱、恨与人性交织而成的旷世巨作。

哈姆雷特的热烈情感只是爱的一种形式。以下的临床案例撷取自每周一次的治疗团体，成员都具有不同的文化宗教背景。其中两位年轻女性谈到各自的爱情观，其他成员则专心聆听着她们的描述。

妮可拉有个惨痛而贫乏的童年。她一直不断地流离迁徙，直到加入某一个宗教文化团体，才渐渐拾回童年时期失去的安定感和勇气。她语带迟疑地告诉治疗团体内的成员，几个星期之前，宗教团体内的一位年轻男子接近她，并且对她说，他已经注意她一段时间了，希望她能答应和他约会。妮可拉相当心动。对她而言，能和一个男人发展一段温柔且彼此照顾的关系，甚至还可能在未来共组家庭，对她来说是个意想不到的惊喜。她说，考虑许久之后，她决定答应和那位男子约会，然后在接下来的几个月里，他们会试着深入了解对方，以便未来可以共同许下对婚姻的承诺。男方听到妮可拉的心意表白以后非常高兴，并且马上向家人宣布这个好消息。说到这儿，妮可拉微微一笑，脸上带着有些害羞的神情，但整个人神采奕奕。然而，对于一个热情外向的威尔士女孩罗丝来说，这段描述似乎少了什么东西。"你没有说你爱他！你难道对他没有性的渴望吗？他会让你渴望和他做爱吗？"罗丝一边说着，一边不耐烦地用手拨了拨长发，似乎是对妮可拉这种小心谨慎的交往态度感到相当不以为然。她不明白的是，爱的本质——激情——跑到哪里去了呢？

以上描述的是两种极为不同的爱。第一种爱混杂着希望，主要来自两人在相处之后渐渐产生的了解和信任。第二种是将爱视为自然的原始驱力，它以一种不可抗拒的力量，凌驾于个人的力量之上，甚至超乎个人判断之外。这两种爱的观点，在某种程度上反映出两位年轻女性各自的特质与文化经验。当然，这些观点也反映出爱的某些方面，尤其是爱的多样形式。对妮可拉而言，爱与性可以独立存在，不过她也承认自己将来或许会想要有小孩，但对于罗丝而言，性和爱绝对不能分开，而且性是她表达爱意的主要方法。从这段讨论中可以看到，爱会在我们内心深处掀起风暴，而且会以强大的力量牢牢抓住我们，使我们对它的重视程度胜过任何其他经验。爱可以是动物或植物、热带或寒带、落叶或长青、肉食性或素食性等等，这些都是爱的比喻。就像世上的一切事物都属于自然界的一部分，所有形式的爱皆源自类似的情绪历程，而这即是本章所要探讨的焦点。

第一次坠入爱河

发现自己无法爱人，或是想找寻永恒的爱，是促使许多人寻求心理治疗的原因。歌剧中的大情圣唐·乔凡尼（Don Giovanni）曾在欧洲各国征服了2046位情人，创下惊人的纪录，但他从不觉得自己需要心理分析师的协助。不过，倒是有很多强迫性的花花公子对于自己始终无法爱人的问题感到困惑或甚至很不快乐。他们没有爱人的欲望，没有能力付出爱，无法与情人维持长久关系，或者无法爱上任何一位想要追求的对象。一旦成功地征服情人后，过不了多久，原本渴望亲密的需求就会被害怕遭到束缚的恐惧所取代。事实上，唐·乔凡尼"根本不是在剧终的时候被拖下万劫不复的地狱……而是一开始就已身陷地狱。"

要了解发展出爱之能力的内在历程（以及外在因素）为何，认识**坠入爱河**（falling in love）与**沉浸于爱之中**（loving）之间的差异，以及了解爱如何被恨所取代，或是当爱人远离或死亡时会发生什么事，我们就必须回溯至爱的最初经验。当我们重新唤起对爱最初的记忆时，就像是重现一种特别的心理状态——温柔的、愉悦的、想念的、期盼的、梦幻般的状态。最初的爱总让人体验到狂喜，却也感觉很不真实。如此梦幻般的感受，如何能在现实的摧残下以及日常生活中的柴米油盐中存留下来呢？统计数据呈现的事实是，虽然有些初恋会演变成长久的关系，但是**光有**狂热的、无法自拔的、浪漫的激情，并不足为珍贵、坦承、宽容而持久的终生伴侣关系或婚姻关系奠定坚实的基础。

尽管如此，我们仍然认为处于"恋爱中"的状态是最美好的，并将它视为人类经验的最高峰，也是生命当中最美好的事物。事实上，爱有时等同于"生命"：恋人会说自己从未感觉到生命是如此盛放着。恋爱中的感觉难以形容而又无法言喻，不过矛盾的是，我们依然不断地尝试去表达这种无法形容的美妙状态，不论是通过文字、音乐还是绘画。

除此之外，爱这种显而易见并且令人深深向往的心理状态是普遍共通的，没有任何文化上的差异。换句话说，它是**人类的本质**。爱与性一样具有生物根源，也是人类的生物天赋之一。亚马逊人、爱斯基摩人、欧洲人、亚洲人和非洲人都知道"恋爱（in love）"是什么滋味，也会依照各自的经验表现出不同的反应。有人会把手放在胸前叹息，有人微笑，有人打趣，也有人咬牙切齿。人类学家布罗尼斯拉夫·马林诺夫斯基（Bronislaw Malinowski）在1929年出版了一本针对托比安岛人（Trobriand Islanders）所做的人类学研究。文中写道："对于美拉尼西亚人（Melanesian）和欧洲人来说，爱都是一种激情，而且多多少少会折磨身心。爱导致许多僵局、中伤或悲剧；少见的是，爱也会点亮生命、开阔心灵并且让人充满愉悦。"

第一次坠入爱河的经验即便是世界共通的，却依然美妙非凡，而且对每个人日后的发展都会产生决定性的影响。好的精神分析或分析取向的心理治疗训练，都会要求受训者花上一年的时间观察一位母亲和新生儿之间的互动。受训的人通常都是有资格从事精神医学、心理学或社会工作领域的专业人员。他们每星期去拜访被观察的家庭一次，与他们共度一天，并且把他（她）在过程中所看到的、记得的现象记录下来（在观察结束之后）。倘若一切情况都很顺利，而母亲和新生儿的关系也发展得不错，受训者就能够观察到一段关系如何循序渐进地发展，而其中包含了人类经验最为深刻、最为基本的元素。

母亲和婴儿会相互凝视、相互倾听、彼此喃喃低语，也会因注视着令彼此着迷的脸庞而感到欣喜。当婴儿喝饱了奶被抱在母亲的怀中时，就会处于全然幸福的状态，生理与心理的需求都获得了满足。而且，不管是身为照顾者的母亲，还是接受照顾者的婴儿，都会感受到愉悦与深深的满足。对婴儿来说，这就是第一次坠入爱河的经验。虽然婴儿会带着一些出生前的经验来到人世，但从出生前几个月到童年时期的这段时间，他们依然需要以母亲或照顾者为生活中心，但不至完全将其奉为圭臬。有了这样的经验后，他们日后才会深信世上有那么一个"对的人"、特别的人等着他，而两人可以相互扶持并且共同建立美满的生活。

此外，受到好的父母或照顾者持续关爱的经验，也是促进婴儿人格快速发展的基础与稳定核心。如果婴儿试图把一切重心都放在母亲身上，或者在发现母亲沮丧或不愉快时，试着去让她觉得好过一点，但却得不到母亲相同的回应，他就会在成长过程中遭遇困难。换句话说，曾经被爱的经验，对于发展爱的能力有着极大的帮助。婴儿的早期经验会持续影响着成年之后的生活。好的早期经验能够让人在心理与精神层面都感受到爱的同时也表现在身体行为上，而这样的关系也能进而促使我们在日后带给他人好的经验。

爱在婴儿期与儿童期的根源

这些深藏已久的早期关系往往远超有意识的记忆范围，不过有时候会在年轻男子对某位女子一见钟情并坠入爱河的时候浮现出来。我们会以"坠入"爱河来比喻，意指这是一种令人无法自拔而且是意识控制之外的经验。年轻人眼中那位令他着迷的女孩，也许与当年他出生时，第一次抱着他、凝视他的母亲年纪相仿。有趣的是，许多男孩选择某位女孩，往往是因为她有着和母亲一样的发色或眼睛的颜色，或是相似的微笑、聪慧或脾气。同样地，女孩在选择伴侣的时候，也常会挑上和父亲有共通点的人。

另外，我们还会发现，女人和男人一样渴望着另一伴能够给予像母亲一样的关爱。有个广告标语就明确地传达了这样的需求：宠爱你自己。意思就是：像母亲照顾孩子一样地**照顾你自己**，或是像婴儿般地**宝贝你自己**。年轻女子选择把自己扮得像个洋娃娃一样，或行为表现像个孩子，也许是因为她们不仅希望能够吸引男性的注意力，也渴望从他们身上获得像母亲一样的照顾。通常对后者的需求会隐藏在前者的需要之内，不过有时候这样的隐藏不是太成功。玛丽莲·梦露悲惨的童年，也许造就了她无人能敌的魅力，让她总是可以找到愿意像母亲一般呵护她的男性，直到他们被她极尽黏人的需求吓跑为止。这样的女人之所以会引起其他女人的敌意，不只是因为争夺性配偶，也可能是一种原初母亲身上带有的敌意（甚至是竞争）从潜意识深处被唤醒，使孩子——女士这种剥夺形式重新上演。

有些同性恋之间的爱也包含了母婴关系的元素。一个男人可能会寻找和他年轻时期相仿的人作为伴侣，而他对爱人所给的照顾，就像过去母亲给予他的照顾一般。弗洛伊德写到达芬奇和学生之间的关系时形容道："达芬奇以仁慈和体谅来对待他们、照顾他们。当他们生病时，达芬奇更是亲自看护他们，就像母亲一般地对待他们。"由于这也是爱自己的形式之一，所以是一种带有强烈自恋（涉及自我）成分的爱。诗人温迪·柯璞（Wendy Cope）在《如此甜蜜》（*As Sweet*）一诗中，将男女之间这种自恋式的状态描述得相当巧妙：

> It's all because we're so alike—
> Twin souls, we two.
> We smile at the expression, yes,
> And know it's true.

> I told the shrink. He gave our love
> A different name.
> But he can call it what he likes—
> It's still the same.

> I long to see you, hear your voice,
> My narcissistic object—choice.

中文大意：

> 一切只因我俩如此相似
> 孪生灵魂，我们两个。
> 如此形容，我俩会心一笑，是的，
> 我们明了，这是真的。

> 我如此告诉治疗师。他赋予我们的爱
> 一个不同的名字。
> 称呼由他高兴——

一切丝毫未变。

我渴望见到你，听到你的声音，

我那自恋式的客体选择。

经历最初的爱后，随后的爱情（虽然不保证一定会发生）大多比较不再那么非理性、不那么梦幻，也不再有"深陷其中"的无助感，但是这些爱恋依然保有原初母婴之爱的成分，也依然深深影响着之后任何关于爱的决定。

在任何亲密关系中，早期的母婴之爱可以具有建设性，也可以带来破坏。接受治疗训练的人只要细心观察，很快就可以发现婴儿不只会对母亲产生崇敬的爱，也会被原始愤怒和憎恨的暴风所撼动。我们不能理所当然地把这种憎恨等同于成人的"恨"。某一部分来说，这也许是婴儿构成的本质表现——一种对抗自己所身处的世界、**既有现状**以及现实的冲动。也许，这也是对现实的认知或反应——不论是内在现实还是外在现实：要吸奶时找不到母亲的乳房；或者是必须忍受减轻不了的腹绞痛。

这些事情对婴儿来说，就好像母亲突然变得非常刻薄，或是变成一个很残酷的攻击者，致使他必须以暴力的方式反击或抗议。为了避免被不确定、不信任和困惑淹没——这可能会使他难以发展出一个可以区辨、条理化以及做出明确判断的心智，婴儿必须想办理清自己对于同一个重要他人为何会产生如此强烈而矛盾的爱恨交织情感。为此，婴儿会将两种矛盾的感觉分开，然后在心中创造出两种不同的形象，来对应这两种冲突的感觉。这对于婴儿来说，他所经验到的并不是只有一个母亲，而是两个：一个是慈爱的母亲，会让婴儿感到温暖和感激，另一个是残酷的、刻薄的母亲，会让婴儿感到愤怒与怨恨。

婴儿与母亲的关系在断奶时期会产生明显的改变。婴儿似乎隐约感觉到，自己实际上会对同一个人产生爱与恨这两种不同的情绪。这时，婴儿会变成一个焦躁不安的小东西。情况顺利时，婴儿就会渐渐了解到自己对母亲所造成的影响。接受训练的人员可以看到婴儿（即上文所提到的观察方式）会因为考虑到母亲的状态，而试着去限制和抑制自己，而不将需求完全表现出来。这样的调整是必不可少的基础，会帮助个体在长大之后培养出觉察另一半需求与身心状态的能力，并且能够出于这些考虑，而去克制某些原本未被抑制的渴望。

理 想 化

以上种种凸显了一个明显的问题：如果母婴之间深厚的关系中包含了爱与恨，而且婴儿与母亲互动的原始经验影响如此深远，不只影响谈恋爱的能力，也影响对象的选择，那为什么"坠入爱河"的时候没有爱恨交织的情感？为何只有正面的情感，而丝毫没有负面的感受？真的只是有没有找到**对的**另一半的问题而已吗？真的就像许多杂志所说的：找到一个对的伴侣就能够永远远离争执和冲突，从此过着幸福快乐的日子？

现实是很残酷的。找到完美梦中情人所带来的狂喜与肯定，其实出于某种令人冲昏头的作用，那就是**理想化**。理想化的渴望是一种强大的心理力量。母亲和婴儿之间最初的爱有其理想化的成分在内，因为母亲会细心呵护婴儿，使其远离日常生活中的种种危机。慢慢地我们培养出发展成熟关系的能力。然而，对成人而言，理想化是一种坚持信念的历程，而非实现梦想的历程。理想化是将情人的正向特质夸大与升华到某一个程度，使我们眼中除了完美之外什么都看不到——即便是对象根本不完美——或者是把对于某一个人的爱意完全理想化。这样一来，所爱的人成了天使，而不是普通人。罗密欧和朱丽叶、特里斯坦（Tristan）和伊索尔德（Isolde）以及兰斯洛特（Lancelot）与吉娜薇（Guinevere）的故事，一再告诉我们理想化的爱不仅是一种强烈的信念，也具有强大的诱惑力。

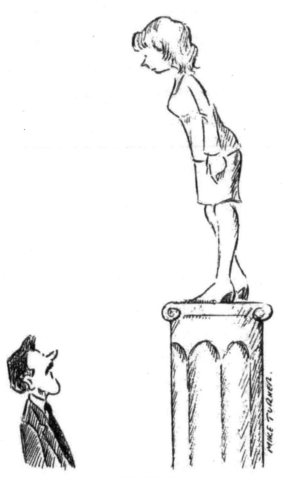

……而且一直停留在那边！

图9 理想化是一种摇摇欲坠的状态

　　成人的理想化，源自婴儿时期对母亲产生的分裂情感的其中一面，到达一个程度之后，任何其他可能性都会遭到否认，而且不只是当下否认，而是永远地否认。也许这也是为什么老一辈的、有点忧郁的而又较为聪慧的作家，都喜欢将陷入爱河比喻成一种梦幻的状态。莎士比亚在《皆大欢喜》（*As you like it*）中，通过罗莎琳德（Rosalind）这个角色的口中描述出爱情的梦幻程度。

"爱不过是一种疯狂。让我告诉你，它应该被关进黑暗的房子，应该被鞭打，就像疯狂的人遭受到的待遇一样；爱之所以没有被惩罚或治疗，是因为这样的愚蠢行为太过寻常，连执鞭者也深陷其中。"

一位历经爱与疯狂的女人，也表达了类似的想法。

如果坠入爱河不是如此平常的经验，要不是医生自己在私人生活也曾经历过，它可能早已成为精神医学教科书上的主题，供医师研究，因为这是一种普遍可见的幻觉式精神困扰。我这么说，并没有故意开玩笑或是讽刺的意思。坠入爱河是非常美妙的经验。但是，某些精神疾病的经验同样也美妙得无法言喻……只要你曾经试图跟恋爱中的人讲道理，必然会发现患了爱情病的人，最明显的症状就是缺乏洞见……爱即使非常不理性，却依然具有真实而又实际的目的……我们把极端不理性的症状当作正常生活的一部分。其实还不止于此，各种形式的亲情，尤其是母爱，在首次被唤起时，同样也是极富幻觉性的。我们要做的，就是去了解这些幻觉的意义和目的，然后探究为何这些幻觉必须被加以调整，以适应外在世界的现实，以及该如何做到。

——莫拉格·寇特，《理性之外》

（Morag Coate, *Beyond All Reason*, 1964）

这位作者提出了一些有趣的观点，首先点出了爱的不理性与幻想本质。爱的这项首要特质，也许可以联结到作者的第二个观点，也就是这个必要幻想的价值与功能，或是生理上的关联性。就生物层面来看，人类物种要能成功地存留下来，就必须不断地努力繁衍后代，而且过程不能有所中断。坠入爱河后通常伴随的性激情（但并不是必然如此），会提高受孕的机会，而婴儿出生之后，母亲对孩子的热情则会提高婴儿存活的几率。这些观点可能听起来很原始又不浪漫，很难令人联想到无法言喻的爱，但能够合理地解释爱为何会带来无限的喜悦。

同样地，青春期的孩子总是**一脸叛逆**——不仅是他们对父母感到怨恨，父母眼中也觉得孩子正在历经叛逆期——其实有其生物基础或原由。父母和孩子的分离是必经的历程，这样孩子才能够长大、离家，然后创造属于自己的家庭。然而，生命中必经的分离，对父母和孩子双方来说都是相当难过的经验，因为它会带来真实的失落。青少年的叛逆乖戾，也许正有助于脱离父母，这样一来，最终的分离就能够带来某种程度的纾解和满足，同时伴随着欢乐童年逝去的哀伤。

上述作者所提出的第三个观点比较具有争议性。当她提到某些精神疾病也会带来美妙经验时，我们几乎可以肯定她是指**躁狂症**（mania）。这个观点延伸出恋爱状态的另一个根本特质，那就是总是带着无穷无尽的自信和愉快的乐观，如同处于躁狂症状态一般。躁狂防御（a manic defence）可以用来抵抗潜藏的攻击性、对失落的恐惧以及任何可能让关系的理想化特质有所消减的焦虑。理想化必然包含害怕任何不完美事物的出现。一位"爱慕女性"而且"盲目崇拜女性"的男人，可能苦于不知如何处理他对女性的嫉妒和敌意，并且希望以一种全能的方式控制对方的思想和行为。

> 一位在健身房担任体能训练师的年轻女性拥有一副完美的体态。她总是精力充沛，生气勃勃，从不担心会找不到可以一起享受生活的男朋友。但是，她总觉得过去那些男友都缺少了什么，直到有一天她遇上了一个她形容为极"爱慕她"的男人。其中一项具体表现就是他会到健身房来看着她上课。事实上，他根本无法将目光从她身上移开。他每天都给她买礼

物，常常在上班时打电话给她，而且每次出去约会的时候，他都坚持要支付所有的费用。一开始，这样的方式似乎很理想，但是渐渐的，他对她的限制越来越多。他不喜欢她和女性朋友出去，而且还质问她在健身房里和顾客的对话内容。她对自己说："如果他那么容易嫉妒，表示他一定很爱我。"尽管如此，她说话开始有所保留，也会对他说谎，以此逃避他一再变本加厉的攻击性质问和说了他不中听的话之后伴随而来的争吵。直到有一天，他用暴力威胁她，她才猛然明白，他的行为基本上与爱无关，而比较像在表现敌意与专制。于是，她结束了这段关系。（伴侣表现出病态的嫉妒，总是一个令人忧心的警讯，代表他或她可能需要专业的协助。）

尽管我们都自认判断力颇佳，但是显然也都抵挡不了被人全心爱慕着的感觉，以致会以愉悦乐观的方式将种种行为理想化。只要掌握这一点，对那些花花公子来说就是一种有力的武器。

一位长得很好看的男人走进诊疗室，抱怨说他的生活没有意义，而且到了中年都还没有结婚。尽管如此，他以各种纯熟的技巧一再诱惑了相当多的女性。他会先锁定一个"目标"，然后表现出被那位女子的特质深深吸引的样子，仿佛惊为天人一般。他会全神贯注地凝视着她，直到她满心觉得自己是他最看重、最珍视的人，接着，深陷于梦幻爱情之中的女子就会在床上把自己给了他。目的达成后，没过多久，他不再投以令人神魂颠倒的凝视，而且感到厌烦、不满足，随即开始寻找下一个新目标，让身边的女子独自痛苦、迷惘而又受伤。

这位男子的过去有很多经历造就他今日的行为，不完全像上面描述的那样残酷无情。当他的父亲抛弃他的母亲时，母亲把她送给没有孩子的亲妹妹扶养。他3岁半的时候，亲生母亲将他带回抚养。从此之后，他没有再见过那位他曾以为是"母亲"的阿姨，直到他长大成人。

这位花花公子的勾引行为显示他极为需要女人，但也让他因为这个需要被勾起而去惩罚女人。他在治疗中吐露了自己内心对女性的恐惧与憎恨。他的表达中也怀有一丝的希望，期待也许在经过治疗之后，这一切都能够有所好转。这个案例所要强调的是，即使是表面上一心一意的爱慕，我们都是很难招架得住的，不论是男人还是女人都是如此，而这与早年与母亲乳房在一起的经验所造成的强大影响有关。所谓的花花公子或是爱情专家，就是抓住人都有自恋的弱点，并且予以谄媚，因为被爱与被渴望的需要凌驾于所有需要之上，不论它有多么不真实。

理想化的未来

然而，现实并不像上述这两个案例那样黑暗。爱或被爱都不是一件绝对的事情。我们所爱的人在我们的眼中都是特别的，这就是**某种程度**的理想化——不论是对婴儿、对父母、对小孩、对爱人、对伴侣都会如此。这也许是恒久的爱中必不可少的一个成分，而且是不容嘲弄的。另外还有一种较为轻微的理想化形式是，在我们的世界中，总有几个人特别不同或别具意义，我们愿意为他们付出更多的精神与心力。这就像是对爱的客体首次燃起狂恋的火焰，并且坚信对方绝对完美之后，在现实的调和之下，火焰逐渐降温，最后只剩下一丝光亮。这或许也是维系家庭忠诚度的基础之一。

对大部分人而言，即使是处于爱的关系中，日常生活的现实多少都会伴随着爱恨交织的情感。婴儿累的时候会放声哭泣，情人或另一半可能会变得易怒而挑剔，或者他们总是在我们最需要的时候离开，而孩子对于更多的糖果、更大的玩具或是新的运动器具的贪求无厌也会令人发狂。了解到所爱的人并不总是那么理想或讨人喜欢，即是成人时期必须历经的成长，就像是婴儿认知到他所爱与所恨的母亲是同一个人一样。理想化也许会发展成对现实中所爱之人的变化无常，展现出特别的包容心或甚至是喜爱，以及认识到他们的个体性与不同之处，同时能够维持对他们的尊重、喜爱、忠诚和支持。

这是最初"坠入爱河"的烈焰燃尽之后得到的好结果，不过在其他情况下，也有可能带来没有帮助或比较不愉快的影响。不论是同性恋或异性恋，有些情侣也许无法承受现实的考验，因而容不下在幸福的结合中产生爱恨交织的矛盾，并且将此矛盾情感视为不受欢迎的干扰或甚至是痛苦的失落。之后，其中一方或甚至两个人都可能会试着去寻其他伴侣，希望从他人身上再次捕捉早期的美好经验。这样的模式也许会一再上演。由于受人爱慕与爱慕人是致使恋爱具有梦幻特质的因素之一，所以伴侣越在乎自己，个体就越不能忍受自己在对方眼中不够完美。一个典型的说法就是："如果你不爱**这样的我**，那你就去找别人吧。"说话的人有时候会忽略一个事实，就是那个"这样的我"在当下或许会令对方感到厌烦，而且一点也不讨人喜欢。

我们很难去解释这种行为背后的起因，它可能代表一种神经官能式的伤害——**"你竟敢认为我不够完美？"**或者，这也可能是不满自己行为的一种痛苦表达。由于发现自己对对方不够好，而想要借此请求对方的原谅。

有些情侣则能够以不言而喻的条件交换方式来维持"恋爱中"的理想状态：你同意我是完美的，而且完全符合你的需求——不论需求为何，那么我的回报就是永远只爱你一个人：有缺陷的、不适合的、不可理喻的或讨厌的人就不会出现在这个完美的组合当中。这些情侣在那些关系凑和、时有争吵的朋友或熟人眼中是完美佳偶。这些完美佳偶**彼此之间**的竞争和嫉妒，大多会因为交换条件的默契而被抑制，然后被投射到外在世界。和"完美佳偶"一比，其他人都会觉得自己的亲密关系既平淡又不浪漫。

如果这样的完美关系迟早也会瓦解，那么，什么原因会造成完美关系的失败？通常，问题都出在交换条件无法继续维持下去。有一对完美夫妻的婚姻出了问题，原因是丈夫不能容忍妻子想在孩子上学后就出去工作——他觉得自己被取代，地位矮了一截，并且没有价值。他内心觉得妻子就像是出轨一样，所以就转而与另一个女人发展关系，从中寻求慰藉。这使得夫妻双方都无法原谅彼此，不只是因为双方相互"背叛"，也因为他们公开违背了这桩完美的婚姻。在此案例中，理想化背后潜藏着对他人以及对彼此的竞争和敌意。关系中的理想化层面一旦崩解之后，分裂情绪中负面的那部分就会浮现，最后可能带来恐惧和憎恨。

神圣和凡俗——成熟的爱

在一段长久关系中，除了要面对现实生活以及爱恨交织的矛盾情感之外，爱也必须是相互付出的。没有互惠的爱，激情再怎么强烈，依然不能称之为"爱"。在中世纪晚期，骑士爱情（courtly love）的传统是一种牵涉许多规范与原则的复杂系统。情人和他所爱慕的女孩，双方的行为模式都受制于这个系统——女孩通常已经嫁为人妇，因为当时的婚姻多半基于商业或政治的考虑，而非两情相悦的安排。情人所扮演的角色就是尊重、爱慕并且服侍他心爱的女子，几乎就像宗教崇拜一样全心全意地对待她。骑士爱情遗留下来的精神，偶尔还可以在近代社会的态度和行为中发现——也许就隐藏在理想化的浪漫爱情之中，只不过现今我们在谈到激情的爱时，比较不会去压抑自己带入性的感觉。有趣的是，骑士爱情在法国和英国盛行的同一时期，卖淫是被允许而且合法的，还为教堂与大学带来一笔可观的收入。如此两极化的现象，或许呈现出爱具有神圣性与世俗性的分裂：一种对"好女人"（好女孩不会如此这般……）的理想化爱慕，相对于一个下流女人所表露的生理欲望；而下流女人之所以"坏"，是因为她能够体验到自己的欲望。将情感与性欲结合在一起，即是青春期的主要发展任务。

倘若坠入爱河之后的关系，会因为无法适应现实而产生问题，就爱而言，这带给我们什么样的启示呢？一个逐渐明朗的现象是，爱的经验会随着发展与成长而有所改变。16岁、30岁和50岁的人都可以经验到爱，而他们对伴侣的选择仍然会受到无意识因素的强力驱使。甚至是到了生命的晚期才寻获的爱情，也依然包含最初与最基本的爱——母亲和婴儿之间的关系，同时也是重拾这些早期元素的过程。不过，如果一切顺利发展，爱的本质就会随着成长成熟而改变和深化——不再像当初那样一触即发，但是更为持久、可靠。

成熟的爱最必要的一个特质，通常也是最难达到的部分。不论是青春期的激情占有，或是将自己完全奉献给所爱之人，只为了感觉两人永不分离，都经不起现实的考验。我们难以理解的是，随着时光推移，所爱的对象已经不再是那个与自己相同的人。事实上，所爱的对象本来和自己有很大的差异，而且也不太可能有任何太大的改变。爱要成为真正的爱，而不是理想化的"坠入爱河"、占有欲的表达或是控制欲、支配欲的表现，就必须把所爱之人看成他者，而非自己。

唯有当彼此能够认知和包容对方的独立性，并且开始去认识和欣赏两人间的差异时，才能够体会到什么是爱。幼小的婴儿必须和生命中的痛苦奋战，而成人也是一样。婴儿最终会了解到，离开他的母亲——即便只是离开房间而已——与他喜爱的那个温柔呵护以及拥有充沛乳汁的母亲，其实是同一人。母亲的离去和返回是完全在婴儿所能控制的范围之外，所以婴儿必须去认知到自己的爱与恨，都是来自对同一个人的感觉。

即使是理性沉着的成人，当心目中那位特别的人，而且是自己付出许多情感的人远离时——不论时间有多短——仍然会觉得难过。我们已习惯了这件事，也知道这是成人生活中不可避免的一部分，却否认它的重要性，所以找了各种理由来说服自己，拥有"独处的时间"有多么美好。比较好的处理方式是去领悟到，当所爱的人离开，要我们不带抗议和反弹情绪地接受这个事实，是一件多么困难的事。这并不是去否定独处的价值。独处不仅可以让一个人恢复元气，同时也是极为必要的。这么做是要告诉自己，让所爱的人离开其实并不容易。

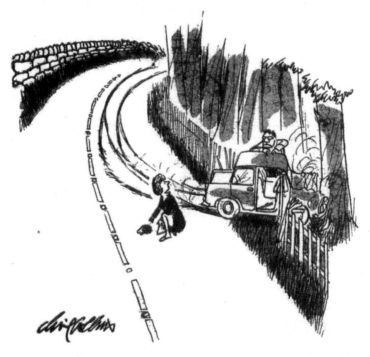

图 10　"亲爱的，没事……他没有受伤，我只是小小吓到它而已！"发现自己在爱人心中不见得占最重要的位置时，往往很难释怀。

失去与寻找

　　爱，是对另一个人的承诺——承诺将他人的幸福置于个人的快乐之上，但这样的承诺是有风险的。如果失去了所爱的人，就会经历极大的痛苦。与所爱的人分离，或因为死亡而失去深爱的对象，是所有经验当中最为难过、最为痛苦也最不容易面对的，但也是每个人必经的过程。在哀悼的过程中，首先是完全体会到逝者的价值与重要性，并且为这样的失落感到悲伤，然后渐渐从悲伤中复原，重新拾回生活的脚步。

尽管如此，我们也可能会否认这份哀伤，因为无意识里害怕自己会被悲伤淹没，也可能它会变成深埋在心中的一个结，成为抑郁的一部分——将逝者理想化，而把自己贬得一文不值。长期处于抑郁状态的人，有时候可以在治疗协助之下有所改善，但有时候也很难改变，因为要有所改变，就不得不面对失去所爱之人时的爱恨交织情感。这个过程也许会因为太痛苦而令人无法忍受。然而，哀悼的过程（有可能断断续续持续许多年——从来不会直截了当地**结束**），也可以是在充满爱与感激的情况下表达对逝者的怀念，就这么简单；这样一来留在世上的人才能够带着好奇心、热情和精力继续生活，而不会活在逝者的阴影之下。

爱与恨深深地激发了我们的创造力。爱启发了许多诗人，让他们谱出许多伟大的诗篇，而失去爱或失去所爱的人，也具有同样的影响力。这些经验触动我们心灵深处，并且让许多平常感受不到的情感一涌而现。将内在探索诉诸文字的冲动，是一种渴望与其他人建立关系或重新联结的冲动。这可以成为我们继续活下去的动力，即使生命中如此重要的那个人已然离开或逝去。

> The stars are not wanted now: put out every one;
>
> pack up the moon and dismantle the sun;
>
> Pour away the ocean and sweep up the wood.
>
> For nothing now can ever come to any good.

中文大意：

把月亮收起，把太阳拆掉；

> 星星不再需要：让每颗都熄灭；
>
> 把大海倒光，把森林扫尽。
>
> 因为世间的美好，不会再有。

　　这一小段诗篇的一字一句都在传达绝望的心情，不过它有个明确的**对象**，针对的是某位倾听者。虽然诗人奥登（W. H. Auden）的情诗都是写给男人的，但是爱就是爱，而且诗中表达的情感，两性都可以体会得到，就如同爱的感觉一样。

　　失去的经验能让人接触除了死亡以外的现实，也会促使人思考生命中什么才是重要的。英国作家托马斯·哈代（Thomas Hardy）在《远离尘嚣》（*Far From the Madding Crowd*）一书中，描写女主角巴丝芭·艾芙丹（Bathsheba Everdene）在面临可能失去她心爱的男人时，才勇于承认自己对他的深厚情感。在这之前，她只有在童年时曾经稚气地挑逗他，然后依赖他、喜欢他、信任他——但却对他坚定无私的爱慕视而不见，反而嫁给了危险而又有魅力的特洛伊军官，让自己成为军官征服的众多女子之一。当盖布瑞尔（Gabriel）终于不再奢求得到巴丝芭的爱，并且告诉她说，他拒绝再签约当她的农场总管时，她悲痛欲绝。这时，她才坦然面对自己需要他的事实，知道自己不论是生活上或是情感上都需要他。这种情感与"一切只因我们如此相同……"的感觉非常不一样。如同哈代所描述的，欣赏别人和自己的**不同之处**，才会产生最为深刻的爱，这源自双方对彼此的了解，同时爱也成为了解的一部分。

　　他们很少说到对彼此的感觉。对于这一对经过重重考验的朋友来说，甜言蜜语都是多余的。当两人凑在一起，就会激发出浓烈的感情。他们的关系是从认识对方较为不修边幅的那一面开始，到后来才慢慢认识到好的那一面。他们的恋情则是在坚硬如石的平凡现实夹缝中生长出来的。这种友好关系或友谊通常会在两人志趣相投时滋生，不过遗憾的是，这般情谊很少会助长男女之间的爱情，因为男女之间往往只为追求欢愉而交往，而不是为了能够共同努力生活。然而，在有利的条件与环境之下，友谊加上爱恋，就能够发展成只有死亡得以比肩的坚贞爱情——如此的真爱，水浇不熄、淹不没；与之相比，其他被误称为真爱的激情宛如流水般易逝。

——托马斯·哈代，《远离尘嚣》

（Thomas Hardy，Far From the Madding Growd，1874）

第七章

✳

做　梦

我们如何知道自己在做梦？通常是不知道的，一直要清醒之后才会发现。在梦中对自己说"这只是一个梦"的情况非常少见。我们如何知道自己是清醒的？这又是更难的问题了。我们认为自己处于清醒状态，而非正在做梦，却又无法证明。哲学家罗素（Bertrand Russell）曾一针见血地写道："我们所谓清醒的生活，显然有可能只是个不寻常且持续不断的噩梦。"幼小的孩子也许知道，当他们躺在床上，闭上眼睛时所发生的事，就称为"做梦"，但是他们也许不知道梦中的事件究竟是不是真实的。

有一个小男孩因为做噩梦被吓醒而大哭。在梦中，他被一只鳄鱼追赶。小男孩的妈妈在一旁安慰他，但怎么安慰都没有用。妈妈对他说："告诉我那只鳄鱼怎么了，它长得怎么样呢？"因为妈妈的迟钝，小男孩的眼泪再度簌簌地落了下来，他说："你应该知道它长得什么样子，你当时也在那里啊！"

一旦清醒，大部分的成人都可以认知到，现实生活会受时间与空间的物理定律所主宰。这些牛顿定律并不适用于梦的世界。在梦的世界中，时空的扭曲与变化是很稀松平常的。我们多半会认为自己将两个世界分得很清楚。然而，一个强烈的梦可能会影响我们一整天的心情。

有时候心情莫名其妙的差、没来由地和别人争吵，或一下子心情又突然好了起来，都可能是受到某个被遗忘的梦境所影响（见插图8）。

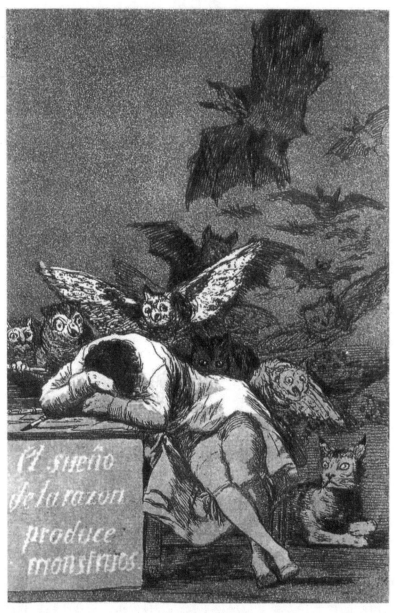

插图8： 西班牙画家哥雅（Goya）：理性的沉睡招来恶魔。哲学家伯特兰·罗素（Bertrand Russell）说："我们所谓的清醒生活，显然有可能只是一个不寻常且持续不断的噩梦。"

做梦有其必要的心理功能。每个人在睡眠的过程中，每隔一段固定时间就会做梦。梦——不论记不记得——会呈现或是试图解决对我们而言重要的议题。这样一来，我们就能够以新的方式处理经验。因此，做梦也是思考的一种，但梦的价值经常被忽略，就好像先知在自己领土上往往不受重视一样。虽然大部分的梦很快会被忘记，但是在某些心智状态之下，我们很容易将清醒与睡梦中的心理经验加以混淆——不论是暂时还是长期的。"这是真的发生过吗？还是我在做梦？""这感觉上就像噩梦一样，只是我一直没办法醒来。"这些都是常见的现象。患有某些精神疾病的病人可能无法分辨内在与外在现实、真实生活与梦境或幻觉之间的不同，就像上述那位小男孩一样感到迷惑。

古 老 的 梦

梦中的意象往往十分奇特，甚至相当怪异。梦总是令人着迷不已。接下来将提到一个世界知名的梦，也是最早被记录下来的梦，时间是公元前1400年。埃及法老王听说约瑟很会解梦，就把他从牢里释放出来。以下是法老王对他说的话：

> 在我梦中，你瞧，我站在河边；你瞧，有七头母牛从河里走出来，又肥又壮，而且很健美；它们在那里吃着牧草。你瞧，之后又有七头牛从河里走上来，可是又干又瘦，而且十分丑陋。我从未在埃及这块土地上看过这么丑陋的牛。接着，又干又瘦的母牛就吃掉了又肥又壮的母牛……然后在梦里，我又看见一根麦茎上长出七株麦穗，每一株都很饱满美丽。接着又生出另外七株麦穗，又干又扁，还被东风给吹焦了。然后，这些干扁的麦穗竟然把饱满的麦穗给吞了。我把这一切告诉许多魔术师，但没有人能够给我解答。

　　约瑟对这个梦的解释是，梦中一再重复同样的内容，代表神给他的警告，告诉他说，七年的丰收之后，接着是七年的饥荒。不论约瑟有没有预测的能力，他所做的解读有绝大部分是依据常识。埃及的农作物收成，主要依靠尼罗河季节性的泛滥来灌溉。除此之外，农作物的收成是不可预期的，特别是在约瑟的家乡那一带，所以人们应该要为可能面临的饥荒做准备。

　　这个故事源自《旧约圣经》中的《创世纪》。从解梦的内容中可以清楚看到，梦被视为由**外在**的某个主体传达给做梦人的信息，而且需要由一个具有特殊能力的人来了解梦的内容。这种观点在古代世界中广为流传，也依然存在于现代某些尚未进入科学的社会中："好"的梦来自神或众神，"坏"的梦则来自魔鬼（见插图9）。当梦被认为是来自于做梦者之外的东西，它就被赋予了像神谕一般的功能。解读正确的话，梦就是对于未来的预言、陈述或警告，也可能是告知人们应该如何行事的建议。个体或团体甚至可能会要求神给一个信息，然后再去"孕育"一

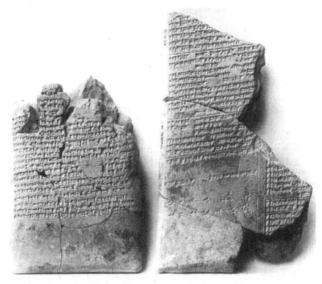

插图9: 这块泥板是美索不达米亚文明的解梦"书"。源自公元前700年，在巴比伦的尼尼微城（Ninevah）出土。上面刻印的文字形式如下："如果一个男子梦到自己在半空中，就表示……"泥板上一共记录了上千个梦境片段。

个可解释成神旨的梦。古埃及和古希腊的孕梦都有特别的准备过程与仪式，像是睡在一张特别的床上，或者躺在被献祭的动物毛皮上，目的是要处在一个合宜的状态，以迎接梦之信息的到来。

古埃及时代之后的1100年——耶稣诞生前300年，亚里士多德提出了不同的观点：他认为梦来自做梦者的内在世界，也是做梦者个人心智的产物。他认为，生病的梦境源自做梦者对自己身体及其运作的无意识认知，也来自对身体变化的认识，而且是早在症状出现之前就已得知。他也认为，个体可能会无意识地去实践一些以前曾经梦过的事件，之后再将梦视为预言。这个观点和弗洛伊德在19世纪末所持的论点相近：弗洛伊德认为，梦源于做梦者本身的心智，呈现了做梦者近来的愿望或是担忧，而这些根源可能存在于意识中，也可能存在于更重要的无意识中。

过去40年，自从快速眼动睡眠（或称异相睡眠）被发现，我们对于梦的研究逐渐趋向生理现象，而比较少去探索其中的意义。研究人员从志愿参与者在"睡眠实验室"的脑电波活动记录中，发现了许多做梦的神经生理基础，使得他们一度认为梦只不过是一种随机噪声，或是大脑代谢出来的产物。近来，这个观点逐渐被证实是错误的。梦的内容似乎有秩序、有模式可循。根据睡眠实验参与者在醒来之后的报告，他们连续几个晚上所做的梦，都有一致的主题和发展。因此，尽管弗洛伊德的主张——即认为梦是由对抗不被接受的渴望的心理防御机制所引发——已无法充分解释做梦的现象，但是他认为梦具有意义的观点，也逐渐在大脑功能的研究中获得证实。

这些研究应该会让弗洛伊德感到欣慰，因为他早期就是一位脑部科学家。他认为，梦具有意义，以及梦的意义是可以被个体理解的论点，是他理论中最重要的两项发现。理清梦的意义，以及了解梦境形成的机制，弗洛伊德则称之为"通往无意识的快捷方式"——也是了解无意识心智运作时具有哪些重要特质的关键。

治疗中的梦

在心理治疗中，梦有着特殊的地位，因为梦可以带领治疗师与病人一同去了解病人心中各式各样的无意识想法与冲动，而这些想法和冲动深深影响着病人的行为。因此，梦可以让治疗师与病人联结，也可以让病人与自己的无意识联结。此外，病人会觉得梦特别珍贵，是因为梦是自发性的，不受意识介入或喜好干扰。

以下描述的梦境，来自一位接受分析取向心理治疗的年轻女性。梦中有一些特点确实可以作为"通往无意识的快捷方式"。她与先生的一对好朋友本来是夫妻，这对夫妇分居和离婚的时候闹得很不愉快，而她为这件事已经烦恼了好几个星期。她对朋友的担忧，有一部分与长期以来的焦虑有关。她一直在怀疑人是否真能心口如一。在治疗过程中，这也一直是潜藏的问题。举例来说，她时常担心哪一天治疗师会不会有如大梦初醒般，突然冒出要换个病人的想法。另一方面，离婚在她的宗教理念当中是一件不被接受的事。

> 她梦到自己在一座井然有序的花园里。花圃与草地排列成精致的图案，两者之间以矮树篱隔开。她可以看到用树篱围成的每个区块里面的样貌。其中一块花园里面有一台美丽而精致的小马车，上面还有黄金装饰；在树篱另一头的远处则有一匹马。她描述那匹马时形容说，马在她的注视下越变越大，大到相当恐怖。她很难想象这匹马要怎么套上那台精巧的小马车。

病人叙述梦境的时候，往往很难立即了解它的意义。病人和分析师两人必须共同努力才能够一探究竟。有时候，他们甚至必须重新建构促使梦境产生的心智过程，才能回到梦的原点。梦的原点，即是那些过于扰人、以致无法进入意识层的**梦念**（dream thought）。梦念必须经过伪装、包装、修饰和改造之后，才会形成梦境。弗洛伊德认为，梦的完成品即是幻想：代表为了解决无意识冲突所欲采用的方法。

当这位年轻女子开始谈论她的梦时，她回想到一首歌的歌词："爱与婚姻，爱与婚姻——宛如马与马车，有此就有彼（Love and marriage, love and marriage–they go together like a horse and carriage）。"然而，在梦中，虽然马和马车可以看得到对方，但显然是分离的。很明显的，对于她的朋友来说，爱与婚姻之间的联结断了，而夫妻也已分道扬镳。另外，还有大得吓人的马与精致小巧的马车之间的差异，以及如何相互搭配的问题。从这一点可以清楚看出梦的另一个层次：这位年轻女子深爱丈夫，但是与丈夫做爱对她来说是一件非常困难的事，甚至会令她感到极度恐惧。有时候，她会觉得丈夫就像一匹超级巨大的种马，她实在不知道要如何配合他，才不会让自己的身体受伤。这些感受，她都没有办法告诉丈夫。此外，在治疗过程中，她有时候会抱怨分析进行得太快、太深、太急，让她感觉自己像是被分析师的诠释推着走。她往往还没准备好要接受诠释，所以不愿意把这些分析吸收到自己的内在——尽管这些诠释也许可以帮助她重新认识自己。

我们慢慢可以看出，这个梦表达出她对充满活力的交合行为——不论是在性、分析还是人际关系上——感到恐惧以及抗拒，以及她对自己的脆弱身体具有一种自恋式的敏感认知。她怕性交会毁坏美丽的花园或损害小马车，而这两样东西表征的都是她对自己身体的观点。她还有另外一个恐惧，那就是如果她拒绝和所爱的人（对她而言很重要的人）性交，可能会招致不好的后果。这时，原始的冲突就浮现出来了。她的潜在梦念，或许可以延伸为以下的表述：

我希望爱和婚姻能够像马和马车一样结合，但是，我不想依照丈夫（或是分析师）所希望的方式结合。这会让我害怕，有时候还会令我作恶。可是，如果我在这匹大种马（代表丈夫或分析师的意象）的面前退缩了，他会不会因此离开我，而且是长久的分离，或甚至是离婚，这样情况不就更糟？也许我可以把这些想法都集中在一起，然后一次全部否定，只要用树篱围起来，美丽的花园就会完好如初。

在这个梦里面，我们可以看到某些无意识机制：梦工（dream-work）的运作——原始的"想法"通过心智运作之后，在梦的成品中显现出来，而这个过程必须通过治疗来了解。

首先，我们在梦中可以看到**利用白天发生的事件**(the use of the day's events)［弗洛伊德在1900年出版的《梦的解析》（*The Interpretation of Dreams*）一书中称之为"白日残留"（the day residue）］来作为表征无意识冲突的途径。在此案例中，朋友婚姻破裂给她提供了一个管道，让她得以表达出对自己生活中的爱／性及婚姻可能面临分离所感到的恐惧与期盼。接着，还可以看到梦的**浓缩机制**（condensation）：即借由一个外在情境来表征许多内在困境。在此案例中，马和马车代表至少三种困扰着病人的关系——和朋友的关系、和丈夫的关系、和分析师的关系。梦中还有另外一种不太直接、可是充满想象的**表征**（representation）：会破坏脆弱而美丽事物的性交行为，应该小心控制或加以限制（即矮树篱）。这位对自己身体的脆弱性极为敏感的年轻女性，必须借此方式才能保持身体的完好，而不致受到暴力的侵入。

不论这些梦的解释在各方面是否准确，或者甚至换了另一位分析师，就可能会有不同的处理方式，我们依然可以清楚看到，病人在生活中所面临的急迫问题，通过梦境以一种生动的方式呈现出来。这可以帮助分析师更深入地了解她对生命中最重要的关系所怀有的焦虑与抗拒，以及这些情绪背后的部分原因。此外，梦也提供了病人和分析师一种媒介，让他们能够将各种象征转换成能够让病人理解的语言形式，如此便能进一步讨论病人所面对的困难。

借由梦境了解做梦者

虽然上述案例中所采用的释梦理论，与当年约瑟解读法老王之梦的方式非常不同，但不论是约瑟还是治疗师，都是通过他们对于梦境显现情境的常理判断来理解。治疗师在分析病人富含想象力的梦时，会根据他对病人的过去、性格、忧虑、行为及关系模式的了解为基础，并在分析时将之结合，才能联结其日常生活和经验，借此获得更为深入的领悟。因此就许多方面而言，解梦的焦点在于了解做梦者，而非梦的本身。

在"马和马车之梦"的例子中，梦的内容极为重要。不过，在其他个案或其他梦境中，病人叙述梦的方式，或是梦在心理治疗中所扮演的角色，有时候可能比内容细节更为重要。以下是一位律师所做的梦。这位律师和他办公室的同事有暧昧关系，这件事让他妻子非常生气。几个月前，他告诉这位同事说，他过几个月将会进行一场颇受重视的公开演讲。同事向他道贺，并且告诉他一定会去捧场。这位律师当下就知道，这件事一定会让妻子很不高兴。因此，他对于自己身处的窘境满怀焦虑。

他梦到和妻子在异国城市的房间做爱。他从眼角的余光看到窗外在两栋房子以外的地方发生了火灾。这时，妻子抱怨他弄疼她了。突然，火势似乎变得更大，距离更近，接着猛地烧进他们的房间里。他带着妻子一起逃走，后来他们发现自己置身在一个公共庭院中——而他正挣扎地拉上身上仅存的一件内裤。随后，他开始想办法回家。这时，他似乎看到了一台英式、黑色的出租车，可是不知道为什么，他总是无法让司机注意到他，不仅拦不了车，更不用说坐上去了。

事实上，他和妻子不久之后就要一起出国。因此，从最当下的层次来看，这个梦境大体上可以被解读成他目前处境的一种象征。只凭眼角的余光，而且还隔着两栋房子，他仍然可以看到火焰，代表他与同事一时之间的暧昧，依然有可能导致他和妻子的激烈争吵。妻子抱怨他伤害了她，使她疼痛，令她愤怒*。突然间，火焰燃烧到他们所在的演讲室——他试着想要逃离这个状况，但却觉得自己像是在没穿裤子的情况下被逮到。他很希望与妻子回到家，享受那种自在、有安全感而又踏实的生活，却怎么也招不到出租车来帮助他们。

不过，目前我们还看不出是什么样的冲突，让他不得不通过这样的梦表达出来。治疗过程中，慢慢会发现他很希望自己是独一无二的。他想要同时成为两个女人的最爱，也忍不住想在同事面展现他的成就。如果他当时给同事的回应是"不要去听演讲"，等于是让她知道太太的感觉比她还要重要，而他怕同事会因此离他而去。他在治疗的时候总是东闪西躲地不愿意面对现实。他找了一连串的理由说服自己不去跟同事说明白，只要往好的方面想就好。

分析师觉得，这一切都与某个刺激他的事件有关，这一事件成了导火索，引发了梦境开头的情形。律师同意分析师的观点，但是面对两难的困境，他只觉得无助，只能绝望地叹息。最后，分析师指出这个梦如何在治疗中重演：病人丢出了一个棘手的问题，随后又刻意地、甚至是任性地忽视分析师——即停在某处的英式出租车，避开司机的目光（分析师所说的话），所以得不到出租车任何的协助，也无法回家——回到以前那种能与妻子自在相处的感觉。这样的无意识运作，一部分是要将无助和无能的感觉转移给分析师，令分析师觉得自己没办法帮上忙。

---

* 病人原本的用词是"make her sore"，sore除了疼痛亦有愤怒之意。——译者注

应该是分析师要觉得自己把治疗搞砸了，而不是他觉得自己把生活搞得一团糟。

病人说，他觉得分析师的话根本派不上用场，但自己还是得付给分析师（出租车司机）费用，所以感到愤怒。这时，治疗的"僵局"开始缓解。如果分析没有用，那他为何要付费？他终于可以看见，自己一开始就抱着分析师没有用的想法，所以"无法让出租车司机注意到他"。或者，既然他是创造梦的人，所以就以闪烁其词的方式漠视分析师的话……连让人载他一段路回家都不愿意。

这个梦最重要的地方在于阐明梦在治疗中的功能。这使得那辆出租车是英式出租车这种看起来不太重要的细节，都变得显而易见。有了出租车跳表（或许代表诊疗室内的时钟，提醒着每一分钟都必须付费）的素材，分析师与病人就能够一同找出愤怒的源头——他无法让分析师单单为了爱就为他做分析，因为其中还有钱的因素，因此在病人心中，分析师无法成为对他存有渴望因而被他控制和掌握的女人。

梦是做梦者所制造出来的产物，这一点毫无疑问。当梦被归类为一种"心智产物"时，就像其他心智产物一样具有十分个别化的特质和标志——个人的思维、想法、回忆、白日梦、幻觉、幻想、关系都以有意义的方式联结在一起。梦就像是手的指纹一样，是独一无二的特征：不仅是独特的，也会呈现出病人特有的心智结构与内在世界。

在第一个病人的梦中，美丽而工整的花园和小马车描述了她的愿望，那就是希望有一个完全自主的身体，这样就好，不需要园丁、马、丈夫或分析师。这个愿望可以回溯到她的童年生活。当时，她在短短几年内就必须经历一连串的手术。这让她感觉到自己并没有一个完整的身体，而且会被许多干扰者（外科医生、父母）切割或损坏。他们似乎觉得自己拥有她的身体，要怎么做就怎么做，而且根本不用征询她的感觉或意见。她梦中这一小段情境透露出不希望有身体互动或接触的感觉，似乎是想要说"你可以看，但是不能摸"。在这位年轻女性能够开始将身体的（相对于精神的）亲密接触，视为能够繁衍下一代而又愉悦的经验——其实也是孕育生命**不可或缺**的经验——之前，似乎还有很长的一段路要走。

梦 的 益 处

梦呈现出做梦者的独特性，以浓缩的方式表征出内在世界，这对于第一次与病人会面的精神科医师或治疗师而言很有帮助。他们可能会问病人说："你对童年有任何特别的记忆吗？"；或是"你做过梦吗？可不可以告诉我一个梦？"答案往往能够告诉问话的人一些关于病人内在世界状态的重要信息，而且不只是当下的情况，而是整体的状态（见插图10）。病人第一次和评估人员或治疗师会面的前几天，通常会梦到和会面相关的某些事情。以下就有一个这样的梦。这个梦来自一位极度焦虑的年轻男子。咨询师问他是否曾做过梦。

> 是的，事实上，我记得昨天晚上才做过。我梦到自己在一间很大的百货公司里面，似乎迷路了。我知道要在某个地方和某人碰面——我想大概是我的叔叔，是长大之后就没再见过面的叔叔——但是我不知道他在哪里。然后，我看到了弟弟，只是他看起来是个小婴儿，而且生病了，一直在哭，好像胃在痛还是哪里非常不对劲。我不知道如何安抚他，或者让他觉得好过一些。我也不知道妈妈在哪里。商店里面的人似乎都没有注意到这件事。我试着大叫，但没办法让任何人听到。后来，他们似乎都消失了。时间好像是在晚上。

我们似乎可以立刻注意到这个梦境的某些特点。做梦者觉得自己走失了，而且是在黑暗中。他处在一个不熟悉的建筑物里，不知道如何

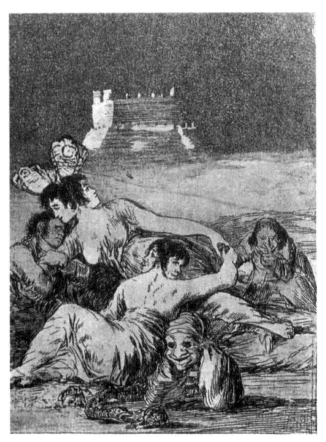

插图 10：哥雅（Goya）描绘出我们对于虚假、善变的人和表里不一的双面人都会感到恐惧。有时候，这些恐惧太令人不安，以致我们在醒着的时候没有意识到，而只会在梦里显露出来。

去找到原来应该要碰面的人——也许是指在 Tavistock 临床中心的治疗师；Tavistock 临床中心也是一栋分成好几部门的大建筑物。他希望治疗师是个亲切的人，也许就像叔叔一样和蔼可亲。咨询师猜想，梦中缺席的母亲，似乎与病人小时候曾被送到寄宿学校的事件有关。在寄宿学校中，最大的希望莫过于遇见一位仁慈的男老师。

从治疗评估的角度来看，这个梦最有趣的一点是，病人借由弟弟的角色来表征出一个生病的、受惊吓的、不被听见的、像个孩子似的自我形象。这让咨询师了解到，这位外表看起来成熟能干的年轻人，虽然能够在适当的时间走进诊疗室，也还能清楚地表达自己的难处，但却有着不为人知的另一面，那就是恐惧的、像个婴儿般的自己。这部分的他正处于苦恼之中，害怕自己"无药可救"，也害怕没有人听得到他的呼唤，没有人可以帮助他，甚至没有任何人想帮助他。当治疗师指出这个部分时，这位男子突然涨红了脸，眼中泛着泪光。他说话开始支支吾吾，但他的叙述源自内心的更深处，也吐露出许多感受。

这个梦显示出做梦者的各种自我的方面。这些方面在梦中可以与"我（I）"分开，以其他的形象呈现出来，而做梦者可能熟悉，也可能不熟悉。这些不同的自我方面，可能是做梦者意识上不想承认的某些想法或感受——就像在这个例子中，到一栋陌生的大楼和一个陌生人碰面时，会像孩子一样产生恐惧。人、人的某些部分、动物甚至是无生命的物体等，在梦中都可以用来表征某个或多个自我的方面。

治疗工作并不只是理清这些被分离出去的部分自我具有何种功能，还包括让它们不再被意识孤立隔离，进而被自我所接纳。在梦中，这位年轻人害怕他身边的人如果听到他的现况可能会想要离开他，而且是静悄悄地消失。在某方面，他也希望让会感到苦恼的部分自我消失，这样他就可以完全忽视它。治疗的目的之一，是在分析师的帮助下，他更能够去容忍和领悟到自己的早期需求及苦恼，然后能以更仁慈、更接纳的态度去对待自己这个脆弱的部分。这样一来，他内在这个苦恼的孩子才得以成长，有更好的感觉，也不会永远被当成丢脸的东西或讨厌鬼一样，总是得乖乖闭嘴，或是让人避之唯恐不及。认知到这些早期感觉，并不是要冒着永远退化到婴儿期或者是沉迷在自己世界中的风险。相反地，了解自己这些复杂而矛盾的内在本质，可以增强个体的力量、韧性和责任感，也会赋予行动明确的目的与深度含义。

不论记不记得梦，梦的活动对于做梦者的情绪生活很有帮助，能够让做梦者每天与自己的无意识思想及冲突保持联系。这表示他正在通过梦来整理或处理日常生活中时常出现的深刻问题，而且问题的深度往往令人难以想象。把梦告诉治疗师，然后与治疗师一同来了解梦的含义，可以让做梦的人如释重负。还有一些梦，是在做梦者正努力从事某项工作或为某个问题苦恼时出现，而且正好解决他的问题。

有个著名的例子是19世纪的德国化学家柯克雷（Kekulè）。他一直很努力想研究出苯这个重要有机化学分子的分子结构。当时，大部分有机化合物的分子结构都被认为是线性的，但是线性模型并不能解释苯的化学组合。某天，柯克雷梦到原子是以环状的结构排列而成，就像一条蛇在追逐和吞食自己的尾巴。这个梦境让他恍然大悟，其实原子的排列也可以呈六角形，而不一定是线性的。这个全新的"解答"是做梦者个人心智的产物，可是他原先并没有意识到，直到他梦见之时才显现。英国诗人柯勒律治（Coleridge）所写的《忽必烈汗》（*Kubla Khan*）一诗，同样来自睡梦中的灵感。如果不是有位从波拉克来的人死命地敲他的门，把接下来的诗从他的记忆中抹去，就像"湖面的倒影"一样消失无踪，它原来可能是一首更长的诗。罗伯特·路易斯·史蒂文森（Robert Louis Stevenson）生动地描述说，他曾经梦到一个男人喝了一小瓶药剂，然后就成了《化身博士》（*Dr Jekyll and Mr Hyde*）这个故事的主要灵感来源，而且故事本身即栩栩如生地描绘出不同自我的方面之间的关系。

或许，上述这一切都承袭自古埃及和古希腊传说的"孕梦"。不论是跟个人有关的议题、情绪冲突，还是科学上、艺术上、工作上的问题，当我们全心投入时，心智在夜晚会比在白天更努力地运作，去解决该问题。如果我们能够学习多去注意自己的想法和心智产物，并且认真看待它们时，可能会发现自己所知道的、注意到的都会更多，能够达到的成果也比原先预期的要更好。这当然也是心理治疗的一个目标：通过了解心智的运作，使我们能够更充分、更有效地发挥潜能。

第八章

*

家庭是什么？

"家庭"一词，对不同年龄、不同文化的人有着不同的意义。家庭的形式正迅速地转变，而且有越来越多的孩子身处的家庭不符合"双亲—双子家庭"这个常模。同时，英国社会已经有所转变，文化日益多元，而且尽管"核心家庭"仍是一般人心目中对家庭的印象，英国现今的家庭形态与文化传统也亦趋多样化。英国国家儿童局（National Children's Bureau）曾在一项调查中询问儿童家庭是什么、家庭建立的目的等问题。他们发现，不论性别、种族背景与地理位置，儿童给出的定义中都包含了爱、关怀、相互尊重与支持等元素。

这些调查结果如何反映出家庭的现状？儿童提出的这些元素究竟是家庭的原貌，还是只是他们梦想中的家庭呢？

这些都是很重要的问题。什么是家庭成员共享的？使每个家庭与众不同的因素为何？本章着重于探讨家庭成员的互动如何影响家庭内外的关系。在家庭里，我们会不断地去了解发生了什么事情，也会努力知道其他成员在想些什么。有些"故事（说法）"或想法也许是共享的，有些则不是。因此，成员间相互协调要听从谁的说法所产生的张力，即构成了家庭生活的核心。

由于近几年家庭形态产生了相当幅度的转变，我们可能会质疑，坚持一种可能不再适用于英国所有家庭的模式是否依然有其价值。许多人发现自己必须去协调两个感觉上互相矛盾的家庭模式：其一是家庭以外的媒体与社会反映出的模式，另一种则是自身家庭生活的模式。这两种矛盾的家庭令人相当困惑而且无能为力。最糟糕的情况是，这可能意味着孩子在面临问题时无法向双亲求援，像是被嘲笑、遭到种族歧视或者甚至是友情与学校教育的问题。

跨世代的故事

贝吉特是五个女儿中最大的一个。她小时候和妹妹们受到父亲一再地性侵害。她记得，她曾试着告诉母亲这个事实，但母亲并不相信她，还说她这样只会造成大家的麻烦。结果，她就带着困惑、害怕以及愤怒的感觉长大，一方面希望有其他的人能够猜出发生在她身上的事，但另一方面也害怕别人会怪她没能好好保护妹妹。

等到她年纪够大的时候，就选择离开家，而且尽量和家保持距离。她把所有的精力都投注在开创自己的事业以及建立新关系上。后来，她与汤尼相恋，并产下一女名叫艾莉森。经历了这些以后，贝吉特觉得自己渐渐找到一种方式，把过去被侵害和背叛的不愉快回忆封存起来，让它们与自己现在的"正常"生活完全分开。她没有把过去被性侵害的事告诉汤尼，因为她不想"玷污"他们之间的关系。做艾莉森的好母亲，对贝吉特来说有很特别的意义。通过爱人以及被他人所爱，可以帮助她重新建立自我价值。

然而，做母亲的经验也让她回想起自己的童年，并且开始产生与过去被虐有关且令她害怕的片段回忆。这些片段再度引起她的恐惧感，以及对父亲的反感。最令贝吉特感到震惊的是，有时她会无法克制自己对母亲的愤怒，因为母亲过去对她采取退缩回避的态度，不听她倾诉也不愿意相信她。贝吉特发现自己会刻意在女儿面前隐藏自己的感受。

当愤怒的情绪高涨时，她很害怕会伤害到自己的女儿，也对同时需要保护艾莉森与她自己的情况感到惶恐。在这个时候，她就会试着远离女儿，譬如提早在晚餐前就将艾莉森哄入睡，但是又对这样的自我封闭行为感到罪疚。在其他时候，她则会忍不住地怀疑他人可能对艾莉森做出不好的举动，所以会寸步不离地看着艾莉森，而且过度介入她的生活。艾莉森越来越不能忍受母亲的行为，使得贝吉特更加认为女儿一定有事瞒着她。

贝吉特想隐藏被虐经历的希望变得越来越遥不可及。她怕万一汤尼知道她的秘密后，不知会作何反应，所以也对他隐瞒自己的恐惧。汤尼与艾莉森越来越难以理解贝吉特的反常行为，也无法与她沟通，于是他开始减少呆在家中的时间。不幸地，这样的状况增加了艾莉森的孤立感，使她感到自己不被疼爱，而且没有价值。同样地，艾莉森也开始体验到贝吉特童年时期害怕的某些情绪，像是孤立感、遭人遗弃以及不被倾听。

贝吉特的故事告诉我们，建立关系的方式有可能会世代承袭下去。家庭深深地影响着我们对自己的看法，以及我们如何看待他人对我们的观点。这不仅会影响我们接下来的家庭关系，也会深深地影响跟朋友或甚至同事之间的关系。

有几种情况可能会导致这样的影响。其中一种可能性是，我们会重蹈覆辙，也就是试图采用和原生家庭内部同样的模式来建立关系。另一种可能性是，我们会想要"改正"过去，借着表现得比父母更好，来避免儿时的痛苦经验再次发生。在贝吉特的例子中，她很努力地保护女儿，避免任何可能危害到女儿安全的状况产生，并且让女儿远离陌生人，也远离她自己作为母亲的愤怒与挫折感。然而，正是这种努力改变过去的过程，让她不知不觉地诉诸于她原本最想摆脱的行为。即便我们试图去避免的情况没有这么严重，好比有时候会觉得家人过于重视生计和学术成就，或是不愿大方地称赞我们的成就等，这类重蹈覆辙的情况依然会发生。

不论是去修正或是重复过去的经验，都不会符合当下所发生的情境。在参考过去经验与考虑当下情境的同时，我们必须找寻其他建立关系的模式。对于贝吉特来说，要认识到目前的家庭状况可能多少肇因于她过去的受虐经验，也意味着必须面对一项事实，那就是她所认为的好母亲形象，其实并不适用于女儿的现况。贝吉特发现最痛苦的是，她必须了解到，自己勉力保护女儿的作为，只会把女儿往外推，女儿根本不会回头来了解她过去的经验。即便非常痛苦，但贝吉特首先必须把自己的儿时经验与艾莉森区别开来，才能避免同样的关系模式在家庭中代代相传。现在，她不是先假设自己已经知道艾莉森的感受为何，而是开始倾听艾莉森真正的想法。这么做并不容易，因为贝吉特不仅要改变与艾莉森建立关系的方式，她与汤尼之间的关系也必须有所改变。

这还包括要去思考贝吉特自己的经验与汤尼的儿时经验有何相似之处。他过去也很想要逃离自己的家庭。父母在他幼年以及年轻时过于干涉他的生活并主导所有的决定，而他觉得这种模式对他造成了负面的影响。这些思考可以帮助汤尼与贝吉特重新去思考这个家庭所面临的情况，而不再认为贝吉特必须承担一切的"责难"，而是去了解双方如何陷入重蹈覆辙的困境。

贝吉特和汤尼开始讨论自己的恐惧对他造成的效果，以及为何汤尼选择逃避而没有帮助贝吉特了解自己的生活与艾莉森并不同。有了汤尼的协助，贝吉特会去想象要如何与自己的父母谈论过去的经验，也开始去思考为什么父母会以那样的方式对待她，想知道他们在儿时是否也遭受过虐待。

家庭作为一个系统

　　贝吉特的案例告诉我们，家庭内的状况，不能完全从个人动机或信念来解释，应该要考虑个体行为的背景，以及当下家庭各个成员的互动过程。家庭中的成员会试着去了解其他成员的想法。有些"说法或想法"可能是共通的，但是对于其他议题，每位家庭成员可能都会有不同的看法。在上述案例中，没有一个绝对"真实"的说法能正确地描述出他们的家庭生活——艾莉森的主张就和父母大不相同。家庭生活的动力，即是由那些占主导的说法，与被隐藏和压抑的故事所塑型。

　　思考家庭的观点之一，是将其视为一个系统。自20世纪50年代开始，几位理论学者便发展出一套系统式的观点，后来称之为"控制论"（cybernetics）。其中大部分的概念源自生物科学。在此领域逐渐明朗的一个概念是，有机体和人体一样，并不能只以个别部分或特定功能来解释。更正确的观点是将身体视为由各个部分组合而成的整体，而它会以协调与整合的方式运作，以维持整体的稳定。成功的协调，则需要仰赖系统中各个元素的充分沟通。

　　由此观点来看，任何系统中的部分元素，都应该从它与系统中其他元素的互动来思考。我们应该根据各个元素之间（在此意指家庭的每个成员）在言语或行为上的沟通模式来定义或描述这些元素。这些沟通模式会决定我们如何看待自己与其他成员之间的关系。倘若我们在家庭互动模式中扮演的是某个保护其他脆弱成员的角色，那么别人和我们都会如此看待自己。这并不表示，保护者的角色是定义我们的唯一方式；在面对另一个比较坚强的成员时，我们可能会采用极为不同的对待方式。因此，我们的角色会随着自身在系统中的位置而改变。

　　人类学家格雷戈里·贝特森（Gregory Bateson）在20世纪50年代首次发现一个"现象"，那就是我们可以将社会关系视为通过反馈机制来发展与维持的互动模式。在一个反馈循环里，A 影响 B，B 影响 C，而 C 又回过头来影响了 B 与 A。

我们可将 C 视为 A 和 B 的原因或结果，一切取决于我们何时或从循环的哪一部分开始观察。因此，贝吉特的恐惧可能是引起汤尼回避退缩的原因，或者汤尼的回避退缩也可能是引起贝吉特恐惧的原因。由此观点来看，那些我们一般视为原因或是归咎的行为，只是复杂互动循环中的任意点（arbitrary points）。

这些反馈循环会在人类互动的所有层级中运作，从个人关系到政治互动都涵盖在内，也包含了语言和非语言的沟通。当我们持续与家庭成员互动时，关系模式随即建立，而家庭成员会努力维持这个系统的稳定性，如同其他系统一般。

　　有对夫妻为了 7 岁儿子的捣乱行为而争吵不休。父母双方都感受到儿子极端地依赖母亲，而且会欺负母亲。他会拒绝做母亲要求他做的事。当母亲责备他的时候，他就会乱丢玩具，且常常差一点砸到母亲。当他的问题行为达到很严重的地步时，父母亲会为了他而激烈地争吵，但这根本于事无补，只会让儿子做出更具有破坏性的行为。

　　在争吵的过程中，妻子开始感觉到先生变得越来越粗暴，而害怕他会做出什么事来。于是，妻子只好对儿子让步，并且站在儿子那边一起抵制先生。先生觉得非常愤怒，但是也只能打退堂鼓，每当妻子对儿子让步时，他就选择离开不管。接着，就会有一段短暂的和平期间，直到妻子又觉得儿子的行为太过分而开口向先生求助，于是再度引发同样的循环。

了解这个家庭互动的观点之一，是将小男孩的行为视为引发父母争执的原因。另外一个观点则是去留意，在孩子开始出现捣乱行为的前一刻到底发生了什么事情。举例来说，母亲与孩子之间和平共处的时间具有什么样的意义？是他们母子俩太过亲近，而让做父亲的感到难过，因而做出某些行为，才造成儿子产生这些行为上的改变吗？同样的，儿子有没有可能是在代表家庭其他成员来表达愤怒呢？或者他的行为是不是想要对父亲表达，母亲根本无法独自应付一切，以此确保父母在婚姻关系出现问题时还能继续维系下去？

这些假设可能是对的，也可能是错的；我们对自己的家庭现状抱持的看法亦是如此。我们造成的结果，并非全部源自有目的性的行为，不过，只要我们不再将所有问题都归咎于**某人**，或是将某人视为破坏、疾病的源头或罪魁祸首，对于互动的诠释空间就会更大。在对这个小孩的行为做出任何评论之前，不仅要考虑到他的行为本身，还必须考虑到双亲的行为，以及这些行为在家庭系统中所代表的意义。最终，我们在家庭中决定采用的任何行为解释，只代表我们自己的诠释理解，而非"事实真相"。

这或许就是采取"系统"观点最大的好处。将问题视为家庭动力发展与维持平衡的运作结果，就能减少相互指责的情况，也能帮助我们改变与其他成员的互动现状。另外，这也可能帮助家庭成员脱离痛苦的困境。假如我们最担心的问题一再地发生在现有的家庭互动关系中，只要改变促使问题持续存在的背景（context）以及关系模式，情况是**可以**有所改善的。

家庭系统与改变

家庭的运作必须仰赖所有成员的行为。改变任何一个部分（任一成员的行为），必然会影响到整个系统的运作。家庭就像恒温器一样会去补偿改变的部分，以恢复整体的平衡，避免混乱与瓦解。举例来说，如果一个家庭的运作模式是，当问题发生时"仍维持正常运作"，那么家庭成员在面对年老父亲逐渐加剧的健忘与混淆行为时，就会尽量以不受影响的态度替老父亲掩饰一切，并且仍然将他视为一家之主，而继续顺从他。

然而，没有一个家庭系统是保持不变的。我们必须通过调整过去的行为来应对变动的环境。有一些改变是无法预测的，例如战争、疾病、家人的分离或移民。其他像是在生命周期内的改变，则是比较可以预期的。即便如此，当家庭面临一个类似解构(family-dectomy)的过程时，意即必须改变现有的规则与架构来适应环境变化时，我们依然可能不会察觉到自己受到影响的程度有多深。有时候，改变的程度之剧烈，连试图保持原状的行为都无法维持下去。回到上述那个老父亲的例子来看，到了某个时期，父亲的混淆状态可能会影响到家庭的财务状况。在这样的困境下，其他人——也许是母亲或女儿——就不得不改变现有的家庭模式，而必须担负更多家庭生计的责任。

即使是备受期待的转变，仍然会让人很没有安全感。我们怎么看待自己，与我们在家庭中所扮演的角色有非常紧密的关联，所以对于要放下自己认为重要的那一面，我们往往会产生极大的抗拒。通常，我们会发现自己始终离不开一个固定的行为模式，即便知道这些行为已经不再有用了。毕竟，要放弃过去已知或珍视的事物是很困难的，特别是在面对巨大的压力时候更是如此。在维持现状与适应改变两者之间持续的挣扎拉扯，即是家庭生活的主要动力所在。不过，当改变感觉像是令某人蒙受损失时，就会更难以被认同。

互 动 与 沟 通

在理解任何互动时，如果我们只是将焦点放在言语的表达上，就会错失许多关于家庭情绪生活的信息。我们在沟通的时候，会不断努力去了解彼此的想法，而非口语的沟通对于家庭整体动力有极大的贡献，有了这样的基础，许多事情便能够不言而喻。任何形式的沟通都可以产生各种不同的解读，因为我们了解他人的方式，是基于沟通的内容以及我们跟说话者的关系这两方面。说话的语气、一个眼神或是细微的眼神交会，都会影响到我们如何解读他人的言语，以及我们对谈话对象的感觉。

然而，口语与非口语信息不尽相符。例如，从言语字词上看不出别人对我们的愤怒，但是他们的眼神与声调却有可能透露出相反的信息。即使是成年人，在陷入这样的双重束缚中，而不知道应该对哪一种"语言"响应时，同样会感到困惑。这对年幼的孩子更是个问题，而且会阻碍他们理解生命的良机，进而影响其心理复原力（psychological resilience）。大体来说，临床经验显示，儿童处理混淆信息的时候，比较倾向于采用"听从"他们所看到的，更胜于他们所听到的信息，以下的西莫就是一个例子。

　　玛莉琳是一位单亲妈妈，因为担心4岁大的儿子西莫而决定寻求协助。一开始，她要求单独会谈。她说西莫一年来都不曾尿床，最近却又开始尿床，还会做噩梦。她跟丈夫在孩子出生后不久便分开，孩子的父亲后来搬到国外，之后至少有两年不曾联络。她解释说，她已经被诊断出有恶性黑色素瘤，儿子可能是为此感到不安。手术后，她告诉儿子说："妈咪现在已经好多了，医生已经帮妈咪把讨厌的病拿走了。"西莫却回答说："可是医生害妈咪受伤（这指的是手术留下的疤）。"

　　玛莉琳说着说着开始掉泪，她说她知道复发的几率很高，预后状况也不佳。她很担心万一她死了儿子怎么办，也不知道该不该告诉他这些。她的母亲曾在她治疗期间照顾西莫，母亲认为，现在把实情告诉小孩只会让事情变得更糟。玛莉琳认为，既然母亲已经照顾他好一阵子了，显然会比较了解状况，于是她开始觉得自己无能做一个母亲，无论怎么做都只会让儿子难过。第二次会谈时，她则是带着西莫一起进行，发生了如下的对话。

玛莉琳：我只是觉得，不知道自己目前处于什么状态，是很痛苦的，而我会这么担忧，是因为这对孩子来说是很难面对的事情。

西莫：妈咪，你有一个宝宝（拿一个玩具人偶给妈妈）。

玛莉琳：虽然这问题一直困扰着我，不过还有其他人可以支持我。

西莫：（用很低沉的声音对话筒说）我打电话去办公室，"嗨，我是乔"。

（对妈妈说）妈咪，是乔，乔要跟你说话，妈咪，妈咪！

玛莉琳：跟他说我等一下再打过去，我在忙，我在开会。

西莫：（玩具掉在地上）你看他死掉了……（停顿）好可怜，好可怜喔……

（从地上捡起一辆玩具警车，发出警笛声，然后大喊）救命！救命！

玛莉琳：亲爱的，是谁在喊救命？

西莫：我不知道，我可不可以，我可不可以帮忙？

玛莉琳又问了一遍是谁在喊救命，想试着去了解西莫的感受，这时候西莫盯着妈妈看。治疗师问妈妈怎么了，他就画了一个ET，说ET回家之后就好了。随后，他看着妈妈说："妈咪病得很严重。"这时，玛莉琳已经热泪盈眶了。

虽然玛莉琳从未跟西莫提到她内心的恐惧，但他显然还是可以从在治疗室里所看到和听到的情况中拼凑出某些信息。他知道有人需要帮助，同时隐约感觉自己有责任要试着让情况好转。他也许年纪还太小，无法完全理解妈妈的用词，但从他的回应中可以得知，他不相信妈妈一再的保证，只相信亲眼所见的事，那就是妈妈在流泪，妈妈看起来并不好，也没有回去上班。他的回应和游戏显示出他对于死亡的忧虑，还有他为吸引妈妈的注意而做的努力。他不但没有得到安抚，还察觉到大人对他隐瞒着一件事，而且因为情况很危急，所以不能告诉他。他自己也不敢讲出那件事来，害怕这样会让情况变得更糟。

会谈继续进行下去之后逐渐发现，西莫一直认为母亲心神不宁是在生他的气，不知道什么原因，反正就是他的错。治疗师要玛莉琳去思考，要怎么跟西莫解释，才能够让他了解她的情况。玛莉琳在和西莫对谈和聆听的过程中，才了解到，西莫担心她会离开他，害怕她脖子上会多一道更大的疤痕，或是像爸爸一样一去不回。

玛莉琳听了这些，才懂得去考虑西莫心中的感受，也开始去面对他们即将要共同经历的痛苦。虽然将来的苦难无可避免，不过她决定尽可能和儿子在情绪上彼此支持。她的母亲也参与了几次治疗会谈，一起帮助西莫走出恐惧，并且一起为将来打算。

决定要让孩子知道哪些事情并不是一件容易的事。大人必须确保不让孩子承受他们能力之外的责任，所以有时候有所顾虑依然是必要的。尽管如此，心中有很大的担忧，却装作若无其事的样子，其实一点帮助也没有：在信息不明确的时候，孩子会发展出自己的解释，而且他们的解释往往会比被隐瞒的事实更糟。坦承事实的真相，才能够让所有人一起面对困境。我们会为了避免孩子受到伤害而隐瞒某些令人忧虑的信息，像是财务上的危机或关系可能破裂的问题等等。不过，即使是年纪很小的孩子，他们知道的事实可能比我们想象的多，甚至会因此把问题揽在自己身上而产生焦虑。

想保护孩子或是隐瞒事实都有一项风险，那就是把孩子拒之门外，让孩子无法加入他们。不过，在面对其他被认定较为脆弱的家人时，可能自然而然就会采用相同的模式。试图去保护家中年长或年幼的成员，并且想办法让他们安心，等于是要他们独自抱着不安的感觉去面对一切。一再地安抚家人，虽然出于善意，却没有顾虑到自己可能是他们最希望获得安慰与支持的人，而把他们孤立在外。

协调家人之间的差异

一家人在决定这一餐要吃什么、要去哪里度假时，通常会意见相左，甚至在涉及是非对错的问题上产生更大的分歧。协调彼此差异，是所有人际关系都必须面对的难题，但是在我们目前为止所提到的互动模式当中，个人的责任与个体差异如何协调呢？我们往往会在日常生活的琐碎事务上需要彼此协调，比方说要不要固定吃饭时间，或是要花多少时间跟朋友聚在一起。

这些问题通常反映的是有关忠诚度的难题，像是孩子应该多久与父母见面或聊天一次等。家庭不只是个体的加总而已，而是由各个拥有不同经验、信仰、欲望的个体所组成的。权力不一定是建立在同意或共识之上。并不是每个人在家庭当中都拥有相同的影响力。拥有左右情感的能力、经济能力与体力的个体比较容易去支配他人。在各个家庭中，不论大人小孩，每个人所拥有的权力可能会有很大的差异。有时候，一个人的意见之所以能够支配整个家庭，是因为其他人赋予他如此的权力：其他人都依赖这个人做决定，也认为做决定是这个人的责任。家庭就像其他的组织一样，手上握有最高权力的人，不见得有能力控制局面。这样的权力阶级可能被无形的动力模式所主宰；譬如，有些父母可能在无意间反过来依赖索求无度的小孩，让他去做主，借此暂时抛开家中其他某些难题。

在家庭生活中，协调权力和差异的过程会不断进行，而且是在新关系建立的时候就开始。比方说，不论婚姻关系究竟是由当事人决定或是由他人安排，我们对婚姻的期待多半会受文化、原生家庭或其他个人经验影响。双方的期望可能有极大的落差，也可能没有差异，但所有新生家庭都要学习的重要课题，就是建立一个共享的"家庭文化"。即使双方的差异看来并非无法协调，决定要以何种模式或内涵来主宰家庭生活的过程，依然有可能变得极为复杂。

上一代的经验可能会影响儿女之间处理个体差异的方式。每个小孩在家庭中都占有一个独特的位置。比方说，有的小孩时常会扮演负责烦恼的角色，让其他人变成无忧无虑的"乐天派"；当哥哥姐姐的往往被寄予较高的期望；大人对男生女生可能有不同的期待；或是小孩在课业和运动能力的表现各有高低等等。其他家庭成员如何看待这些差异，也会决定他们对于每位成员的影响程度有多大。想要保护孩子，避免他们陷入我们认为的恶意争斗之中，也可能反过来扼杀更有能力的孩子追求成就的机会。相反的，父母如果过分强化子女间的竞争，则可能会让他们彼此之间的差异扩大。

这些经验对于我们长大成人之后处理差异的方式有很大的影响。觉得自己总是次人一等，或是表现优于其他兄弟姐妹的不自在感，可能会一辈子跟着我们。虽然将来的关系发展也许会带来强大的疗愈效果，不过就如同汤尼和贝吉特的案例，内在冲突矛盾的声音也可能会令人裹足不前，并且持续影响之后的行动与感受。因此，原生家庭处理手足竞争的模式，可作为我们协助孩子处理类似问题时的参考。

家庭生活的弹性

大多数的家庭都必须处理生活中的挫折，在协助家庭成员应对改变时，也会展现出韧性与弹性，像"建立家园（Homestart）"计划就是很好的例子。在此计划中，社工会到各个家庭里去协助他们一起建立新家园。这显示，专业人员要发挥最大效益，不见得要采用直接面对家庭的方式，而是可以将帮助技巧传播出去，让人们自行建立一个支持网络。

在执行这类计划的初期，可能需要耗费比较多的时间和资源，但却可以带来长期的效果。

研究显示，疾病、死亡、父母长期感情不睦甚至是婚姻破裂、家庭暴力、性虐待等创伤，对孩子日后的人际关系都会带来负面影响。不过，每个孩子对这些经验可能会产生极为不同的反应。有些小孩会比其他小孩表现出更高的抗压性。这类的抗压性或韧性不仅取决于个人性格，也取决于各种风险与保护因子。

相关研究强调，在限制挫折经验的影响时，要减少负面连锁反应、提高正面连锁反应的重要性。比方说，辍学、依靠毒品来逃避家庭冲突、闹事被警察盯上，都会增加负面的经验。尽量避免这些负面连锁反应的加剧，就可以提高训练出韧性的机会。无论何时，只要建立了正向关系，便有助于减缓先前创伤与丧失的影响。

孩子遭遇困境时，如果有父母或可信任的大人陪伴在旁给予稳定的支持，就会有极大的帮助。同样的，在学业、运动或其他活动方面的杰出表现，也会有助于正面自我形象的建立。孩子若能建构出协调一致的生活内涵，无论遭遇何种困境，都能对其人生的现实面有所体悟，并且逐渐发展出平衡的心理。

由于我们对于家庭的概念不断地在改变，坚持某一种家庭的定义就变得越来越不切实际了。现今，许多孩子身处的家庭在媒体上的形象几乎都是负面的，以致他们在遇到生活上的问题而必须寻求父母的协助时，总是有些裹足不前。为了平衡这两种不同的价值观，孩子、父母与下一代究竟要付出多少代价，现在依然没有定论。就目前来看，虽然天下没有一样的家庭，但是以一个"家庭成员组成的家庭"（a "family of families"）的角度来思考，我们就可以把焦点放在了解家庭生活如何延续下去。重新为家庭下定义时，重点并不在于指出哪一种家庭形式才是正确的，而是在于家庭成员之间的关系与互动质量是否能够为每一个成员提供好的经验并给予保护。

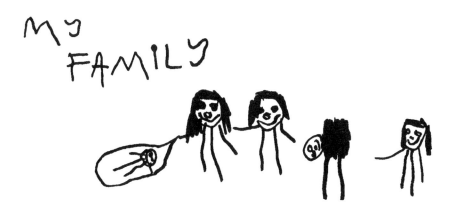

图 11 一名五岁女童画出她对家中新生儿的看法。

第九章

✳

团　体

在本章中，我们将把观点扩大至团体，并且进一步来探讨团体的本质。团体意指人类彼此链接组合成不同大小、复杂程度不同的单位（units），而每个单位都大于其下所有个体的总和。这些社会结构——形式多样，但在许多方面的运作如同单一生物体——都有各自的动力关系，包括内在关系以及与其他团体的关系。每个团体都可以个别来探讨。

人类是极度社会性的动物。威尔弗雷德·特罗特（Wilfred Trotter）是一位卓越的外科医生，也是早期研究人类团体的学者。他在1916年时曾指出人类是"群居的动物（herd animals）"。自生命开始的那一刻起，我们就懂得从自己的物种中寻找其他人作为伙伴。不仅如此，就如同人类的眼睛会对可见光敏感一样，我们的人格特质天生就具有与他人互动和建立关系的功能。由于人类心智的结构使然，我们都是通过和他人的关系来定义自己以及自己的行为。即使是隐士，也依然是社会系统中的一环，只是他选择去逃避该系统。精神分析师与生物学家都认为，建立关系是人类的原始驱力，是我们内在构造的一部分——作为人类存在、心智运作以及生存的根本基础，如同寻求食物、温暖、庇护和性的驱力。

我们一出生就进入一个至少由三人组成的社会团体。我们很容易就会认同婴儿和母亲之间的紧密联结极为重要，但事实上，没有一个团体单位只包括母亲与婴儿而已。一直到近代生殖医学取得发展之前，父亲的角色在生理上一直都必须存在，即便有时他只是短暂地出现在母亲的人生中。而今，没有父亲或是捐赠的精子，也就没有婴儿，而这位母亲也不会成为母亲。更重要的是，不论这位父亲是否存在于母亲的生活中，他在她心里都会是孩子的**父亲**，好坏与否都是如此。除此之外，不论任何文化差异，婴儿一出生时，在情绪与认知上都已经预备好要回应父亲与母亲这两个生物角色，并且形成"双亲"而非单亲的概念。

打从一开始，每个人在生物与心理层面上都属于基本**三人**团体的一部分，不管还有谁在这个所谓的核心家庭之内。这个**三人关系**对我们的心智发展有极大的影响。在目前我们所称的核心家庭中，母亲与父亲会住在一起，感觉彼此相依，也会为了婴儿相互配合。双亲的其中一方会支持另一方照顾婴儿，如此便形成一个三角关系。其中一个成员会和另外两个成员各自建立关系，而且有时候某一位成员会被排除在其他两位成员的关系之外。当母亲正在哺喂母乳时，父亲就必须等待，或者当父母选择单独在一起的时候，婴儿就必须等待。婴儿如何响应三角关系的变化——包括进入关系、退出关系、成为其他两人关注的焦点、被专注于彼此的其他两人忽略——都会影响他的心智结构以及人格长处与弱点的发展。

嫉　妒

被排除于一个团体之外，因而感到痛苦与苦恼时，即称为嫉妒——我们所渴望的对象转而投向他人，以获得我们无法给予的东西。嫉妒是一种普遍而且扰人的情绪，最严重的情况是包含对被遗弃或死亡的恐惧感——当父母亲过度专注于自身体验而忽略婴儿过久时，婴儿会觉得自己被遗忘、在他们心中被抛弃，就好像不再存在一般。此外，对于父母的忽略，他也可能会感受到强烈的嫉羡、被剥夺与愤怒，而这些感受可能使他的毁灭感加剧。对被遗忘致死的恐惧感，可能会成为促使强烈的嫉妒心演变为谋杀行为的重要因素，原因是，在心理上挣扎求生存时，感觉上就好像面临**不是你死就是我亡**的情况一般。我们对于所谓的冲动型犯罪（crimes of passion）往往抱以同情与好奇之心，因为每个活着的人都知道冲动的力量有多大，唯有法律依然不容（法国一直都很重视"爱"，这种情怀甚至也延用到法律上，因此，冲动型罪犯在法国可以获得特别的赦免）。

嫉妒会招致许多麻烦、痛苦与烦恼，但是它也具有生存上的价值。无论是婴儿还是成人，被人忽略时大声抗议，就可以确保他不会被当成最弱的一个，然后被遗忘或是被丢弃。嫉妒也意味着要严密守护关系，或是希望能够在掠夺者前保护自己和所拥有的东西。嫉妒，以及通过竞争表现嫉妒的对抗关系，是形成团体动力的要素。源于早期三人关系的敌对、嫉妒与竞争，即构成了人类生物天性中的链接与关系模式，而其表现形式深受特定文化与个体经验影响。家庭及亲属团体即是通

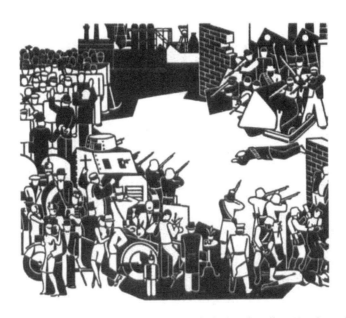

图12　组成单一社会的大团体可以分裂成几个敌对的次团体，并且相互敌对、竞争。每个次团体会将一切的恶都投射到敌人身上，然后加以攻击。从这张印刷图中可以清楚地看到，社会内的次团体还可以通过分工的方式带来各种利益。

过关系结构与动力而凝聚在一起，它们因为敌对、嫉妒和竞争而瓦解的可能性相对较低。这就是我们所谓"血浓于水"的意义。

社 会 团 体

远古的人类非常重视亲属团体。一个大家庭中的成员如果都很忠诚，就能够赋予家庭力量和带来安全感。随着时间的变迁，这些亲属团体在成员的分工上越来越复杂，因为当任务分派清楚时，生存就更有保障：有些人打猎、有些人照顾小孩、有些人管理家畜，有些人则耕作。分工良好的团体很重视新成员的加入。新成员不仅能够参与分工，其忠诚度对团体以及对个人的发展都会有所贡献。

在人类演化以及形成人类史的过程中，团体渐渐演变成基于适应与生存等特定功能的需求而结合在一起。同样的，我们也会慢慢看到有些人比较适合或胜任某些工作，而其他人的强项或兴趣则可能截然不同。在发展成熟的社会中，社会与工作角色快速地演变，分工也越来越明确。在这个称之为社会的巨大团体中，我们必须仰赖他人帮助我们解决困难——做一些我们必须做但又做不到的事情。我们将自己分割成多个工作团体，并称之为行业、工作或是职业。工作不像是家庭或亲属团体，无论你喜不喜欢都会成为其中的一员。工作团体的成员多半是自愿加入或甄选而来的，而且涉及专业训练或技能。

一位年轻的学校老师晚上与男朋友外出，却"忘了"她之前放了一锅鸡碎肉与鸡骨头在炉子上熬汤。当她回到家时，发现有一辆很大的消防车停在公寓外面，门窗上不断地窜出烟雾，家里面到处都是消防员。之前，楼下的住户听到楼梯间烟雾警报器在响，便立刻打电话给她，却没有得到任何回应，于是赶紧叫消防队来处理。这位学校老师带着愧疚的表情频频道歉，消防员安慰她说："没关系，这种事情经常发生。"其中一位消防员认出她是他女儿幼儿班的老师，便开玩笑地跟她保证说绝对不会把这件事告诉班主任。不过，男朋友可就没有这位消防员这么有度量了，因为烧焦的骨头味在这间公寓里弥漫了整整一个月未散。

这个差点酿成大祸的危险情境呈现出不同团体的人彼此互赖的情况。其中大部分的人素未谋面，但却形成了互赖互助的关系——仰赖彼此扮演好各自的角色与执行应有的工作，以维持社会的运作与完整。

像这样彼此相互支持与合作其实并不是件容易的事。政治即是人们进行各种棘手协商与交易的管道之一。必须通过这样的管道，才能够维持社会中各个团体之间的协调与合作。有时候，团体内部的政治问题所引发的紧张情势，可以通过共同抵御外在的敌人来凝聚共识；也就是说，团体间的冲突可以换来团体内的合作——不论国家内部或国与国之间都经常可以看到这项原则的运作。

当我们更能够自我反省及自我学习后，便开始认识到，不论小而精致或大而复杂的团体都具有内部的动力关系，而这个动力关系有可能协助或者妨碍他们去执行特定的任务。团体动力学（group dynamics）即是在探讨团体形成的方式、团体的运作如何对个别成员产生正面或负面的影响，以及团体之间如何建立关系。

我们对于团体的定义究竟是什么，是什么样的组合才会产生内在动力呢？譬如，搭乘同一班巴士前往各个工作地点的一群人，算是一个团体吗？通常，他们彼此之间是没有联结的——除非这辆巴士发生了什么事情，才会让他们有共同参与一件事的机会。举例来说，其中一位乘客忽然觉得不舒服，因此动员了车上其他乘客的社会或团体力量：有人跑去请司机停车，有人拿起移动电话寻求医疗协助，有人可能试着照顾病人让他舒服一点或者确保病人会得到照料。原本互不相干的这群人因此组合成一个工作团体，共同努力去执行一项任务。

事实上，任何团体的存在，都有一个共同的目的、努力的方向以及要执行的工作，并且确保工作能够完成。该任务可能是抚养家庭、扑灭火灾、在医院执行手术或是管理救生艇的人员配置。有时候团体组成的目的不见得是关乎当下的生存，反而是和宗教、信仰活动或是各种形式的游戏有关，例如：爬山、踢足球（见插图11）、宗教聚会的祈祷、演奏莫扎特交响曲或者举办派对——就算没有聚会的目的，我们也会创造出一个。

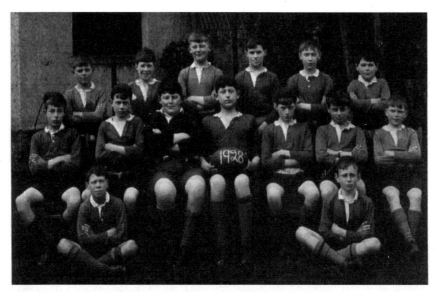

插图11： 一群在寄宿学校的男孩组成正式球队，每位球员都担任不同的职务。

聚会的目的，或团体的**任务**与相关活动，即是团体形成的起源或开端。再者，团体若要有效地运作，就必须建立一个组织架构——首先是设立边界，将**团体内**与**团体外**区分开。如果这个人是我们团体的一员，他便可以加入；如果这个人不是我们团体的一员，他必须在此团体外等待——如此即划分出一个**领域**。该领域可能是一个实体的场所，像是手术室、委员会办公室、家、足球场、一座山，也可能是心理上的领域，像是友谊或共同的兴趣、品味与态度。

除此之外，团体还有**寿命长短**的问题。如果是为了某项工作而形成的团体——譬如照顾巴士上突然不舒服的乘客，一旦任务完成，团体也就没有存在的必要。有些团体则会以松散的架构残存着，直到所有成员都死亡才终止，如板球的终身会员即是一例。我们的家庭更是如此；每个人一生中，甚至到死后都不会脱离家庭，而这有其基因（她的眼睛和祖母一模一样）与社会的因素存在。我们的出生证明及死亡证明定义了我们是属于某一家庭的成员。不论身处的家庭是好是坏，我们不只活着是成员之一，死了之后也还是——大部分的时间我们都乐于成为这个团体的一员。因此，我们形容家人之间"血浓于水"的关系，也是表示当我们遭遇困境时会回家寻求协助或互相帮忙。

工作团体往往会根据**能力**来选择成员——谁会对这个团体有用处、有生产力上的贡献？谁能够有效执行某项职位所要求的各种任务：如董事长、秘书、出纳、船长、厨师？其他较为非正式的团体大多源于**感性的**想法，包括偏好、品味、共同的兴趣和情感：哪些人是我喜欢的，而且愿意花时间跟他们在一起？（见插图12）幸运的话，能力与感性的方面都能兼具：我们或许会很享受与公司同事工作的时光，也因此能够更有效率地执行共同的任务。

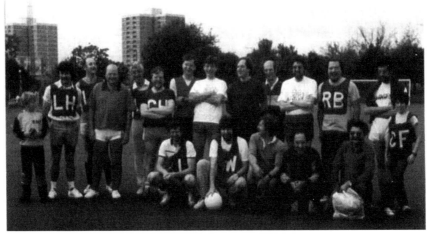

插图12：成员较为多元的组合：星期日的足球队。

团体中的困扰情绪

　　然而，任何团体的运作都有一项令人困扰的弱点，那就是脱离不了由父母与孩子这个早期三角关系所衍生而来的情绪和心理产物。日后，只要我们成为任何团体的一份子，都会诉诸和运用这些衍生物，使早期感觉再度被激起，而这不仅会影响情绪，也会影响行为。嫉妒、羡嫉、敌对、渴望获得特殊待遇以及控制欲极为普遍而又无所不在。一个团体要能够有效率、协调地运作，就必须通过某种方法来管理或克制这些情感。能够沉稳地面对团体生活中各种大小情况的人，才会让人觉得是可以合作的好同伴。他们通常可以撇开个人的意愿、感觉与喜好，把工作或任务摆第一，并且立即着手进行。

　　不过，有许多人认为团体生活十分令人困扰。即便是加入一个小型、非正式的团体，对他们来说都很困难，甚至是做不到的事。有时候，这些人还是可以找到留在社会里的方式，借此对社会有所帮助和贡献。例如，看守灯塔的工作就适合某些无法适应大团体生活的人，帮助他们解决内在困境。有些人则选择在一个大的社会背景下保持隐居或孤立的状态。人们很快就会察觉到他人遁世的迹象或是恐惧、敌意的信息，于是就把这些人贴上**孤僻者**的标签。这样一来，孤僻的人就会被排挤，然后陷入一个自我封闭的循环之中。没有外力介入的话，情况是不可能有所改善的。我们可以肯定地说，当原生团体（家庭）遭遇困难，那些困境所造成的影响在日后许多社会情境中都会显现出来，从一对一的关系到各种大小的团体关系皆然。

团　体　治　疗

上述这些观察衍生出一种极为有力的治疗模式。该模式以团体为基础，并且针对团体内的困境进行治疗。**团体治疗**采用的基本概念有些来自精神分析，有些则来自于团体动力领域。在团体治疗中，团体对个体的影响以及个体对团体的影响会在行动中表现出来，因为每个个体的内在困境，会通过团体成员彼此之间所发展的实质关系显现出来。团体治疗在一个中立的情境下进行，通常会有七八位成员与一位团体治疗师。时间、地点、成员都由治疗师选择。每位成员的**任务**，就是不断地深入了解彼此。为达到这一点，他们会像在个体治疗中一样，有机会在大家面前把心底最主要的感受表达出来，而不受任何社会风俗的压抑和束缚。治疗师的工作即是帮助这些个体改善行为、感觉或态度，采用的方法是诠释各种会阻碍团体进步的因素，包括意识与无意识的因素。这些因素包括由团体所引起的各种压力，以及存在于每位成员心中的无意识阻抗。

以下所描述的团体治疗案例来自一间大型教学医院的精神科门诊。当时是这个团体组成的第二年。每位成员对彼此都已经有相当的了解，不过他们也知道，还有很多工作有待完成。其中的成员包括音乐家、自由记者、见习建筑师、公务员（患有血友病）、小学老师、家庭主妇、退休的海军军官和一位失业的男士。这段叙述的主角是罗夫（自由记者），年纪五十岁出头，身材硕壮，有着一头铁灰色的头发以及往前梳的刘海。

罗夫没有结过婚。他是家中的独子。父母在年纪较大时才生他，团体治疗期间父母皆已过世。不论天气如何，他总是穿着蓝色牛仔裤和一件厚重的深蓝色毛衣。他说话的时候相当谨慎小心，用词中不时会带着一些从先前治疗经验中习得的术语——不过主要是来自"另类"的治疗方式。

罗夫是所有成员中最可靠也最忠实的一位。他经常也是最早到的一个，而且总是会问那些没有办法准时到达的成员是否有信息要带给大家。他经常把前一周的问题再提出来讨论，看看大家是否有什么新的想法。他会先打破沉默说："其他人都到哪去了？"他还会直截了当地要求其他人不要再诉诸理性，而是要说出自己真正的感觉。他也会提及自己的困境，像是写稿方面的困难、慢性轻度的抑郁症，以及无法与任何女性或男性朋友维持长期关系的问题。他被其他人公认和赞赏是一位优秀的团体成员。不过，从治疗师的观点来看，虽然他比其他人还要早两年加入团体，却没有任何实质上的改变。

新年过后的一次聚会中，罗夫谈到一位他在宴会中认识而且吸引他的女子。这位女子几天之后就必须回美国。他应不应该追求她呢？成员开始讨论这个问题，但并不是很感兴趣（这类情况大家听多了）。虽然大家会一起帮他想办法，但感觉上只是稍微地尽一尽义务罢了。当罗夫回应露西（那一位学校老师）的鼓励时，有一两位成员心不在焉地看着他。

治疗师自己也觉得有点烦躁。她一边听的时候，偶尔会想到其他的事情，像是晚餐要买的东西之类的，但主要是在想，那位患有血友病的公务员早上刮胡子弄伤了，现在脖子已经开始流血（有时候他会这样），那他会不会在血滴到衣领上之前就注意到，然后擦掉呢？要是沾到衣服上，血渍可就很难清洗了。她很想打断罗夫，要杰克（公务员）把血擦一擦，但必须克制自己这么做。那时似乎还没有其他人注意到这件事，就算有，大概也不在乎。她对罗夫的想法是，不知道还有没有其他方式可以去帮助这个抑郁而又自我封闭的人，而不是任由他利用这个团体来定期获得一些光明和温暖。就与人建立真诚而亲密的关系而言，参与这个团体或许是他目前能够做到的最大限度。

接着，露西突然脸一红，同时带着有些绝望而又不好意思的口气开口说："罗夫，每次遇到你我都会这样。我不知道到底是怎么回事，就算问题是我问的，我好像也没办法认真听你说话，听着听着就分心了。真的很糟糕，我很抱歉，我想那是我的问题。"露西一直都很担心自己不是"知识分子"的问题，因为她认为其他人都是。她难过地看着治疗师，然后低下头来盯着地板。然而，她的这番话彻底地唤醒了这个团体。这时，其他人都看着罗夫。罗夫脸色微微一变，顿了一下，然后说："我想，你是在告诉我说，我是个很无趣的人。"

大家随即一阵沉默，气氛很紧绷，但却生气勃勃。罗夫再度开口说："糟糕的是，我一直都知道自己很无趣。我会像自动驾驶系统一样就这么不停地说下去。我发现我已经讲了好几分钟，而且根本不知道自己到底是在说什么鬼话。"说罢，大家都笑了起来，纷纷开始承认，刚刚那20分钟自己的心也不知道飞哪去了。苏西告诉杰克他的脸在流血，于是有人递了张面纸让他擦掉。罗夫有些难为情地继续说道，事实上他是害怕没有话可以说，他觉得很空虚，他说了这么多都是为了填满空虚。这听起来似乎是他的真心话。他还说，甚至自己的母亲都觉得他很无趣，而且说着说着就流下泪来。他不记得有哪一次可以让母亲觉得跟他在一起很高兴。他说母亲也总是心不在焉的。奇怪的是，对于其他团体成员来说，他从来没有像这个时候一样那么有活力、那么有参与性。

罗夫讲完之后，治疗师觉得自己开始了解到，在露西介入之前，这个团体会陷入僵局的原因何在。在这个团体设置与成员之间所显现出来的情况，是罗夫的内在世界本质——存在于他内在并让他受困的关系。其他成员以及治疗师所体验到的是罗夫内心累积已久的绝望感；他找不到任何途径跟自己重视的人（母亲）接触。这个他重视的人表面上的行为"一切正常"，也一直都在身边，看起来在注意他的情况，但实际**上她根本心不在焉**，而这让人感到极度困惑。他没有获得所需的情感滋养、亲密感与参与感，取而代之的是困惑与情感上的疏离。

治疗师认为，罗夫内在有一个母亲对他以及他婴儿期的需求感到困惑，甚至是恐惧。治疗师自己本身的经验，让她多多少少可以了解罗夫的母亲大概是什么样子：她无法承受孩子那些原始而强烈的需求，所以转而专注在其他事物上，借以排拒这些需求，也将孩子排除在外。她可能会把注意力放在一般母亲要做的家务事上，像是把衣服洗干净，或记得要采购哪些东西等。通过露西的行为，这个团体便得以忽略描述问题的那些言语细节，转而开始掌握当下的情感状态：每个人都假装在听罗夫讲话，但内心早已抛弃了他，让他一个人独自苦思。治疗师当时并没有点破，目的是要让成员自行去思考，这样才能够提升观察力与理解力。她评论说，大家应该要注意自己内在是否有心不在焉的倾向，因为这样的行为就跟罗夫的母亲抛弃他一样，让他活在自己的世界里。她希望之后如果还有同样的情况发生，他们能够更坦白地表达出来。

当成员顺利将内在状态投射到团体里时，我们要如何察觉出这些情况呢？投射现象在每个团体里都会发生，只不过在治疗团体内的情况更为显著。其中一个原因是，治疗团体只有一项任务，就是最终要去了解团体本身的功能何在。这个过程是内视、内省的——没有柴要砍，没有房屋要盖，也没有政治问题要解决。第二，在治疗团体中，公开检视自身的运作是被允许的，而这在日常的社会生活中则是暗地进行的必然现象。治疗团体内的成员可以对彼此说出一切平常不能说的话。这些话对说话者、陈述的对象及听者可能具有启发性。第三，也是最重要的原因，在于治疗团体的本质。团体内的成员对于彼此的心智状态极度敏感。在大多数的情况中，成员都是在无意识或非语言的状态下接受这些心智状态，而且多半会把它当成自己经验的一部分。有时候，这些心智状态会被行动化——某一位成员高傲而优越的冷静态度，可能会引起另一位成员的愤怒，然后做出令人恼怒的行为，以此表达出被原来挑起冲突的人所否认的愤怒情绪。有时候，这些投射机制在作用以前就会被察觉，特别是在成员彼此都已相当熟悉的情况下。

在上述的事件中，露西似乎察觉到自己无法再承受罗夫的心智状态——在他早期经验中，他总是无法与一个专注在家务事上的母亲产生联结。露西忠实地吐露出心声，表达的正是这些早期感受，仿佛是在呐喊着说："我们之间的种种，不论已发生或没发生的事，我都再也受不了了！"她大声说出来的话，让其他成员获得解脱，并且开始觉知到发生了什么事情，同时也解放了治疗师的思考，使她认识到，自己刚刚一直在想那位患血友病的公务员衣领会不会沾到血以及采购晚餐的事，同样都是一种对于投射的反应，而且这次她所接受的投射角色，正是罗夫心中背负的那位沉重的母亲。

这个现象只有在团体治疗中才见得到。个别成员内在世界的各个方面可以在不同成员与治疗师身上体现出来。从成员在治疗室内所呈现的关系中，可以清楚地看到这个"内在世界"正活生生地上演。如果治疗师没有克制住那位内在母亲无法理解孩子需求时所产生的厌恶感，并且采取强迫式防御机制（采购清单、干净的衣领）加以抵抗，或许露西就不会感觉到她对罗夫的真正反应，也不会将它表达出来。如果露西没有察觉到情况的严重性，也就是罗夫内在那个婴儿遭到母亲排拒和抛弃的情况，治疗师或许就会觉得自己对个案产生厌恶是很危险的一件事。露西通过坦然提出抗议将自己的痛苦行动化——这个举动减轻了罗夫的被遗弃感。随后，通过罗夫对于母亲的回忆，治疗室内的每个人都深刻地感受到过去与现在相互联结的经验。

治疗师不是应该在事情发生之前就知道这一切了吗？也许吧。不过，如果一位高明的治疗师在罗夫停顿的时候做出一番审慎的诠释，或许就缺乏了露西提出抗议的那种生气与真实性。这样一来，罗夫可能就不会将回忆与痛苦联结起来、产生领悟，然后可能也不会因为发现自己与团体建立了不同的关系而缓解了痛苦。露西也不会有机会发现自己的发声对其他成员来说是很有贡献的。团体治疗最大的好处，就是成员之间确实能够彼此协助，并且共同认识到这一点。治疗师并不是唯一对团体有所帮助的人。团体成员可以相互说出他们对彼此的直接感受，而这是治疗师做不到的。奇妙的是，他们不仅可以相互容忍，也能够彼此适应。罗夫渐渐注意到，自己会有不知不觉就一直说下去的倾向，然后也愿意了解这对他人造成的影响，以及别人是以什么方式来听他说话。渐渐地，他会更能够相信其他成员是真的愿意去包容他，而不是忍受而已。原本他会以精神分裂般的空洞言论来让大家感到无聊，而今这个倾向也渐渐消失了。

在这个团体治疗的案例中，成员之间体现出的复杂内在事件可以被人了解，并且转变成好的发展。之所以能够如此，是因为治疗师（团体的领导者）受过训练，了解内在心理和人际之间的各种历程。当治疗遭遇困难而无法进行的时候，她知道何时该介入、该如何介入。这需要熟练的技巧，也绝非易事。其他类型的团体也是一样。当一位领导者（学校老师、社会工作者、企业经理人、牧师、监狱管理人、军队指挥官……）能够直觉地发现存在于团体运作中的利与弊，或者能够更进一步地运用团体动力的经验与知识来支持该直觉时，他就能帮助团体避免危险因子，并通过**凝聚团体力量**来发挥巨大的潜力。运作良好的工作团体可以处理那些可能超越个人理解与能力以外的问题。

群众、暴民和军队

然而，并非所有的团体都对倾听、学习以及了解自身的发展历程有兴趣。那些规模大到成员都记不住彼此的脸和名字的团体，和上述小型治疗团体有很大的不同。个体的反省、思考、问题解决以及决策——他的同一性（his identity）——都会隐没在大团体之中，并且与之融合。

在希腊文版《旧约圣经》的《外传》（the Apocrypha）中，有个故事是关于以色列城市如何遭到暴君荷罗孚尼所带领的亚述军队（Assyrian army）围攻。当以色列人陷入极度痛苦的境地，到了不是投降就是死亡的关头，在长老拜突里亚的允许之下，一位美丽的寡妇朱蒂丝决定铤而走险。朱蒂丝穿戴上她最美的衣裳和珠宝，带着礼物，偷偷地出城前往敌人的军营，身边只有一位女仆陪伴着她。正如原先所预料的，她被亚述的士兵抓起来，带到荷罗孚尼那里，然后成功地让荷罗孚尼相信她打算背叛她的族人。4天之后，由于觊觎朱蒂丝的美丽，荷罗孚尼决定要得到她，所以就安排了一顿晚宴，准备和她共度一夜。朱蒂丝确保他先喝了很多酒之后，才愿意被他带到床上。当荷罗孚尼喝得烂醉如泥、不省人事时，朱蒂丝拔出他的剑，用力地砍下他的人头，将人头藏于袋中，然后悄悄地逃回以色列城。黎明时，亚述军队发现他们领袖的头不见了，大家惊恐万分，因而溃散逃走。似乎，他们所有的思考、计划、行动力都得仰赖荷罗孚尼，所以朱蒂丝等于砍掉了整个军队的头。荷罗孚尼自己则是过于自大愚昧。大家都把一切的权力和能力归功给他，使他过度自我膨胀，以为自己是全能的，所以才会轻敌。大团体中一旦出现这样的情况，就会让追随者与被追随者一同陷入危险，尤其是在以盲从为主流文化的团体里更是如此。

描述大型团体的名称中有两个是**群众**（crowd）和**暴民**（mob）。群众是指几乎没有结构和组织的大型团体，而其行为是无法预测的。暴民的行动比较有一致性，但却是相当危险的——他们不受控制，只受一种欲望驱使，那就是找出敌人、摧毁敌人，不管是真有其人还是假想敌。暴民通常会忽略事实和理智的声音，他们厌恶思考。存在于每个成员的原始冲动，会被不择手段的领导者挑起和夸大，然后导致各种暴行与流血冲突。在20世纪30年代末期的纳粹德国，暴民锁定犹太人为目标敌人。1938年4月9日到10日的夜晚，也就是现在所知的"水晶之夜（Kristallnacht）"，在戈培尔的煽动之下，犹太人的房子和商店的每一扇窗户都被肆无忌惮的暴民砸毁。一共有7500家犹太商店遭到损毁，177间犹太教堂被烧掉或拆除，91名犹太人被杀害。

　　莎士比亚知道暴民的激情可以到什么程度。他将罗马帝国的一小段历史简化，并且改编成戏剧，生动地描绘出群众行为的几个基本方面。一群叛变者谋杀了罗马大帝尤利乌斯·凯撒，因为他们害怕群众的谄媚奉承让凯撒大帝变成自以为全能的怪物（也许就跟荷罗孚尼的情况一样）。凯撒大帝被刺杀后，参议院里面展开了一场公开的辩论，交战的两方分别是效忠凯撒大帝的马克·安东尼，以及叛变的主谋布鲁图斯。两个人你来我往地言辞交锋，想要争取的是控制罗马人民的权力。这群罗马人民被描述成一群激动而又善变的暴民。他们的情绪极为高昂，而且摇摆不定。暴民在街上四处找寻敌人，随时准备动用私刑，常常是随便抓了一个无辜的人就杀，也不管是不是找错了人。暴民的激情牺牲了不相关的无辜者。处于这种原始状态的团体，自然会找寻一个同样原始而野蛮的领袖来带领他们。就算没有锁定的目标敌人，他们也会凭空生出一个。

> 辛那：是真的！我的名字叫辛那。
>
> 市民：将他撕碎！他是谋反者。
>
> 辛那：我是诗人辛那！我是诗人辛那！
>
> 市民：撕毁他的烂诗篇！撕毁他的烂诗篇！

辛那：我不是谋反者辛那！

市民：没关系，他的名字是辛那，除了他的名，把他的心都挖出来，然后叫他滚。

市民们：撕碎他，撕碎他！来吧！拿火炬来，喔！拿火把来！去布鲁图斯家，去卡西乌斯家，把他们都烧光！

这一幕情景在历史中来回上演了许多次。中古世纪到近代初期的宗教狂热带动了宗教审判（Inquisitions）的兴起。宗教审判正如其名所示，教会并不等人控诉，而是主动地找出他们认为的异教徒、巫师或术士进行审判。1252年，以严刑拷打来逼人忏悔，是受到罗马教皇支持的。另外，在西班牙总审判官托马斯·托尔克马达（Tomas de Torquemada）的任期内，就有超过2000人在火刑柱上被烧死。1789年，法国在民不聊生的背景下激起了大革命的热情。在随之而来的恐怖统治时期（Reign of Terror）中，被抓的嫌疑犯有300 000名，而其中有超过17 000人被处以死刑。

"政治迫害"和"理想化"：一个硬币的两面

20世纪50年代，在美国麦卡锡主义之下所进行的政治迫害行动，表面上是要肃清被美国视为敌人的共产党分子，但其实也是出自一种狂热。被迫害者所遭受的惩罚包括终生失业。在此背景下，被挑起的情绪是恨。恨的反面——爱，同样也可以被激起、强化，然后演变成**理想化**。在同样不理性的情绪驱使之下，一个团体很可能会极度渴望拥有一个理想的领导者、一个想法、目标或是原则。虽然表面上的行为可能很不一样，但是这样的团体跟那些受恨意驱使的暴民之间，可能比我们想象得还要雷同。任何人只要违背那位被挑选出来的领导者，挑战他那神圣不可侵犯的本质，都将会被驱逐出去。问题少年有时候会受困于帮派或族群。他们一开始进入的时候主要是想获得无条件的爱与支持，而且似乎也都能如愿。然而，当他们慢慢建立自信，开始会去思考，想要讨论该族群的基本信条，或者单纯只是想要**回家**时，事情就会产生戏剧性的转变。他们可能会被囚禁起来，像是罪犯一样被对待。

有两种类型的团体本质其实相去不远：一种是基于恨、以攻击敌人为导向的团体，另一种则是基于理想化、以崇拜神化为导向的团体。其相似之处在于：每位成员的思想、计划、推理、决策能力全都交由领导者掌控。1978年，吉姆·琼斯（Jim Jones）带领将近1 000人（其中有四分之一是小孩）到南美洲的圭亚那（Guyana）去集体自杀。每位成员都甘愿放弃自己的思考能力与理性，完完全全地把自己交给领导者。在他们的心中，领导者的话才具有分量，而且几乎就是神旨，所以每位成员都没有自我地服从或屈服在领导者的权威之下。

国家、人民和信念

政治科学家、外交官和国际关系专家都必须面对这些群众问题，因为类似的状况在国家内部与国家之间也会发生。同样地，国家元首也往往会利用这些力量来煽动全国人民的情绪。我们在这方面所知有限，更没有能力去带来什么样的改变。不过，有时候一个国家或文化团体，会把一切的贪婪、掠夺性、偏执、卑劣和不正直等负面特质都归咎于另一个特定团体。不论是北方与南方、天主教徒与新教徒、黑人与白人、纳粹与犹太人、以色列人与巴勒斯坦人、塞尔维亚人与阿尔巴尼亚人、或阿拉伯人与基督教徒都是如此——有时，每个团体都会表现出坚信真理、道德正义与正直只与他们同在的样子。

大规模的宗教和领土的血腥冲突，主要可以归咎于"否认"和"投射"这两种心理机制。在团体中，这两种心理机制蓄势待发，具有被强化的危机，而且在国家或是国际这种大型团体内都会变得更加难以控制。在先前描述过的小型治疗团体中，这样的机制可以被观察到，也可以被描述出来。然而，我们也必须承认，要去改变感觉和行为是非常困难的，即便在治疗中也不例外。由此看来，要去影响整个国家、部落或者宗教团体的行为，则是难上加难。对个人或团体而言，有意识地改变和改善，是一条漫长而艰难的道路。难能可贵的是，最近司法制度已经有所转变。在新的制度下，任何人只要做出侵害基本人权的行为，就不得享有豁免权，即使是国家元首也不例外。

　　一旦了解个体对团体的影响以及团体对个体的影响，包括正面和负面的影响，我们很难不去把这些因素考虑在内。教育、政治、社会服务、医院、警察、刑罚制度、工厂、宗教团体、青年运动与创业行动，都可以利用对于团体的深入了解为自身创造更多价值：理论上是如此，实践上更是如此。我们其实不需要刻意去忽略自己已知的一项事实，或许刻意忽略也是一种团体化的历程。这项知识涉及最根本的人类冲突，而且存在于所有个体与团体之中：建设性与毁灭性之间的冲突，即生存愿望与死亡愿望的冲突，而精神分析师又将后者称为"死本能（the death instinct）"。我们面对的并不是选择的两难，而是终其一生都无法逃避的冲突，而其重要性不容小觑。

第十章

✽

工　作

事实上，当我确信自己是一名焊工之后，我对自己，对一切，甚至对我走的道路，都感到很踏实。

——普里莫·莱维（Primo Levi）

这段引言摘录自莱维的小说《螺旋钳》（The Wrench）。书中描述我们的自尊如何与工作紧密相连。为何会如此呢？因为我们会在工作中认识到自己的定位和价值，尤其是会感觉到自己的可用之处。工作为生命提供了一个架构，让我们得以活在当下，而不会沉溺在过去回忆与未来梦想的内在世界之中。

然而，工作其实与家庭、托儿所和学校一样，唯有在与人们的情绪生活产生联结时，才能够让人全心投入。工作的目的之一是要赚钱，但不只是为了钱而已。所有的证据都显示，光是薪水本身或奖金的补贴，对人们的工作表现其实没有太大的影响（除非奖金的金额在实得薪资中占有很高的比例）。还有其他因素值得考虑。当人们的自我价值、追求的目标以及达成目标的方式，与一个组织的价值与目标相契合的时候，就会激发出优异的工作表现。

要是这两者没有深度的契合，管理阶层与员工只会无止境地相互操控对方的行为。工作的世界，是一个会体验到各种不同情绪的地方。虽然这些情绪与私人生活的情况相类似，或者源自于私人生活，但在工作场合中，还是会产生各种不一样的情绪课题，像是忠诚、爱、厌恶、憎恨、嫉妒、欲望以及理想。我们必须把这些情绪课题放在不同的框架之下来理解。除了考虑个人性格这个"框架"之外，我们还必须从一个组织的角度来看，包含组织的内在动力以及与环境、竞争者和政府政策之间的互动关系。

<h2 style="text-align:center">工 作 中 的 善 与 恶</h2>

人类的心智要运作，似乎必须先做出鲜明的区分，像是好与坏，以及爱与恨。每个极端或区别中一方的功能，即是去抑制与其相对的另一方，以避免产生过度的爱或过度的恨。然而，当相对的情感太过分裂时，彼此就没有办法相互减缓，自体对这些情感要素的克制和掌控感也会逐渐瓦解。当我们参与一个组织时，控制这些情感的目的，是要维持心理上的平衡：就情感上而言，我们的生活中需要有坏的、邪恶的角色（不论是个体或者是群体），也需要有良善与理想的角色。我们以为长大成人之后，自然不再需要童话故事中那些代表善恶的角色的对抗，这样的想法很显然是错误的，不然也不会看到类似的情节在电视、电影和电玩中一再上演。

这些心理机制也需要在工作中表现出来——**我们**属于这个好的组织或团体，与其他或走廊另一边的坏组织相对立。我们会将自己较不被接受的部分投射到其他人身上，并与他们展开对抗，但同时也失去了自身的绝大部分。这也会表现在整个社会形成的各种区分上，比如说：善良的公共部门相对于贪婪自私的私立部门，或是懒惰、依赖的公共部门相对于有效率且自主的商业团体。这些幻想多与现实分离，主要源自于我们有创造好坏以及将世界区分为善恶、黑白对立的需求。

在工作场所的情境中，由情绪和意义组成的私人世界与由事实和成就构成的公共世界两相交会。它是个熔炉，也是个容器。在此容器中，内在与外在世界、私人与公共世界会相互作用，并且互相赋予意义。工作提供一个规律的情境，让人们共享成熟而实际的经验，并且彼此接触，这与建立在强烈亲密感之上及取决于生物因素的家庭关系截然不同。无论是否给付薪资，工作都会让我们有机会接触比自身更为广大的目标与目的，并且带来更大的满足感与成就感。工作也会赋予我们一个地位与身份，意即通过自愿与他人联结而产生自体感和个人动力。

弗洛伊德提出两个核心成就来定义所谓的正常：其一是有能力去爱另一个人；其二是有能力工作。两者都需要走出自我中心的个人世界，与他人建立紧密联结。个人努力的结果往往有成有败，由此可以证明，工作让我们有机会与外在世界建立一个实际的关系，不论是就心理还是物质上而言：我们可以借此考验现实，可以去毁灭（创造性地或破坏性地），也可以去修补和创造。

所有的工作，即使是最简单的工作，都是建立在一个必须完成的目标之上，而且该目标往往具有**象征性**（存在于思考和感觉之中）的成分。即使是像"做出另一个相同的东西"这类简单的工作目标，也需要有一个内在表征。工作进行顺利时，会产生安心的作用，这可以确保我们的毁灭冲动可以和修补及创造冲动相互抵消。没有考虑到这些人性层面的工作场所会令人丧志。这是因为，我们的心灵与心智必须仰赖那些存在于心理及物质领域里的事实和真理来滋养。工作都是从某一项**缺失**开始的，即一个有待填补的缺口或一项未完成的任务。

工作的情绪来源

在心智最深层的无意识中，工作——特别是这类有所缺失的体验——会激起自我中依然属于"婴儿"的那一部分，伴随着消耗、毁灭的欲望与爱、修补及重建的欲望两相对抗的张力状态。与此有关的常见心理议题包括：攻击欲望及其表现形式、信心的建立与否、修复与复原的能力、失败所造成的忧郁、必然会产生的不确定与困惑感，或者是当成功意味着要超越或摧毁所爱之人时所产生的恐惧感。

除非管理层能够认清工作会挑起这些内心深层情绪的事实，并提供适当的管道加以修通，像是个别面谈或是常用而且比较有效的团体讨论，否则这些情绪会渐渐累积起来，然后定期爆发。

　　吉姆是一间制造公司的营销主管。他和销售主管产生了一连串的冲突，这对他的工作动力与事业本身都造成了伤害。他想进一步了解并设法避免那些冲突，于是去找公司的咨询部门寻求帮助。经过几次的咨询会谈之后，发现冲突的来源是双重的，包含个人与组织方面的因素。个人因素主要来自于他与父亲的心结。吉姆还小的时候，觉得父亲非常疏远。虽然他知道这不代表父亲不爱他，但是父亲似乎就是无法以一个小男孩可以理解的方式表达他的爱。

　　吉姆内在的这个"小男孩"依然会出现在他的工作之中。无意识里，他把经理当成小时候的那个父亲，十分企盼得到他的爱。当然，这并不是理性的要求，在工作场合中也并不适当，但是这种感觉却经常有意无意间在工作中流露出来。

　　在管理团队的会议中，吉姆经常对其他同事冷嘲热讽，要不就是与他们恶性竞争。总经理觉得这是个问题，但又不了解吉姆的行为。通过咨询的过程，才了解吉姆很希望自己成为总经理唯一厚爱的下属。当别人成为焦点，或是别人做了吉姆认为愚蠢或糟糕的事情时，他就会奚落对方，就像是在对总经理说："看看我，看我多聪明，多爱我一些吧！"吉姆无意识地把展现聪明和被父亲疼爱画上等号。

　　另一方面是公司本身的问题，主要因素是吉姆的营销策略比公司整个文化更跟得上潮流。吉姆的工作理念是，有效的销售策略取决于对客户的深入了解，以及维持客户与公司之间的长期关系。销售主管泰瑞则是"守旧派"。他相信客户只看短线，也就是商品的价格和供货量，换句话说就是"商品要多，价钱要低"。这个方法当然有优点，但是就整个市场上来看，光是采用这样的策略是不够的，原因是客户还会因为其他"较为感性"的理由而选择另一家公司的产品，像是销售人员的态度等。因此，吉姆和泰瑞之间的争吵，也显现出公司内部的策略冲突。总经理想要避免这些冲突，所以试着同时安抚与批评两方，但是他也不敢断然决定要全面更新销售策略，怕会得罪泰瑞。

这些问题可以从吉姆和总经理两方来介入解决。就吉姆而言，他需要更清楚地了解自己的行为，并且要能够对总经理解释他的问题行为，这样才会改善两方之间的情况。吉姆后来也能够与总经理一起把公司的策略问题导回适当的沟通管道上，也就是在管理团队的会议上提出来讨论。把问题带到会议桌上公开讨论，而不是让吉姆与泰瑞私下解决，便能做出更有效的决策。

这个案例描述的是一个人的人格、过去的经历及其产生的心理动力，如何与组织内部动力互动。看起来像是个人的问题，其实也是组织的问题。虽然并非所有情况都如此，但在组织内看起来像是纯粹的"个人问题"，实际上往往是组织潜在以及未解决问题的征兆。组织动力会促使某个人担任他们的"无意识代言人"，代替其他人把真正的问题表达出来。因此，有智慧的经理人会将当下的个人问题也当作了解组织困境的重要信息来源。

吉姆之所以会选择营销为业，有一部分原因是希望能够被人注意、与人沟通以及被他人所爱，所以这些情感会成为上述事件中的部分潜在动力，是可以预料的。其他情绪功能则涉及不同层面的议题：譬如财务状况通常都和控制的问题有关。某些人之所以会适合从事某项职业，是因为其无意识与意识都与这份工作契合。我们在工作中通常不会意识到这些情感的重要性与深度，以及它们所能产生的激励作用，不过好的经理人往往能够直觉地、无意识地了解这些人性特质，因此能够运用直觉有效地激励员工。

瑞秋针对自己管理风格问题寻求咨询协助，因为她被认为是一位对下属过度残酷与严厉的主管。她逼下属逼得很紧，迫使他们超时工作，而他们也抱怨她经常吹毛求疵地挑剔他们。瑞秋了解那确实是她在管理风格上的缺点。在咨询会面的过程中，她逐渐了解，这些问题的根源是她过度专注于工作本身，而忽略了下属的需求。当她对他们的表现感到失望时，就会先批评他们，然后将事情接管下来，而没有想到，事实上她必须训练他们、帮助他们成长。

然而，瑞秋的例子必须放在整个企业的背景来看。瑞秋会被赏识，就是因为在一个放任的环境里，正需要有她这种积极管理以及完成任务的能力。董事会进行公开会议的时候，多半表现出善解人意而且"和善"的态度，但私底下言辞却相当犀利。他们把这个扮黑脸的工作交由瑞秋这样的下属来做，而且期望她无论如何都得把事情完成。

不断变动的组织

我们加入组织的原因之一是，它提供了一个环境和接纳的"容器"，让许多原始冲动能够以对社会有所贡献的方式表达出来。攻击冲动可以转化为付出劳力，而"情欲"则可以透过许多更复杂的愉悦方式来找到表达的管道［弗洛伊德称此历程为"升华"（sublimation），意即将个人的原始冲动转化为对社会有贡献的行为］。什么样的工作本质就会引发什么样的冲动，例如：商业活动不仅需要，也会激发"攻击"以及"贪婪"冲动；而助人的职业则会激发"爱人"和"修补"冲动。组织与工作应该要能够在架构上保护工作者和消费者，避免他们被这些冲动淹没。

过去我们或许会对那些较为官僚的组织架构感到不耐烦，但是这些组织却是稳定的来源，而且即便令人又爱又恨，它们也都能够承受得起。现在能够具有如此稳定架构的组织越来越少了。改变的脚步日益快速，表示组织的结构、角色和功能也正持续地改变。组织不再是让人们能够倚赖生存的地方。现在的情况正好相反，变成由工作的人来支持组织——而且往往是在现存的结构明显过时的情况下。

想要依赖组织的期望落空，再加上组织结构的不可预测性与改变，只会带来更多的不确定感，而不再能够提供稳定的心理涵容，这些都会让员工备感压力、混乱与愤怒。然而，大部分的经理人并没有受过相关的训练，不知道如何去了解员工的情绪状态，也不知道如何帮助员工管

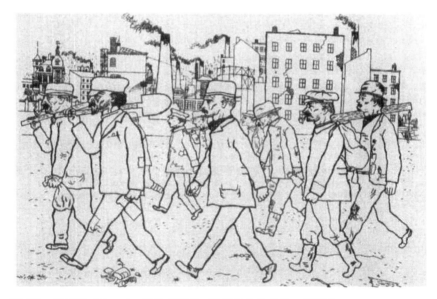

图13　格罗斯（Grosz），蚂蚁兵团Ⅱ。讽刺工业时代的一幅画作。

理自己在工作上的情绪冲击。此外，目前的职场现状，不再是找到一个可以依赖的雇主，然后把自己的职业生涯都奉献给这份工作就可以了。就算雇用的组织愿意，在当今恐怕也无法提供一辈子的保障，所以个人越来越需要负起规划自己职业生涯的责任。

有了这些改变，就必须有经验更为丰富的经理人来面对。要能够有效地应对瞬息万变的世界，团队合作是不可或缺的。简单来说，经理人需要有**倾听**他人观点的能力，而不是一味地管控或固守某些观点。

工作的冲击

不同类型的工作会唤起不同类型的情绪。服务于公共部门的伊莎贝·曼西·李斯（Isabel Menzies Lyth）是一位精神分析师及组织咨询师。她指出，长期面对病痛和痛苦的护理人员在承受许多压力的情况下，有可能导致服务质量下降，渐渐恶化成防御性地与病人疏离。疏离的现象不只是在个人层面（失去热忱），也包括组织本身（忽视压力对员工的影响，而且员工也是以集体防御的方式被管理，例如将病人称为"九号病床"）。通常都是最优秀的护士选择离开工作岗位。她们会这么做，是因为采取防御姿态的医院扼杀了她们的工作动力，也使护士失去与病人互动所产生的满足感来源（譬如每天都必须轮班负责不同的病房）。

在心理上，这就好比煤矿中的煤灰一样，是一种副产品，如果不处理，人就会生病。然而，工作场所造成的心理问题却很少会被注意到，压力最大的护士或警察等职业更容易忽略这一点。这么说并不是要刻意批评，因为正是这些风险最高的工作，压力也最难处理。承认工作中的压力，必然会体验到对于全能防御的威胁，全能防御是个人和组织为自我保护所建构的堡垒，借此避免去承认自己的弱点。不论如何，这些情况都必须取得一个平衡。在这些压力大的职业中，薪资与工作条件很少会是主要问题。

从事助人职业的人员，最主要的工作动力来自于希望帮助别人改善生活，不过有一部分也可能是受无意识中对于自我毁灭性的恐惧与罪疚所驱使。当从事的工作能够帮助病人或个案康复时，就会带来抵抗这些恐惧的安心作用。每个专业都有其黑暗面。医生在强烈的修复欲望驱使之下，即使知道采取的行为会对病人造成不必要的痛苦，也会执意要实行，就像一个古老笑话描述的：**这个手术很成功，但是病人死了！**制定专业伦理守则的目的，在于让有能力的人发挥助人的力量，同时避免该力量随时变成伤人的武器。我们需要组织来规范工作者的行为。不过，近年来变化的速度太快，使得组织更难以跟上时代的脚步，也很勉强地维持着这项功能。

管理的未来

在20世纪，工作的物质条件已有长足的进步，譬如说，我们现在已经知道煤灰会造成肺气肿。在21世纪，我们的焦点很可能会放在工作的情绪条件上——即存在于每个工作场所的象征性煤灰，因为唯有重视这些情绪因素，组织才得以保持竞争力，并持续地激励员工。经理人所受的训练就是要维持一个可预测、可掌控的世界；事实上，他们的职称即隐含了维持稳定的意味。然而，过度的掌控管理会导致反效果，变成一种霸道的作风，或是导致各种管理风潮兴起，但每个都宣称自己才是激励与组织员工的"唯一最好方法"。

职业训练涉及将**工作良知**（work conscience）内化的过程，以避免个体滥用自己的力量。然而，在急遽变动的时代里，工作良知往往不被认可，而且可能会与求生存的焦虑产生冲突。认识到工作的心理现实层面，以及物质的、可预测的、客观的层面，我们就能够更了解个人、团体或组织在工作运作时为什么会出问题，以及问题如何出现。我们必须将组织看成环境中的有机体。它们一样具有高度可穿透的界线，而不是由各自为政的层级所组成。我们必须从整体和系统性的观点来理解工作行为，同时考虑到整体情境与各项细节。

　　ABC 公司生产微芯片。该产品的市场瞬息万变而且竞争相当激烈。新产品的研发有三个阶段：设计师想出新的设计，测试人员做出原型并加以测试，最后生产团队将原型转换为可以上市的产品。然而，这三个团队彼此的沟通出了问题。设计师创意十足却非常傲慢，认为测试人员用的测试方法有误，因而造成严重的不当延误。测试人员则宣称，使用现成的测试方法是不可能的，每一个测试流程都必须特别制作并且耗费时间。测试人员转而责怪生产单位，认为他们太迟钝而且动作缓慢。这个以设计师为首的层级组织所显现的动力关系，也反映了该公司在市场上的地位。

　　公司的产品在市场上汰旧换新的速度非常快，所以产品的成败基本上全看消费者一时的喜好。在这个充满焦虑和压力的世界里，公司里的每一个团队都相互责难。然而，从先前的分析来看，如果要解决问题，其实可以告诉这间公司的领导者不要把时间精力浪费在"增进团队的沟通"，而是要引导这三个团体放眼外面的市场，并且认识到市场对他们造成的焦虑。在此基础上，这三个团队才能够开始思考要如何团结合作，以共同面对外在竞争的挑战。每个团队应该都可以了解到，公司内部逐渐形成的"责难文化"，其实是不确定感和焦虑的一种症状。他们必须规划出更多协同合作的方式，一产生问题就随时告知彼此，而不是将问题隐藏起来，等到其他问题衍生出来之后再来责难他人。

组织是一个有机体，也是我们自己的衍生；某方面来说，它也是生物结构上的延伸。然而，经理人的训练却很少关注这一点，因为毕竟他们的投资全都是为了培养"管理"能力，而且是名副其实的能力。要了解心理、生物和社会因素的力量，就必须先认识到自身的弱点所在。经理人通常会对此感到不自在，而且在他们过去接受的训练之下，多半会采用否认的心理防御机制。

工作究竟是治疗？还是疾病？

管理一个组织的情绪，是处理社会问题的良好策略，其效果与传统上采用的政治及福利手段相比，是有过之而无不及。如果一个组织的管理阶层能够考虑到工作过程中那些较为隐而不见、无意识的层面，并且试图去思考工作对于员工情绪的影响，以及员工在心理和物质条件上的需求，必定能够对相关的人都产生巨大的影响。这样一来，员工的家人和消费者或客户（"利益关系人"）也会感觉受到善意的对待。

大部分的人都有一个错觉，那就是把国家当成可以仰赖的父母一样，认为它应该要通过教育、健康医疗、社会服务来治疗社会的疾病。其实工作场所以及我们在工作中的行为，有可能发挥这种影响力。要达到这个目标，团队的经理人必须要提供以下三种基本需求：

归属感：觉得自己是成员之一，属于某种超越自己的事物的一部分。

影响力：感觉到自己的想法或行为被注意到，并且具有效果。

成就感：觉得自己多多少少正在改变这个世界。

当这些需求没有得到满足，我们就会备感压力，而且混合着无助、无力感与愤怒。

工作压力始于无助感，觉得工作的要求与拥有的资源——个人及组织资源——之间无法取得平衡，所以没有办法应对挑战。接下来，身体往往会开始产生一些症状。压力以焦虑、紧张和其他生理症状的形式表现出来；严重的话，有时还会导致慢性疾病，到最后整个人精疲力竭：开始消极以对、愤世嫉俗、表现出漠不关心的态度，而且开始退缩，不愿再去面对工作的挑战。

压力还会导致另一种极端，那就是工作过度。工作过度其实是逃避造成的结果，不是想逃避失败与无能，就是要逃避亲密的家庭关系。这是特定地方才有的现象。譬如，在大城市的法律事务所工作的人，都有过人的体力与脑力。这些人主要的工作动力，来自于想要避免徒劳无功或是表现差人一等所产生的忧郁情绪。所有的组织都会发生的权力斗争现象，往往反映出人的无能感。当团体之间视彼此为威胁时，就会交替产生这种无能感。

我们必须了解的一点是，公共部门与私立部门面对的压力型态是不同的。这两个工作领域有着根本的差异。大体上来说，私立部门的目标主要在于刺激产品需求，而且他们和环境的互动关系偏向主动。私立部门提供了表达攻击与竞争情绪的管道。相反地，在公共部门里，潜在的需求比既有的供给多很多，因此对于大环境倾向采取被动的反应。在公共部门内也比较没有合理表达攻击情绪的机会。另外还有一项差异是，私立部门着重于将**物质**和**能量**转化成产品或服务，然后销售给消费者以获得利润；而公共部门则着重于通过教育、医疗或社会方法来改变**人**。这项差异使得两种组织的管理方式截然不同，不过双方仍然可以彼此学习。公共部门比较能够作为人们表达理想的途径，尽管它本身往往是有所缺失的；私立部门则提供更好的机会让个人表达企图心和欲望。

失业：一种悲痛的形式

拥有一份工作是非常重要的。爱人与被爱是心理健康的部分基础，而工作和人际关系则是另一部分的基础。失去工作的创伤可比丧失伴侣一般。这不只是工作本身或金钱上的损失而已，还加上存在于内在世界的失落。失业使得个体连带失去了对他人做出贡献的管道。对他人有所帮助，不仅可以为个体带来安心的作用，也是将人格中具有的嫉妒、憎恨与其他毁灭性元素加以约束的方式之一。

因此，失业是一种双重打击。对于失业的人来说，不仅会产生被广大世界排除在外的失落感，失去自力更生所带来的自由，也失去了证明自我价值的机会。当我们对世界有所贡献的能力被剥夺时，往往会带来相当严重的后果。许多抑郁症的案例皆因此而生。原本被导向外在社会的攻击欲望，现在转而向内攻击自己，而这个过程甚至可能导致自杀。退休之后马上罹患重病或甚至死亡的情况时有耳闻。失业的时候，意识上会感到无能和忧郁，而在无意识层面，则是失去了通过创造和修补欲望来维持个人内在价值和良善的机会。失去这种心理修复的管道所带来的创痛，可能甚至比失去工作与同事的外在损失还要更大。

智能与知识为新形式的资本

在20世纪，工作的本质面临剧烈的转变，因而导致许多失业现象。过去，成功和富有的组织一开始是拥有**土地和资源**作为基础，之后则是变成**资本**积累（房地产和其他资产形式）。现在我们看到的则是第三次转变后的结果，那就是组织不再着重于资本积累，而资本也大量转变为容易取得的借贷形式。现在组织皆转趋于看重**知识资本**，因为知识是让组织脱颖而出的关键资产。此外，运用这些知识来学习和发展的能力，以及驾驭及应用知识的能力也同样重要。深入研究组织的学者彼得·圣吉（Peter Senge）将知识定义为"产生有效行动所必备的能力"。知识和早期的资本形式不同。知识并非有形的实体，所以不容易管理。知识的价值会随着使用过程逐渐增加。限制知识的通道，就会阻碍一个组织的效能。

劳力资本的价值不断降低，因为机器和各式各样的新科技能够达到的效率更高。渐渐地，它们取代了传统的身体劳动，甚至也可以担任某些需要智力的例行工作。现今，真正具有力量的是知识资产，而非劳动力。事物的价值多半取决于它的稀有性，像信息科技和金融业等专业技术领域所需的知识与经验，就是因为稀少，所以目前的价值非常高。

信息科技公司的高价值就是最好的证明。这些公司也许资产贫乏（asset-poor），但是脑力充足（brain-rich）。管理上所需要的技能已经不再是尽可能地增加投资回报率，而是运用知识来创造利润。公共部门同样需要有所转变，不应该再强调资源分配式的管理风格，而是必须将协助者和被协助者的资源结合起来，做最大幅度的利用。

然而，大部分的组织依然具有阶层制度，所以限制了利用知识与资源的权力——而且有时候这样的限制是刻意的。现今的组织若想要有效利用知识这项新资产，就必须重新检视其架构，因为知识很可能极度分散在各个阶层之中。

有效率的组织会不断地学习如何掌握那些与接触客户相关的知识，并且鼓励员工学习与发展。英特尔(Intel)的执行长安迪·葛洛夫（Andy Grove）曾表示："我们都被那些策略口号给愚弄了。那些在前线奋战的人很清楚，我们必须退出内存芯片的市场……策略只要动动手指就可以制定出来。我们在做最重大的决策时，并非基于明确的企业愿景，而是根据真正在前线掌握实际情况的经理人所制定的营销和投资策略来决定。"当科技进步以及随之而来的社会与心理变化的速度，远超过组织领导人或管理人学习的速度时，在顶层的管理者通常不会是决定整体营运方针或其至策略的最佳人选。

本章所探讨的主题是某些会在工作场合表现出来的人性的方面，但这些方面往往鲜为人知。唯有当经理人与员工能够对此有所了解——并非加以克制，而是去接受我们本质中较不理性的那些部分，才能把它转化为创造力的来源。虽然我们都是构造类似的生物体，会受复杂而多元的个体经验影响，但是我们往往会忽略，人类其实也是受环境影响的生物。我们的观念和感受，与他人的感觉和行为紧密相连，也互相依存。要在工作场合中认识到这一点，绝不是件容易的事，其困难程度不亚于婴儿必须面对的发展任务——即认识到自己对乳房的依赖。

第十一章

*

心灵食粮

我们的身体健康，有赖于良好的食物和符合生理需求的物质环境。现代科学知识让我们比前人更长寿，也更健康，只不过这些资源并没有公平地分配到世界各个角落。质量更好的食物和居家环境、均衡的作息时间、享有宽阔空间和健康运动的机会、干净的空气和污染控制得宜的土地与海等，都是推动增进生活质量的社会政策所带来的成果。虽然我们对资源的竞争从未停止过，但这类公共政策的持续推动，确实显示出社会对其科学基础具有一定的认同与共识。

值得注意的是，每当我们必须去适应一项新的或难以接受的事实时，总是会引发激烈的争论。举例来说，最近有证据显示，贫富不均与所有人的健康状况（不仅是社会中的贫穷阶层）下降有关联。这项证据势必会引发一连串争议，原因是它与造成贫富不均的政治经济趋势相抵触。事实从未在中立的范畴内运作，特别是与人类各项问题有关的事实，因为我们会立刻面对不同价值观与利益的拉扯。

即便大家普遍认同教育是好的，但要采用什么样的教育制度，则又是另外一个问题。从教学课程到教学法等，每一件事都会引起各种争论。可能有人认为电视报纸媒体所报导的内容是好的，是具有教育意义的，或能滋养心灵的。然而，相同的东西在他人眼里看来，可能是没有用处或甚至是危害人心的。通过认识情绪发展的主要特点，并且学习精神分析的某些概念，或许可以帮助我们观察哪些经验能够作为心灵的食粮，而哪些是不好和有害的东西。不过，这些相左的意见却呈现了一个共通的基本观点：心智本身有其需求，而且并不亚于身体需求。这些问题可以从两个处境非常不同的儿童案例来探讨。

戴　　伦

第一个案例是4个月大的小男婴，名叫戴伦。他的父母感情不错，和家人朋友的人际网络也相当稳固。戴伦本身则是一个适应良好而又幸运的小男孩。

戴伦和母亲正要出发去游泳池。这时候，他的外婆、阿姨、姨婆也都来了。他们在前往游泳池的短程旅途中聊天，戴伦在旁边听着。走进游泳池的时候，他母亲遇到一个运动中心的男服务员。他跟他们打招呼，并且称赞戴伦。他跟戴伦的母亲很熟，因为她怀孕期间经常来游泳。母亲替戴伦脱下衣服，然后套上全新的手臂浮圈。更衣室里有些小女孩很新奇地看着这一切。戴伦很安静，但是他用眼睛看、用耳朵听、用鼻子嗅闻，就这样观察着每一件事和每一个人（那里有很多小孩和大人，还有水的声音）。接着，母亲就带他到游泳池去。在他母亲下水时，有一个服务员先抱着戴伦。这时，戴伦满心期待地等着。母亲在水里把戴伦抱上抱下地逗弄着他。他玩得很高兴，也继续全神贯注地观察着一切。大约10分钟后，戴伦的外婆过来说要接手，好让他母亲可以好好地游泳。戴伦被换到外婆手上，并且继续刚刚的游戏。忽然，戴伦喝了一大口的水，呛到了，然后从口中开始呛出水来，并且大声哭泣。外婆赶紧抱着他并安抚他，但是在母亲还没回到他身边之前，他依然哭叫不已。外婆曾试着要转移戴伦的注意力，要他看旁边另一个在父亲怀里的小婴儿，这时他却转过头去，反而哭得更大声。不过，当他回到母亲怀抱里时，就立刻安静下来，并且吸吮着母亲的肩膀。

戴伦这次去游泳池得到了一些全新的经验，而他也以活力和热情做出回应，并且参与所有发生的事情。他吸收了什么呢？肯定是大量的身体感觉；除此之外，他也很努力去了解这些事件的意义。例如，当他母亲停下来跟那位男服务员说话时发生了什么事情？母亲和这位男人之间显然是存在一些关联。在他们的对话中，戴伦有被招呼、被讨论、被邀请参加，但事实上他依然是局外人，也就是旁观者。接下来，他要戴上新的手臂圈吗？那是什么东西？他仔细地看着母亲把手臂圈吹起来，盖上风口，然后帮他戴上。当母亲用充满愉悦的声音跟他说话，并吹着手臂圈时，他可能会觉得这些是好东西：至少到目前为止还不错。准备进入游泳池中的时候，他直盯着母亲看，等待母亲把他抱过去。母亲显然是他的中心，而他的安全感是通过与母亲相互注视、触摸以及聆听声音所产生的联结来维持。

真正让他无法承受的连续事件，是母亲短暂的离开以及被水呛到。在这之后，外婆试着安慰他，但这么做似乎只是提醒他母亲还没回来。当然，看到另一个小婴儿舒适地躺在父亲怀里的情景，让他更加感到难过。几天之前，戴伦已经经历一些令他感到相当吃力的新经验，包括第一次吃到固体食物——蔬菜糊，然后还从嘴里吐了出来。另外还有第一次坐在婴儿摇摇椅上的经验。他可以上下晃动，也可以环顾四面八方，他爱上这种自由的感觉。或许，在水中上下摇晃的感觉可能让他想起了婴儿摇摇椅的经验。

对戴伦来说，能像这样以热情、参与的方式响应上述各种事件，必须先满足一些外在条件，特别是需要父母其中一位在身边（在这个场合中是他的母亲），让他可以维持安全感。这些经验所引起的感觉，可能会超过他所能承受的程度，而且是多到无法一次全部吸收进去。举例来说，他似乎必须努力地适应妈妈去忙别的事而没有跟他在一起的经验。他必须学会等待，并且将就着和外婆在一起。或许，当他看到另外一个婴儿那么高兴的时候，第一次尝到令人完全无法忍受的嫉妒之苦。或者，这也是他第一次感觉到，跟外婆在一起，而没有跟母亲在一起，或是母亲没有跟他在一起，是多么令他愤怒的事。当他一边呛水出来，一边嚎啕大哭时，是充满指责之意的。他那悲伤但又态度坚决的哭泣，似乎是在说："你叫我怎么去忍受这些呢？"

然而，在这些情境和在有人支持的情况下，整个经验和事件的发展可以刺激戴伦的思考。当母亲用熟悉的声音安慰他时，无意识中也是在向他解释这一切的事件。虽然婴儿或许不懂妈妈的话，但是这种情绪上被他人了解的感觉，对婴儿在自我了解能力上的成长是必要的。母亲对于婴儿正在悲伤、快乐、生气、好奇、兴奋、嫉妒、感兴趣或是害怕的感觉表现出自然并且认可的态度，对于婴儿来说极为重要，这能够帮助他日后发展出忍受和管理这些感觉的能力，也能帮助他们去了解这些情绪。

基于这个理由，我们就不应该避免让婴儿经历任何日常生活中的痛苦，不过前提是这个过程必须循序渐进，不能够过度，这样才能够刺激心智的成长，而且是多多益善。婴儿的真实感受能够多少被认可是很重要的，这可以帮助婴儿依据现实情况来建立自体感。当我们遭遇到生命中的一些困难时，如果没有被了解，或者是一直被误解，就无法习得那些对于情绪生活与未来心理健康极为必要的情绪语言。

乔　　治

乔治的情况和戴伦完全相反，生活中充满不幸的遭遇。他12岁，出生后的前18个月都生活在中欧国家的某所环境不佳的孤儿院里。之后，他被一对英国中产夫妻收养。很不幸的是，没过多久之后，那对夫妻就相处得不愉快，让家里的情况变得很糟糕。虽然乔治的养父母在相处上有很大的问题，但是他们还是真心地关心乔治，也尽量让他能够得到应有的帮助，其中之一是让他接受每星期3次的治疗，而且已经持续一段时间。

乔治的情绪很不稳定，而且变化莫测。当他受到惊吓或感到困扰时，就会变得非常惊恐，行为也会变得非常暴力。在某个星期一的治疗中，他告诉治疗师说，下个星期学校期中假期可能会去滑雪度假，不过他妈妈说这次旅游不一定能成行，因为气象预报说可能会有雪崩。在这次会面的过程中，他很明确地传达出对这次旅游的焦虑，而治疗师也能够将这些忧虑联结到过去经历的许多丧失（在婴儿时期，母亲抛弃了他，而养父现在也不住在家里了）。治疗师提到他担心自己没有人要，特别是害怕他这些失序行为会让治疗师想要抛弃他。

治疗师在解释这一切的时候，乔治一直抓着口袋里的某个东西，后来还要她猜猜看那是什么。他拿出一个三明治，拆开来之后，用一种极尽贪婪享受的夸张方式开始吃了起来。他闭着眼睛喃喃地说："多么美妙的三明治啊！"然后，他好像从一个狂喜的状态醒过来似的，张开眼睛对着治疗师说："你要不要也吃一点？只要一点点？"接着，他撕了一小块三明治放在她手上，并示意她吃下去。忽然，他伸出另外一只空着的手，凑到她嘴巴前说："拉屎吧！我会把它吃下去喔！快拉！"他用诱人的声音要她这么做，让她吓得缩了回去。她震惊到说不出话来，但也立刻努力平复下来，并且思考该如何响应。不过在这时候，他突然坐到她身边，就好像刚刚什么事都没有发生一样，开始用平常的口气问说："我有一个疑问……什么是雪崩？"然后说："我想要逃走，但是很黑，我开始一边唱歌、一边沿着路走。我很害怕，但是那条路看起来还不错，还有一个电话亭。然后我就跑回家了。"

治疗师还没有从惊吓状态中恢复过来，不知道他正在说的是梦还是故事。随后，乔治安静地关上游戏室的灯，趴了下来，然后说："我要去阿尔卑斯山，要不要寄一张明信片给你呢？"治疗师意识到自己无法处理乔治极为反常而又显露出精神困扰的种种邀约行为，不过她还是勉力解释说，他陷入了两种矛盾的情绪之中，一方面想要离开，但一方面又想跟她在一起，也试图想要能够兼顾两者。过了一会儿，他告诉治疗师，这次去滑雪的时候必须跟妈妈睡在同一个房间。当治疗师说，这对他来说似乎是一件难事的时候，他躺了下来，并且开始唱歌，好像他已经醉了一样，而且还不停在身上与沙发上到处抹口水。他走近治疗师，开始用一个非常奇怪的声音说话。治疗师说，他似乎觉得自己现在变成了另一个人。乔治也说他感觉有点像是那样。

在下一次会面中，乔治把玩着像是电话线的一小段塑料电线，还夸张而用力地吸吮着，假装它尝起来像是"巧克力"或"覆盆子"。治疗师说，她觉得他必须想象自己会做一些特别的食物，是因为害怕会想念她。这时，他用装神弄鬼的语调说，雪崩快要来了。他假装自己被雪崩卷出这个房间，然后躺在走廊上"死去"。但是过了一会儿，他又回到诊疗室来，认真地确认治疗师是否还活着，一副很担心的样子。接着，他描述了一个"梦"。他说："我在洛杉矶，但是爸妈都不在（乔治常常提到洛杉矶，而且多半都是谈到他在电视上或喜爱的电影上看到的场景）。我在海里游泳的时候，突然被一阵巨大的浪淹没。我用尽力气使劲地游、努力地挣扎，可是海浪的威力实在太强大了。然后我就醒了……好可怕啊！"

治疗师心想，乔治的思维里面充满许多被卷走的意象——对大浪以及雪崩的恐惧。她认为，这些海浪可能代表乔治在面对过去一切遭遇时的无力感，但除此之外，他也一再地被自己的暴怒以及色情、倒错而又空虚的感觉浪潮给淹没。她认为梦境所呈现的情景，是他陷入一个激动境地——梦中的洛杉矶——时发生的情况。在此境地中，父母和治疗师都从他的心中消失了，只觉得自己被倒错的风暴淹没，没有人可以帮助他。乔治认真地聆听这些解释，并且喃喃自语地说："你没有在我身边陪我。"然后，他突然关掉电灯，向她大喊说想要唱歌，还要她说："一、二、三，唱！"他那尖锐的歌声中隐藏不住绝望感，而唱歌的目的似乎就是想抑制这种绝望感。

通过这几次混乱的治疗会谈（乔治的治疗往往都是如此），我们可以看到乔治似乎在两个世界之间徘徊。一个是疯狂而倒错的世界，当治疗师以为乔治要跟她分享食物时，他却把食物换成了粪便。另一个则是神智清醒的世界，乔治似乎能够聆听治疗师谈论他的感受；在这些平静的时刻，乔治会愿意聆听治疗师阐释关于他这些想法的意义。

乔治先是拿三明治给治疗师，随后又换成他的手，从这一点就可以清楚看出他心中认为有两种不同的食物，而这代表他过去经历的两种经验。当他说就算治疗师在他的手上拉屎，他也会把它吃掉，是否是在指早期被剥夺的经验，以及随后像养父离家等遭遇所带来的愤怒与失望感受呢？他似乎一直在想自己到底要如何面对这样的经验，他应该忍气吞声地接受吗？这些经验令他感到愤怒与耻辱。然而，他还是说他愿意把大便吃下去，这样的行为具有倒错的特征，也带有一种"既然终究得做，不如就接受"的感觉。事实上，他本来就没有选择，因为任何发生在他身上的事，皆非他所愿，也不是他能控制的。这样的情况持续伤害着他的内在心理。

当乔治意识到自己依赖父母（我们应该还记得，他的父母自己也有困扰），或是觉得想要依靠治疗师的时候，会因为自己没有控制这些大人的力量而感到焦虑。他会倾向抵抗这种脆弱感，并且改以一种愿望实现的防御机制来否认自己的渺小感与无助感（全能）。他也否认自己还有一无所知的事情（全知）。乔治的防御机制具有美味可口的虚假外表（巧克力与覆盆子的味道）。他经常让自己长时间沉浸在感官享受或是口腔满足的非现实世界中，借此忘记所有不快乐的事情。

因此，乔治其实是住在自己创造的童话世界中。童话故事中的韩赛尔（Hansel）与葛莱特（Gretel）自小失去母亲，后来被抛弃，而且情况岌岌可危。两兄妹在森林中突然看到一间姜饼屋，上面布满了他们喜爱的糖果。就因为这样，他们掉入了巫婆的陷阱之中无法脱身。乔治由于早期遭遇过被剥夺的经验，所以很害怕自己会挨饿。他不论是在身体或心理上，都鲜少得到父母的关爱和照顾。可是，当他沉迷在自己的感官世界之中时，他也一步步成为自己防御机制的俘虏。他的内心充满了各种废物——以心理现实（Psychological reality）呈现的幻觉与想法。这个状态几乎就像药物上瘾一样。他的幻想是内在产生的一种"坏食粮"，原本要用来对抗"大便"。不过，这种类似药物上瘾、倒错而耽于感官的状态都会带来满足感。此外，这些状态还可以让他避免自己去记忆或消化这些痛苦的经验，但他也会因此错失了从中学习成长的机会。治疗可以帮助他发现这么做是错误的，还有留在巫婆的房子里面是很危险的一件事。

好食粮与坏食粮

治疗所提供的精神食粮，是一种能够明确表达情感和洞悉情感的治疗关系。要做到这一点，儿童治疗师必须去了解阻碍儿童整体发展的焦虑源头为何。通常，经历过严重被剥夺的孩子，都需要比较长的时间先把愤怒、痛苦与困惑发泄出来，之后才会愿意相信，治疗师真的能够理解他们的感受，而不是只有表面上的沟通而已。渐渐地，治疗师和孩子就会找到一个共通的语言来谈论重要的议题，而且是从孩子理解事情的角度来看。

当我们在讨论社会中哪些信息对孩子有用、哪些有害的时候，上述这个观点很有帮助，因为心理治疗就是将日常生活中各种精神与情感食粮的来源加以浓缩，并且依照个体需求调整。这些食粮的首要来源是生活中的亲密关系，而这些都属于成长发展的领域。在日常生活的关系中，我们可以学到什么是真实而且有意义的事物。爱人、家人、朋友及同事都可以给我们安全感，让我们得以勇于坦白自己真正的感受与想法，避免采取自欺欺人的方式来防御焦虑。在缺乏这类支持的情况下，我们只好依靠内在资源，但如果连内在资源都极为贫乏，就会遭遇困难，并且面临对"失范（anomie）"——一种不被他人认可的感受的恐惧。

第二个精神食粮的来源是教育。教育可以帮助我们很好地运用另一项重要资源，即文化传承。音乐、艺术、文学、戏剧、舞蹈和电影，都能够打破我们较为疏离（自闭的）而又自我中心的（自恋的）心智状态。借由艺术家的创作想象，以及通过成为读者、听者、观众等社会群体的一员，这些艺术形式会迫使我们去与外在世界建立关系。真正的艺术创作——包括流行艺术与大型运动赛事——会提供一个看待生命中所有重要议题的公众观点。第三个精神食粮的源头来自我们自己，即想象与梦境所呈现的无意识世界。上述提及的每项精神食粮来源，都取决于我们是否能够游走于与他人共享的外在世界与自省的内在世界之间。第四个来源则是工作，也是本书第十章的主题。

每一个精神食粮的源头都可能败坏，进而产出有害的成果。有些人际关系会阻碍成长；有些艺术形式是倒错的；而有时候想象与梦境会让我们误入歧途。这就是本章一开始所谓的坏食粮。从戴伦、乔治和其他儿童的类似经验中可以证明，人类有**与生俱来**的能力来判断生命的各种经验。很明显的，在基本情感需求上遭遇过多的挫折，就会阻碍心智发展，但是有限度的挫折却是促进正常发展不可或缺的要素，即使个人或是整体社会多半都会怨恨挫折。

简言之，心智所需的食粮必须至少具备这样的力道。在自由的社会中，各种规范与禁止都会尽量控制在最低限度，其中一个原因是，多样性依然具有其价值。我们永远无法预测事情的发展。要是我们开始认为自己能够百分之百掌控什么有益、什么有害，就会是非常危险的一件事。本章最后提出这项中庸而概括性的结论，同样并非意图提出任何"定论"，但它所依据的是人类发展的重要临床事实。当我们在争辩哪些情绪或心智方面能见容于社会之时，这些临床事实或许可以成为有用的准则。

第十二章

＊

面对常态与精神疾病的态度

心理疾病会因为我们对它的看法与期待而有所改变。就这一点而言，心理疾病并不像是暴风雨或太阳黑子活动等自然现象一样，不论人类怎么想、怎么做，都不会改变。我们现在知道，有些身体疾病会受病患本身的心理状态影响。不过，如果是造成传染病的病原体，不论我们有何看法，对它都不会有任何作用。譬如，诊断出脑膜炎双球菌感染的时候，医生并不能就此停下来思考这个问题，而必须立即施以适当的抗生素才行。

心理疾病就不一样了。就大多数的心理疾病而言，目前仍未找到确切的身体因素。就社会层面来看，患有心理疾病的个体以及心理疾病本身，都会受到社会整体对他们的态度的影响。这并不表示人们的心态、偏见或贴标签、污名化等单纯的心理或社会因素本身就会造成重大心理疾病，但是极为痛苦的童年所带来的负面效应，确实有可能导致儿童或成人产生心理疾病。这也并不是说药物在治疗心理疾病上不重要。然而，目前心理疾病的治疗却有过度依赖药物的倾向，不然就是寄全部希望于新的药物治疗出现。我们大多会对自己情绪失衡的状态感到不安，所以很容易就把希望寄托在有效的药物上。或许正因为如此，个体通过努力认知、了解和改善各种情绪障碍因素所能带来的种种好处，也就被社会忽略了。

就心理疾病的症状表现以及患者本身的感受来说，心理疾病可比情绪暴风雨一般，会对个体的心智、人格及人际关系造成实在的、持续性的伤害。患有心理疾病的个体会感觉到，某些心理态度或者冲动可能同时是疾病的起因也是后果。虽然目前从未发现心理疾病会造成脑部结构的明显改变，但是通常当情感上的伤害过分强烈时，也会让人感觉像是身体上的伤害。我们可以审慎而肯定地说，心理疾病会受到社会的看法的影响。仔细检视人们对心理疾病的态度与反应，就能够为患者及关心他们的人带来重大的转变。

举例来说，心理疾病中最为严重的精神分裂症在每个国家的发病率都差不多。然而，至少就目前来看，在发展程度较低、竞争压力较小的社会中，精神分裂症的复原情况比较良好，即便它们不见得具备现代的心理健康服务。以下有一篇学术性文章的片段探讨了这项事实。文中明确地指出，精神分裂症的影响会因为现代社会的工业化而延续，并且更加恶化。

> 在尚未工业化的文化中，人们对于心理疾病本质的看法与身体疾病几乎没有分别，而且对于两者的概念往往会与巫术或宗教信仰相互重叠或混合。经过工业化之后，原本具有支持与解释力量的宗教与巫术就会渐渐失去影响力。此外，医学科技的进步使得心理疾病渐渐与身体疾病区分开来，但是医学的发达并没有为严重的心理疾病带来合理解释，因而造成患者开始遭受社会的排斥与污名化。[Cooper, J. and Sartorius, N. (1986) 'Cultura and Temporal variations in schizophrenia: A speculation on the importance of industrialization' pp 332-8 in *Contemporary Issues in Schizophrenia* Eds. Kerr, A. & Snaith, P. Gaskell, London.]

巫术或宗教信仰系统与心理疾病之间具有特殊的关联，因为它们跟想象力一样源自思想中较不具理性的部分。信仰系统往往会提供一个架构来理解特定的心智状态，包括那些被视为不正常的状态。在某些社会文化中，这个理解架构会将人们抑郁、幻想的症状解释成受恶魔附身，所以需要予以关心或拯救。魔鬼被视为是独立于个体之外的东西，所以只要驱逐这些恶魔，人就会恢复正常了。这样的信念，对于该个体或群体而言或许是有帮助的。在其他社会里，患者脑中的声音，可能会被认为是表达神灵情绪或意旨的重要信息。群体中的某个人生病，也可能会被视为是一种征兆，代表社会本身的腐败或病态。占卜师或算命师推测出问题的症结所在之后，就会提出改正的做法，而且不仅是针对患者本身，还包括整个社会。这不像寻求代罪羔羊的古老仪式一样，会将群体的问题怪罪在个体身上。此类现象在西欧文化最为盛行。犹太教与基督教为生命中各种经验与不幸的意义提供了全面性的解释观点，以及许多具有教育意义的例子，譬如对于不幸遭遇所感到的忧郁与愤怒（乔布的故事）、手足之间的毁灭性竞争（该隐与亚伯）、领悟和自我牺牲的力量（基督耶稣）、对于伤者的见义勇为（好心的撒玛利亚人）。

　　然而，我们也不应对这些另类的社会文化持太过不切实际或怀旧的想法。通常这些文化很残酷、可怕，也往往是错误的；在宗教审判时期的猎巫行动即是一例。此外，民俗疗法多半没有现代药物的功效。尽管如此，某些社会中的信念结构确实会保护患者或具有心理困扰的人，并且赋予他们特有的权利，让他们能够被社会所包容和接受。另外，值得谨记的是，人们会主动地去追求近似心理疾病的精神困扰状态。几乎所有的社会都向往狂喜或迷幻的心理状态，并且会利用蘑菇、药物或是仪式化的节奏舞蹈来达到这个境界。在酒精的麻醉下，原本"迫使我们小心行事"的意识（conscience）*会暂时失去作用，而酒醉有时也会让人脱离意识的束缚。

---

* 此处的意识（conscience）也有道德心的意思。——译者注

对于他人心智状态的敏感度

某些与心理疾病相联结的心智状态，可能会引起周遭他人的焦虑。有时候，这是人们在认知到患者意图之后的直觉反应，就像是一种人际雷达一样。对他人产生警戒或恐惧的反应，或许来自人类求生的本能。不用通过语言，我们也可能会对潜在的攻击或危险产生防备之心。

> 一位女性病患过去曾对治疗师产生非常暴烈的敌意，而这让治疗师相当焦虑。来会谈的时候，她经常会提着一个塑料袋，并且把它放在腿上。治疗进行的过程中，她会从里面拿东西出来，有时候是书，有时候则是信纸，但是治疗师一直都很害怕袋子里面装的是武器。

事实上，我们的雷达可以侦测到跟病人情绪或体验有关的信息，而且涵盖范围相当广。举例来说，一位躁狂症病人（狂喜或激越）可能会让他人也产生同样愉悦的感受，但过了一阵子之后，这种感受就会转变成无力、抑郁、烦躁或悲痛。这些往往就是病人本身无法处理，而想要借由狂躁来加以否认的情绪。

虽然这种人际雷达有时可以侦测到正确的信息，但通常都是以失准居多。我们对于疯狂都有不理性而又不切实际的反应，原因很简单，因为心理困扰具有很强的感染力。心理健康对我们而言，就跟身体健康一样重要。因此，看到他人有很严重的心理困扰时，我们的反应就像是目睹严重的身体伤害一样，会感到极度震惊、恐惧，有时候甚至会感到兴奋。我们必须去彻底思考，眼前目睹的一切对自己究竟有何意义。

> 一位年近60岁的妇女刚刚经历过一场重度抑郁的崩溃。

这场晚餐是她出院之后参与的第一个社交活动。照理说她应该已经复原了，但是脸上却带着极度痛苦的神情，让身边的人不知要如何接近她。她表现出来的态度，似乎是在为自己的出席道歉，好像觉得自己没有资格坐下来与大家用餐。

另外一个例子是：

一位和蔼可亲的40岁男子育有两子。几个月前，太太去世之后，他在与人闲话家常的过程中，都会突然半开玩笑地提到他需要接受辅导，比方他会说，他可能会崩溃，下一次见到他的时候就是在医院了，或者是不再相信爱情等等。听者回应的时候多半不太确定刚刚听到的话代表什么意思。这让人不知要作何反应，所以往往他话说完，回应的机会也就立刻错失了。听者心中似乎不愿意去思考男子说的话，以及他想要预告的情况会是什么。

去了解这些人心中的痛苦，其实会让人感到相当不自在，也绝非容易的事。那位参加晚餐聚会的妇女，究竟是在什么样的心理状态与情绪之下，才会发生如此严重的崩溃情况？那位刚刚丧妻的男子，又是察觉到、警觉到什么样的心理状态正在发展，并且因此求援呢？当一个人不再相信爱，他的内在会产生什么样的变化？当他们暴露在自己的毁灭性情绪之下，不受任何保护时，怎么可能不陷入绝望之中呢？看到或听到他人陷入痛苦，对个人所产生的连带效应是极大的。这可能会使人想起自己生命中或人格中面临的困境，像是亲人的死亡、自杀或是心理问题，或者过去那些令人不安而刻意遗忘的童年事件可能会再度浮现。然而，我们的反应多半并非出自于单一事件或是创伤，而是童年时期累积下来的脆弱所致。

对于保持正常的焦虑

病人对深入了解自己会产生阻抗，是很常见的现象。不过很多时候，了解那些痛苦情感的意义，比逃避还更有帮助。通常，这些情感其实并没有我们想象中那么严重，或者说，它影响的方式跟我们预期的并不相同。此外，坦然接受它，至少有助于解决问题。尽管如此，酌情应对也有其重要性，那就是可以让人继续过活下去。在面对自己或他人的困境时，有时候装作若无其事地继续过活可能比较好。

曾经带领我们共同团结度过"黑暗时刻"的丘吉尔，自己在面对他称之为黑狗的"抑郁症"时，也不免感到恐惧。他无法靠近火车站台边，因为害怕自己会在火车进站时不由自主地跳下去。不过，丘吉尔一直都不喜欢精神科医师，也对他们抱着质疑的态度。在战争时期，他的幕僚暗中安排精神科医师参与选任军官的工作，并且为患有战争疲劳症的士兵进行心理复健。幕僚很害怕丘吉尔会不允许他们这么做，但有了精神科医师的协助，就可以提升军官的素质，并且让悲痛的士兵恢复生气。丘吉尔的逃避或许对他自己有益，也间接对国家有益，可是对于整个军队来说并没有好处。

最近，有一位相当知名而且受人敬重的主播在报上刊登了一篇文章，文中提到，他在青春期的时候曾经有过一次情绪崩溃的经验。当时，他觉得自己已经离开身体，或者可以说是灵魂出窍了，而且还漂浮在房间某一个角落俯看着他的肉身。他坚信，如果这个东西不回到自己身体里面，他就会死亡；更惨的是，他可能会从此消失在这个世界上。有好长一段时间，他都处于随时会进入这种状态的情况，并且对此怀有强烈的恐惧。在第一次崩溃的10年后，他依然饱受惊恐发作之苦。发作之时，他会觉得如果不专注在每一次的呼吸上，他就会停止呼吸。他觉得，这些状况以及随之而来的后果影响了他30年。文章刊出之后，他收到上百封来自读者的信件，他们多半都有类似的经验。然而，除了少数几个例外，大部分的人都觉得这样的经验让他们有解放的感觉，殊不知惊恐的体验对作者造成多么大的恐惧。

　　具有某种程度的心理困扰，其实几乎是人的常态。真正坦诚面对自己的时候，有谁会觉得自己是完全正常的呢？如果世界上的每个人都是正常的，那世界就不成样子了。这样一来，还有谁能够为人类面临的极端处境发声或作为代表呢？我们遭受的痛苦皆有其意义，而且能够让我们与他人联结。大部分的人都觉得，保持正常就是不需要太过注意自己的情况，如此地生活。然而，从心智与人格所需承受的复杂度与压力来看，这样根本算不了什么成就。事实上，有些人很重视自己内在心理的困境，认为这些困境似乎可以为他们带来特殊的能力或创造力。

　　正常的人多多少少会担心自己的心理受到困扰。这些焦虑会转而影响我们对他人及其困扰所持的态度。试想以下的情况：某一治疗团体的成员有6～8位。成员中有男有女，每个人都有各自的困扰，不过他们的问题都很常见。有些人无法从分手的关系中复原；有些人觉得自己无法与人发展关系；有些人觉得抑郁；还有些人觉得过去的阴影挥之不去，让他们一直裹足不前。在这个治疗团体中，多数人都有工作，还有几位具备非常优秀的才能与专业能力。其中有一两位曾有过情绪崩溃以及住院的经验，而只有一位成员的情况似乎比较特殊。

　　　团体每周一次的会谈通常都以闲话家常开始。当其中一位成员自愿担任病人的角色时，其他人显然感觉松了一口气。他谈到的是女儿厌食的问题。过了不久之后，团体把注意力转移到一位看起来最不安的成员身上。他说他感觉自己的情绪非常不稳定，也谈到第一次住院的情况。几星期过后，这位成员缺席了，但是没有任何人提到这件事。团体治疗师提醒说有人没来，但大家却不予理会。直到治疗师一再针对这个事件做出诠释之后，所有人才愿意承认那位成员没来的事实，还有他们害怕他可能再次崩溃——之后证明确实是如此。在这个过程中，成员才透露说，他们前几周一直都不敢提这件事，生怕一提起，就会被认为是有问题或是疯狂的，因为他们认为自己的感觉似乎"不对劲"，或者是没有预期到会有这种感觉。有些人说，一想到之后也得谈自己的问题，就会觉得全身无力。他们觉得这种自我表露的过程很可能会失控，就好像自己随时会掉到地上，或是地板突然间破了大洞一样。每个人都害怕自己会变成奇怪的人。

很多人都会害怕心理失衡的状态。许多实际上很正常的人，在他们的人格特质中，依然会有一部分的运作感觉上是疯狂的，或者超乎个体的愿望与判断。这些被激起的人格部分通常包含难以控制的性欲、痛苦、不快乐以及毁灭冲动或攻击冲动。这些情感很可能相当疯狂又无法掌控，而且其程度、严重性以及对人格的影响都会因人而异。然而，这些情感往往潜藏在许多正常人也有的怪异行径或神经官能问题背后，也是造成这些特质持续存在的因素。

人类的天性

当然，由于人格特质、性格与经验的差异，每个人所面临的问题都是独特的。不过，有些一再发生的问题，对于某种人格特质而言特别不容易克服。这些是性格当中与生俱来的问题。在各式各样的个人问题与人格特质中，依然有常见的心理障碍。

　　有位年轻而又事业有成的男性病患一星期接受一次心理治疗。他一直坚信自己的性格极为特殊，而且魅力十足。他开始意识到，这种看待自己的态度，与他真正具备的才能以及达成的重大成就没有太大关系。在有任何成就之前，他都是先有自我理想化的观念，而且这跟他所做的任何事几乎没有关联。他把自己的成就都归功于这项特质，但其实成就是本身的能力加上运用得宜之后所产生的结果。领悟到这一点之后，有一天晚上，他梦到一个男子正拿着两支装满血的针筒到处去威胁别人，里面的血都感染了艾滋病病毒。他醒来的时候吓得满身是汗。

　　在下一次的会面中，他描述了这个梦，可是之后治疗师在解释这个梦的意义时，他却没有在听，反而是花时间在挑剔治疗师的用词，偶尔还会加以纠正。他通过这个方式来破坏任何具有实质意义的解释。这种情况经过一段时间之后，很明显可以看到，后果就是让过去几个星期以来所获得的领悟逐渐失去影响力。他这么做，就是要刻意去破坏自己的发现，好比艾滋病病毒会破坏免疫系统一样。梦境中的景象到了白天，就在会谈过程中行动化了。一旦他认识到这种自我理想化的愉悦与他实际的工作无关时，他多半都会采用这个方法予以否定。

　　这位年轻人渐渐发现，自己内在有一个部分是他无法掌控的，而这个部分会破坏他对自身的重要领悟，可是他其实很清楚这些领悟能够强化他的人格。他开始了解到自己这些行为背后潜藏的敌意有多么深。他要是试图让自己变得平凡一些，晚上做的梦就会像上述情境一样暴力而且充满焦虑。有时候，这些带有敌意的情绪会以更为直接的方式浮现出来。他的思考模式似乎是："如果我不认为自己特别有魅力或是聪明，就会觉得别人才是与众不同的。我没有办法忍受这一点。我会嫉妒，会觉得自己不如人，而且会想要破坏别人对此人的好印象。我经常发现，我带着强烈的讥讽态度所破坏的这些人，其实是存在于我内在的形象。我对自己朝向他人的嘲讽似乎坚信不移，这样就会再度认为自己是独特的，而他人一点也不重要。如此一来，我又会觉得情况好转了。有时候，先前的自卑与愤怒情绪似乎不再那么真实了。我对这一切都感到相当困惑。"

通过这类治疗可以发现，让病人感觉与众不同的人，多半是父母或是手足——即父母的其他孩子。病人的自卑感，似乎与当下的现实没有太大关联，而独特感亦是如此。有一种解释是，这是未发展的婴儿期情绪的残余。婴儿察觉到父母的力量与创造力，并因此感到愤恨。在这种情绪下，双方的相处不再被视为爱的表现，而是处于一种败坏（corrupt）、怨恨而又相互讨好的关系。这种怨恨会带来巨大的力量。内在的轻蔑态度，感觉上就跟任何外在行为一样具有破坏力。

虽然正常人除了嫉羡之外，还会有许多尚未整合的困扰情绪，但是对于成长发展中的人格来说，嫉羡的关系特别难以应付。嫉羡是极令人困扰的情绪，也难以意识到，因为它很容易就会转化为破坏性的行动或是贬抑性的认知。直接的敌意、暴力或犯罪，都是嫉羡的表达形式。如果转化成优越感与自大时，即是将自卑感与嫉羡投射到他人身上。嫉羡几乎是完全不被接受的情感，所以个体会觉得自己不可原谅，而且与此相连的罪疚感也往往令人难以忍受。然而，个体不见得会体验到罪疚感，反而会把自己当成遭嫉妒之人批评、指责的受害者。因此，能够感觉到嫉羡，就是成长进步的象征。

奇怪的是，强烈的情感可以在我们没有意识到的情况下存在于内在。不过，这些无意识情感和其他类似的感觉却可以决定我们大部分的思考、感受、信念、意见与行动。由于本质上的困难，这些情感事件往往会被隔离在人格某个潜藏的角落（分裂出去）。这些情感即形成正常人觉得自己内在疯狂的那一部分，也是不安全感持续存在的根源。造成这种疯狂感的原因之一，是嫉羡的力量与善的来源两相冲突。这会产生造成混淆的假象，让儿童或大人无法分辨是非善恶。如此一来，人们便无法判断谁才是值得崇敬的人，也会害怕违背了自己的价值观。虽然嫉羡是人格固有的一部分，但是被剥夺的真实经历会让它更加强烈，而且即便成长过程相当顺利，也无法摆脱嫉羡的感受。我们知道，许多人被迫面对被严重剥夺的处境或情感羞辱，而这些处境都会大大增强想要破坏别人好运的冲动。

个 体 界 线

害怕感染上疯狂、被疯狂的想法吸引，以及害怕失去自我认同、与具有精神困扰的人融合，或是被其控制，都是造成我们对心理疾病患者感到不安的原因。上述这些焦虑，可能来自于努力成为独立个体的过程中所面临的困难。独立个体具有稳定的自我认同，也具备将自己与他人区分开来的能力。这些能力往往会在一段长久关系面临分离时遭到考验。

我们通常会以"寻求注意（attention-seeking）"一词来形容分离焦虑造成的心理困扰，而且往往带有贬意。然而，希望他人挂念自己，是人类普遍的无意识愿望，也是一个重要的议题。要能够接受身边的人不一定常在，或是自己不一定常存于他人心中这一现实，我们最好在早期就经历分离的失落，但是情况不能过当，也需要有父母的爱作为支持。不然，我们的个体界线就会变得模糊不清，或者是不容易建立起来。不只是罗马尼亚孤儿院里的孩子会遭遇不幸，许多婴儿都是在被严重剥夺的处境之下经历分离。这会造成他们很早就产生被遗弃或是对死亡的恐惧。事实上，如果婴儿无法感觉有人关心他或是爱他，死亡的几率就会大幅增加。为了不屈服于这样的恐惧以及预想的命运，我们会通过

"寻求注意"来维持他人对自己的关注。

成长之后，即使是情感发展健全的人，在历经分离时同样会有痛苦的失落感。对于脆弱的人来说，同样的事件则可能会带来严重的后果。为了避免这种情况，我们总是需要他人、离不开他人，也需要与人融合、联结，占有他们、也被他们占有。对于某些人来说，与他人相处，但同时又认知到彼此是分离的个体，是不可能做到的事。对于其他人而言，保持人我距离是很重要的。我们有可能独自生活，但惬意地孤独着却是不可能的。与他人太过接近时，会感觉被侵犯，或想要侵犯别人；与他人距离太过遥远，又如同陷入深渊。在婴儿期、童年或青少年时期如果经历过多失落，可能会导致情感上的疏离，因为这是唯一能够对抗极度愤怒、谋杀或自杀冲动的方法。

正常人的分裂

对成人来说，未解决的婴儿期情感似乎具有他们无法掌控的力量。这也是它往往会被隔离在人格某一部分，并且与现实生活分离的另一个原因。人格分裂的程度可轻可重。最极端的程度是像精神分裂症这样的病态形式，如同史蒂文森所写的《变身怪医》（*Dr Jekyll and Mr Hyde*）一样，人格呈现清楚明确的分裂状态。或者，分裂也可能是普遍可见的发展不均现象，也就是将自身当中运作较为混乱的那一部分加以忽略。

分裂的现象意味着，我们几乎没有人是真正完整的，但人类依然怀有追求完美的深切渴望。许多人都认为自己应该完整无缺而且正常，也觉得这是别人对我们的期望。譬如，上述案例中那位有魅力的年轻人之所以变得自我中心，并不只是为了要对抗自己无意识的嫉羡。同样重要的是，他必须能够坚信父母有给他足够的关心，以及自己必须维持正常。对他来说，认识到自己在个体的独立发展上一再遭遇困难，等于是违背了他心中认定的别人对他的期望。原始的毁灭情感，以及不知自己是否能够承受分离的不确定感，都会导致恐惧。我们除了有否认恐惧的压力之外，还有追求理想的渴望。我们认为世界就应该是如此。这些因素会影响我们对于心理疾病的感知与反应。我们多少都会把自己的困扰投射到明显可见的心理病患身上，然后期望他们能代替我们被治愈，或承受他人对我们的恐惧。永远保持正常的渴望与一项事实相左，那就是：不论是正常人还是心理病患，也不论它有多么令人难以接受，心理发展是一个持续不断、充满各种内在困扰的过程，而且这些困扰永远不会有完全被克服的一天。

　　从先前团体治疗的案例中可以看到，即便当别人允许我们描述自

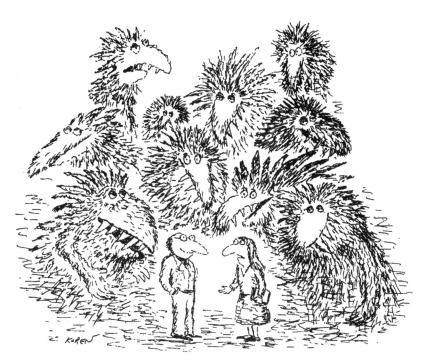

"戴维，你又在否认自己的感觉了，是吧？"

图14　将自己的感受投射到心理病患身上的倾向，会影响我们对他们的看法，而这会增加他们的负担。

己的困境时，我们还是会害怕别人的看法，反倒不害怕自己怎么看自己，我们都怕别人会认为我们很奇怪。大体上来说，其他人其实比我们预期的还要宽容，还要通情达理，但我们也不得不注意到，他们对待自己就不是如此了。他们跟我们一样，对于自己那些令人难堪的想法总是难以启齿。每个人都会害怕别人对自己的评断。除此之外，我们也得实际一点，就算是再好的人，也不见得总是能够包容或理解别人。面对我们的时候，他们其实不见得口口如一。那他们私底下又会说什么呢？对于生活的现实观点，与自己过度敏感的怀疑混淆在一起之后，就会产生这些疑问。事实上，我们之所以会感激朋友，不只是因为他们总是会纵容我们，也是因为他们期待我们会真诚地与之交往。尽管，实际上每个人都希望自己能够完全被他人包容和宽恕。

良　　知

我们对于他人看法的预期，和实际上得到的评价往往有落差。这可以从良知（conscience）的角度来解释。良知是某个更为广大、更有力量的心智结构的元素之一。弗洛伊德之后的精神分析师将该心智结构称为"超我"。超我是外在世界在心智中的表征，其根源则是监督、引导、协助、批评我们的父母意象，主要功能是规范我们。

良知与超我会限制他人对我们的认识，也会限制我们对于自己性格的认识。超我的严厉程度，与人格上的困难习习相关。大体上来说，心智越健全的个体，超我也会越坦率、有益、正直、仁慈，也越具有洞察力。如此便会产生一个良性循环——可能引起罪疚感的情绪能够被包容和接纳，然后再由人格的其他部分来加以修正。然而，超我对自己以及对他人要变得极端、严苛以及反复无常，也是非常容易的事。这不只是因为我们的父母有时候就是如此，或者是他们的道德良知即是如此，也是因为超我深受原始情感影响。

这样的超我，可能会导致被剥夺的人格；在成长过程中历经各种破碎、暴力或虐待关系的人尤其是如此。他们往往很难去保护爱的关系，让它不受到自己内在的情绪混乱或攻击影响。在此情况下，他们的孩子在性格上会被理想化。当理想心破灭时，后果往往非常严重。孩子正常的抱怨，可能会让他们感到被迫害，然后愤怒也随之而来。这时，怨恨的孩子通常代表婴儿期的自己，也就是在成长过程中没有受到关爱的那一部分。

为了要保护所爱的人，让他们不受自己的愤怒影响，这样的恨意可能会转移到其他人身上，然后将其视为有害的人——对象通常是不同的种族族群，或是那些被视为行为特异的人。他们对疯狂往往有偏执性的恐惧，像是："你是说我疯了还是怎样？"或"你在看什么看？"其中一位非常关心小孩的患者就直言不讳地说，任何人让他孩子接触毒品，他都会杀了那人。经过几次治疗之后才发现，几年前，他曾经贩卖过总价值超过十万英镑的烈性毒品。

这样的人，并不如我们所想的那样缺乏道德良知，而是他们的良知太严厉，以致无法产生一丝的罪疚感。对他们来说，这就像是被怨恨至死一样。要是他们承认自己的感觉与冲动，就会引发极为暴烈的情绪，甚至会让他们想要杀死自己。这些感觉极度不稳定，而且往往是以粗暴的方式摆脱。换句话说，超我开始堕落，而且变得反复无常，就像16世纪那些红衣主教与教宗一样，高兴的时候就给予赦免，但也可以因为被收买而惩罚无辜的人。八卦小报也是善变超我的写照。我们常常可以看到，就在报纸第三版上半裸女郎诱人的写真照两旁，可以赤裸裸地、毫不避讳地摆着教化人心的文章。虽然小报的卖点就是严苛而又犀利的观点，忠实地披露事实已经不再是报导的重点了。但于此同时，在其他公众领域内，人们对于维持正常还是抱着一种强迫式的看法。这会让显露出原始自然样貌的人备感威胁，而又不见容于社会。过度的举止合宜或得体可能意味着，我们若不是天使，就表示已经堕落了。同样化，认为人类总是能够维持理性的这一想法其实不见得经得起考验，但奇怪的是，此一观点依然极具说服力。

心理疾病的现实状况

目前，大众对于心理疾病的看法呈现两极化。其中一种观点是，重大心理疾病的患者是造成谋杀等犯罪事件暴增的罪魁祸首。另一种看法是，这些疾病的严重性、发病率、慢性程度以及痛苦都已经降到最低了。也就是说，人们否认了疯狂的本质，即试图把它当作一般疾病来看待。在各种看法充斥社会的同时，事实反而被忽略了。

在英格兰及韦尔斯地区，一年平均约有600~700件的非法杀人案。这个数字每年都在逐渐攀升，其他大部分国家的情况都是如此。1957年，这两个地区一共有116件的杀人案，1995年则增加到522件。重大心理疾病的患者并不是犯罪案件增加的始作俑者。患有精神分裂症的病人每年平均约犯下40起的杀人案，但是凶杀的对象以亲戚或家人居多，少数为陌生人。相比之下，在600~700件的杀人案中，至少有300件都是因为危险驾驶或酒醉、吸毒驾驶所造成的。

事实上，重大心理疾病患者所犯下的杀人案件占总数的比率每年平均下降3%，而且持续了许多年。1957年，他们犯下的杀人案占总数的35%，1995年则下降到11.5%。自1994年起，心理健康服务单位必须公开询问前来求助的病人是否曾经犯过杀人案。然而，即便谋杀案是增加速度最快的犯罪行为，我们对于杀人犯却没有类似的要求，不论是公开的或私人的。药物滥用以及诉诸暴力的社会文化，才是造成凶杀案件暴增的主要因素。

重大心理疾病患者并非造成杀人犯罪案件增加的主因，却被当成箭靶，主要是因为他们所犯下的案件特别容易引起大众的恐惧。这就好比我们对蜘蛛或蛇总是怀有莫名的恐惧一样。将危险或酒醉驾驶的行为合理化，我们会比较自在一些，不过，这些看似意外的事件背后潜藏的无意识动机，可能跟心理疾病患者犯罪时一样带有谋杀意图。当精神分裂症患者犯下杀人案时，让我们感到不自在的，或许是犯罪意图的疯狂本质以及受害者的悲惨命运。我们让这些患者替我们背负产生心理困扰的潜在压力，同时他们还得承受自己的疾病。许多犯下"正常"凶杀案件的人，多少都有人格上的困扰，就这个角度来看，他们其实并不是正常的。此外，当一个人在谋杀他人时，心智通常并非处于正常的状态。不过，这些状态其实比想象中还要更接近我们所谓的"正常"。

社会趋势与政治领导可以影响整个文化所采取的态度。该文化系统可能会把超我推向一个极致的程度，使我们相信自己应该要是完美的。这类不切实际的预期助长了不切实际的行为，导致整个社会更不容易去包容和接受普通程度的心理困扰，反而形成了一股害怕被人指指点点的紧张氛围。社会必须强调和重视的是，我们应该要包容人都有某种程度的罪疚感与责任感，而非集体沉溺在一种道德的受虐狂之中。社会基于对病症本质的了解所采取的行动，就能够减轻病人以及关爱他们的人所背负的压力。这意味着我们必须认识到，也许每个人都可能会产生心理疾病，就像我们的身体容易生病一样。

在本章当中，我们试图从自省的观点来探讨这些议题，原因是我们对于这些议题所持的立场，会影响我们对于心理疾病的态度。倘若我们的态度——指的是明确的立场，而非表面上的意见——能够保持中庸，不过度捍卫心理困扰所具有的意义或本质，也不将心理疾病患者污名化或是让他们成为替罪羔羊，那么渐渐地，社会或许就能够提供更为完善的心理健康服务。

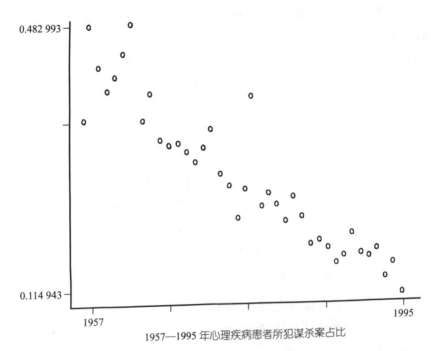

1957—1995 年心理疾病患者所犯谋杀案占比

图15　这张图显示，心理疾病患者犯下的谋杀罪，占谋杀案件总数的比例逐年下降。

第十三章

※

心理困扰与心理疾病

罪恶与死亡紧密结合

将建筑物彻底摧毁

影响所及，所向披靡

但是爱和恩宠与荣耀携手

筑起一座更胜往昔的璀璨宫殿

取自乔治·赫伯特（1593—1633）《这世界》

在1980—1982年，精神科医师以及心理学家针对美国5个不同城镇的人口所访谈的18 000人的样本之中，发现有2 700人精神异常。在英国接受家庭医师诊疗的人中有一半没有任何生理症状。而接受家庭医师诊疗的人中有14%罹患精神疾病，略多于心脏以及循环方面的疾病。一年中有2%的人口会去看精神科医师，而将近1%必须在精神医疗单位住院。最近的一个报告估计有20%的儿童与青少年有心理健康的问题。

"这些是数据，现在告诉我们到底是怎么回事"这句话有力地挑战了我们对心理疾病的知识。"这些数据"在心理疾病领域比一般领域更需要诠释。它们有赖专家对疾病的初始理解。人们因为各种人类的状态——苦恼、从生活而来的问题、疾病等去见医师。正常与生病之间的连续谱的两极较容易辨认，但在心理健康、日常生活困难、神经官能

症　抑郁以及精神分裂症之间要划分出明确的界限，却是相当困难的。

事实上，有些生理疾病的情况也是如此，这点颇令人意外。当一个孩童重复地出现典型的重度呼吸困难时，他很容易被诊断为气喘，但是对一群气喘孩童进行评估时，他们在肺功能的各项指标上却不一致，他们的严重程度亦构成一个连续体。正常呼吸的孩童以及呼吸受到轻微影响的孩童之间没有明显的差异。毫无疑问地，虽然心理疾病和气喘一样的真实，然而心理异常是否像生理疾病一样是一种疾病，则仍有争议。

我们通常认为疾病以症状来呈现，这种对于疾病的看法意味着疾病以症状困扰着本为健康的个体，并且这些症状必须被治疗。心理疾病通常也是如此，但有时它们可成为心理成长过程的一部分。去除此种症状可能不全然是好的。假如这症状是因一个人的生活方式而产生的，那么面对它比压抑它要来得好些。若患者想要以自己的个人生活史作为他的个人认同，则与这些生命经验达成协议是需要的。本章一开始所引用的乔治·赫伯特（George Herbert）的《这世界》（The World）这首诗，是有关破坏已有建设的共通经验。然而男人与女人也有建设性的以及爱的冲动，并试着重建那被破坏的。有时患者也可能倚着走过心理的崩溃而与这世界建立更深的关系，并获得比他们之前更强健的人格。

虽然就某方面而言，我们对心理疾病有很多的了解，然而我们很少能证实我们所理解的是否为真。此种不确定可能是导致一些专家的想法变得极端的原因。就像一位有经验且非武断的精神科医师所说的：“我们一无所知，却仍必须照顾人们”。照护的工作是困难而沉重的，且有效的治疗法是少见的。心理状态的分类方法有许多种，皆各有所用，但没有一种完全地令人满意。

神经官能症与精神病之间的主要不同点在于与现实接触的程度。一个简单但是清楚的说法是——神经官能症病人梦到伫立在空中的城堡，而精神病人则是住在里面。神经官能症包括一些轻微的抑郁状态、非理性的害怕、恐惧、焦虑、强迫症以及歇斯底里的状态。精神病分

成情感性的（所谓的情感性障碍），以及思考性的（精神分裂症）。情感性障碍包括重性抑郁，有时包括有罪疚感的妄想、高亢或兴奋的躁狂症。精神分裂症则是包括妄想与幻觉的重度疾病，是最令人困扰的疾病。介于神经官能症以及精神病两者之间，有着两者的一些特征，是所谓的边缘状态，有些人会将重度进食障碍归到此类。人格障碍具有根深蒂固的特点。人与人之间的特质差异常大到足以影响一个人的正常功能。强迫型人格障碍是僵硬死板地、非理性地坚守秩序和条文，表现出控制性。反社会或人格异常（psychopath）的特点是没有良知。他们可能是冲动的、易怒的、猜疑的，并且具有犯罪或暴力行为的倾向。

由以上所简述的心理异常可见，对于精神疾病的完整描述需要百科全书才得以涵盖。本章描述范围包含日常生活困扰、重性抑郁以及精神分裂症。

日　常　生　活

一个平凡的工人如此描述他的生活：

> 我们设定理想，然后我们必须遵守它们。我的父亲是一个很难相处的人，傲慢自大。他的理想是被看重。对他而言，要维持这形象相当不易。它其实是虚假的。小时候我们总是很惧怕父亲。我们总是有着我们做错什么的感觉。罪恶感对一些人而言是个大问题。当我们长大后，我们知道他是一个差劲的暴君，因此我们不再相信他。当他发现他不再需要去实现他的理想时，他变得好多了，柔软了些，但仍然非常易怒暴躁。
>
> 我就像他，曾经有段艰辛的日子。我的妻子反对我这样，她不喜欢我这样，我必须对自己的理想设限，我所能做的，就是对它设限。这是学习的一部分。我可以花许多时间在想这

些事，但是我得继续工作，继续使用工具。工作使我维持正常。

这位工人以他自己及其生活描绘了他个人的挣扎。他与他的关系及他与自己之间的挣扎，使生活变得重要并充满意义。他不是病人，但明显地，有时他很难处理自己的担忧和感觉。面对这些事情让他成为一个有趣的人，有许多故事可以分享，成为一个经验丰富的人，但这些并不是外在生活的冒险，而是内在生活的探索。

哀伤和抑郁

什么原因会让像这名工人这样的人，从一些日常生活的困扰中，变成一个更忧心自己而无法处理困扰的病人。他或她必须求助于一些人，并且他们也会令人担心。

理查德先生，60多岁，是一个鳏夫，很少去看医师，但在他妻子过世约2年之后的一个晚上他去看了医师。相反地，他的妻子却是医生的常客，一个有着许多抱怨、说个不停的人。理查德先生穿着随便。在接近圣诞节时，他来求助，声音沙哑。这些年来他的医师知道理查德先生感冒的沙哑声（含泪的）是妻子死后缺乏温情的症状表现。医师治疗他的感冒并且和他聊了聊。理查德先生哭了，回忆起妻子的突然过世以及自己受到的惊吓。

理查德先生是个平凡人，但他也是个病人吗？丧亲后的哀伤，在不同文化的表达方式有许多差异。我们的社会经常会有人在丧亲后经历重度哀伤且持续超过几周。哀伤几年后，这些人比那些从未失去什么人的人更常去看医师，或变得焦虑、忧郁。

理查德先生开始感到忧虑，而且他的医师也开始担心他。他受苦于一个正常但痛苦的事件，失去了妻子，他很哀伤，但这也是一个正常的心理反应。它包含对于失去的人的哀伤、渴望以及思念，并经常会出现愤怒和暴怒。

理查德先生的医师将他病人的沙哑声理解为他的忧伤，而将他的感冒（cold）理解为缺乏情感（coldness），这种理解在过去对于许多科学取向的专家而言可能是空想。然而当今证实了这医师的理解是对的，而那些专家是错的。悲伤的人较常生病，而这并非小事，因为哀伤者比其他人更容易死亡。现在我们对于情感性的失落如何影响身体和心智已经比以前多知道了一些。哀伤深深地影响身体对于疾病的抵抗力——通过影响免疫系统。实验室的研究发现，当给予呼吸病毒标准剂量时，受苦于心理压力的被试比其他人更容易发展成感冒。人们感受到的被抛弃所带来的强烈痛苦以及渗透到身体里面的情感冷漠，可导致感冒甚至更糟的疾病。理查德的医师通过细心的理解，帮助理查德先生在身心方面都获得一些好转，重建了善的人性经验。理查德先生处在正常的不幸与疾病的边缘。即使仅仅借由少许的帮助，他也可能会复原，但他也可能变得更痛苦、抑郁、生病或是以上这些问题的混合。

虽然抑郁与哀伤是不同的，但它们常有所重叠。哀伤，总是带着一些抑郁，而在大多的抑郁中，哀伤是显而易见的。哀伤和哀悼（mourning）都是对于丧失的反应。同样地，丧失之后常常发展出忧郁或某种形式的抑郁。

雷太太，一位年迈的寡妇，碰到一个十多年未见的老朋友。这朋友问她过得如何？雷太太承认她过得并不怎么好。她经常哭泣，感到很脆弱且不快乐。约6年前，自从那比她强壮的丈夫过世后，生活就不再一样了。她知道她抱怨生活，但也了解这并不能改变她的感受。她每天眉头深锁并痛苦地回答她朋友的询问："喔,你知道我想念我的先生"。雷太太眼眶充满了泪水。她的朋友知道雷太太总是这样,但她现在更糟了。她的朋友很熟悉这种一成不变的像完成任务似的回答。她想要离开,但是觉得她得再做些努力。她痛恨这种在短暂的际遇中必须一再承受的负担。

这是一个长期抑郁反应的例子,由原已存在的抑郁特质累积而成。我们几乎可以确定这特质已经有很长的历史。雷太太在她先生活着时很依赖她先生。在她童年期,母亲经常因妇科的问题而住院,母亲住院期间则由阿姨们负责照顾她。失去母亲的重复经验,使她对母亲感到愤怒并为她感到焦虑,这历史背景可能是使雷太太较依赖别人并且有抑郁倾向的基础。

抑郁这词汇包括没精打采的、痛苦的、悲哀的、心情低落的等特质的组合。作为一个词汇它无法完全描述生气、愤怒、易怒等强烈的感受,以及可能会有的破坏性,这些是抑郁不常被提及的方面。这些攻击的感受以及个体无法内在地处理它们,是导致抑郁的因素。这些感受也导致个体在人际关系中感到内疚、要负责任及出现怨恨的感觉。在抑郁中,个体经常不清楚自己所失落的东西的本质。失落的东西可能被抑郁反应所埋藏,就像重度发炎隐藏了导致发炎的伤口。

亚伦先生,单身,将近40岁,2年前失去新闻工作者的工作,现在濒临破产。他的生活几近崩溃。这些事件的发生与他逐渐形成的重性抑郁及其所引起的行为有关。他长期与男性权威形象相处困难,当他停止与外在权威人物争辩时,攻击转向内在,暗中伤害着自己的能力,使他似乎失去天赋与才华。他渐渐不喜欢自己。有一段时期,他的自我批判变得很严厉。最糟的是他变得无法入眠,常常在凌晨4点钟醒来,并且没有理由地，突然一阵啜泣。他看起来瘦削、苍白和憔悴。他似乎把这些归因于自己的不幸。他开始对事情不在乎，也不回信。他变得愤怒、难以相处、易怒，并且经常把试着给他提供帮助的人，视为麻木与疏忽的。

以上是抑郁的面貌。他试图接受心理治疗，但是结果并不显著，也无法阻止这继续下滑的恶性循环。医师开了抗抑郁药物，但亚伦先生不喜欢服药。在他的生活濒临毁灭边缘之后，他曾在日间病房待了一段时间。当他开始一步步、建设性地重建他的生活时，他也似乎渐渐从抑郁中走出来。他的心情开始有了些许改变，多了一点愉快和希望。

　　圣诞节他回家陪他年老的父母和兄弟姐妹，如常地，一些家庭的旧冲突在假期重现。但随即他也由衷感到被家人宠爱，特别是被他的母亲。然而当他回到他在都市的孤单生活时，他又失去了仅存的活力（他周遭的人曾因他的活力而感到宽心）。他的脸部变得僵硬且肤色暗沉。他似乎再度变得自我封闭，无视那些本来应该让他担心的事。当他去见治疗师时——他在接受治疗且觉得治疗对他有帮助——治疗师提醒亚伦先生，他对于家里那些尚未打开的信件，丝毫不以为意。他会被追讨债务，全然是因为他对此类信件不回应。他任由命运摆布，亚伦先生批评自己未增重，却说他知道这并不是什么严重的事（这点他是对的）。总之，他就是不在意。这让治疗师有所警觉，因为他清楚地记得病人之前悲惨的状态。虽然他相信亚伦先生不会有严重的财务情况，但他感到病人正在破坏他该有的付账能力。此外，有些迹象显示亚伦先生从这种状态获得一些满足。治疗师在心里想，病人在圣诞节造访家人时被勾起了什么。

　　治疗师谈到亚伦先生对事情不在乎、任由命运摆布但会惹麻烦的状态。亚伦先生花了一些力气来脱离这种危险的麻痹状态，就像登山者在紧急状况下，当出现低体温或缺氧时会说，如果能沉进雪里，停止挣扎，蜷缩起来并且让自己死掉是多么地好。持续花力气挣扎，会更加痛苦。同样地，在极端的心理状态下，有人会与死亡和毁灭发展出几近性兴奋的关系（erotic relationship），这些人就如同诗人济慈所谓："与温柔的死亡恋爱"。

治疗师的观察使得亚伦先生振作起来。仿佛被唤醒，他说他曾注意过自己内心很容易陷入与前任老板以及父亲激烈争吵的状态。每当想到这些内在冲突如此激烈时，他就觉得沮丧。然后事情变得更清楚：因假期而中断的治疗对亚伦先生的影响很大。再次见到父母是再度唤起他对父亲的仇恨的重要因素。治疗师认为亚伦先生因圣诞节而触景生情。这是对父亲的仇恨，是病人和治疗师都很熟悉的，因为假期否认了病人想从父母亲那里获得被理想化的理解的渴望。他觉得父亲从中作梗，因为若非父亲使母亲如此不快乐，母亲就不会常发脾气，而能够好好照顾他。随着圣诞节的一小段快乐时光之后而来的是孤独。他心里再度激起报复之心。慢慢地，在更多治疗之后，他逐渐觉得比较不会被这些感觉及反应所左右，但是要稳固这个理解和做到必要的改变，还有很长的一段路要走。

越了解亚伦先生，就越有可能了解破坏能量如何从童年、青少年和成人早期的生活累积而来。当他对自己和对别人的看法更加醒悟，他的束缚就解除了。如果没有实时的介入，这些仇恨则会无法停止地持续发展。过去这2年亚伦先生有过某种形式的自杀企图，他的行为已经对他自己以及他的生命造成了伤害。攻击自己以及伤害自己的生命是小孩对父母表达生气的一种方式，是最有力的报复。

要修正像亚伦先生这样的冲突，必须跟病人澄清其失望感的根源（或让他了解失望感的根源的意义）。让病人了解他们的愤怒以及暴怒是多么残忍是相当重要的。只有在这种自我了解的基础下，才能建立起真正的稳定。

这些自我破坏的开始可以是突然的，它们也可以在几年间渐渐建立起来。随着一些新的打击或是一些新的失落，自我破坏反应能以巨大的能量被释放出来。失落的经验可以被感受成心理的痛苦，它是如此强烈以致无法被涵容在心里。有时它有如情绪性的暴风雨侵袭着大脑，之后再反过来影响心智。毋庸置疑，脑的运转与这些情绪反应有关联，所以脑的化学物质（神经递质）被改变了。直到目前我们仍难以区分出因果关系，很可能这两者之间有非常复杂的交互作用。

以上现象就重性抑郁症而言尤其明显，其症状往往需要生理和情绪的治疗。因此，抗抑郁药物以及电击治疗可能都是使病人从重性抑郁状态中康复的主要疗法。心理治疗可以使许多抑郁患者获得有意义的自我了解，这些自我了解是病人的保护因子。个体可以鲜活地意识到我们跟所爱之人的关系中所发生的问题（包括过去与现在），引发了特定的冲突模式，且这冲突模式会持续下去。这些问题会永远存在，因为它们源自我们最早的经验以及我们基本的情绪特质。尽管如此，通过在心理治疗中再度活化对这些冲突的情感理解，可以产生重要的改变，使这些冲突不再如此无法负荷，使生活少些伤害。

老人特别容易抑郁，不只是因为他们的生活中会有较多的失落，也与随着年龄增加的生理改变有关。当年长者的抑郁很严重时，会出现生理的不安、漫无目标的踱步。他们变得苦恼、焦虑以及/或缓慢迟钝、表情僵硬、动作蹒跚。他们不进食，结果体重减轻。虽然治疗可以是有效的，但重性抑郁是危险的，且抑郁的老人对生命的期待是微弱的。

丹尼尔先生，70出头，遭受许多丧亲之苦。他的妻子因肾脏败坏而进行了许多痛苦的腹部手术。她可能即将去世。除此之外，病人自己也有许多疾病，他非常知道自己在生活中的力量和地位日渐衰退。他似乎对于这些恶劣的环境感到愤怒。渐渐地，他变得更加抑郁，最后体重掉了好几磅。有时他会动也不动地站着 5 ～ 10 或 15 分钟。在这些时段他像一个罹患帕金森症的病人（比如穆罕默德·阿里），试着移动一小步但却无法做到。当然，他并没有帕金森症，但他确实罹患了抑郁症。他无法照顾自己，有时是纵欲的，这也是他暴怒的表达，而这本身又让他更加暴怒。他似乎完全地困在这种状态，他接受药物和电击治疗并试图接受心理治疗。所有这些似乎对他是一种激怒，并且是他更大怒火的来源。治疗像是一场冒险，他正在试图击败对方。许多照护他的工作人员觉得丹尼尔先生处在步向死亡的暴怒中。最后他染上肺炎，这使得他的病情更加恶化，最后去世。

抑郁症可以是一种严重的疾病，但精神分裂症则更严重。虽然许多人持相反的主张，但是精神分裂症是无法治愈的。然而，如果能提供最好的照护方式，则仍有许多可以做。适当的照护包含各种精心思考过的治疗方式，它们包括：药物、住院（可能是强制的）、机构护理、心理社会治疗——家庭干预、尽力改善病人的社会功能、职业治疗、对病人以及他的亲人和其他人（包括照顾他的专业人士）的情绪支持等。对病人及其困难的理解和接纳——以及适当时机的期待——这些都必须基于对病人状态及其心理过程的深度知识。以上是对于这些病人的照护管理的要素。

精神分裂症可以说是最严重以及最具摧毁性的一种疾病。100人中有1个人在一生中会发展出这种疾病。这种疾病可以在任何年龄发生，但最典型的发病期是青少年以及成人早期，当年轻人开始遇到生理及情绪性的混乱时。这时期大部分的人看起来是抑郁的，虽然其中有四分之一自己复原了。但是他们中大约有一半人在急性发作期和改善期之间交替着。剩下的人则受困于慢性的社会功能、智能以及情感的缺陷中。有21%的精神分裂症患者会自杀，他们在生命晚期较易崩溃。

那些贡献他们的职业生涯去照顾精神分裂症患者以及他们家属的一小群卓越的精神科医师，已经对于该疾病的终生特质有了基本认识。大多精神科医师认为精神分裂症这种疾病并不只是生命中一种不正常的发展。许多严谨的研究者开始敬畏这一疾病。他们觉得虽然对该疾病的了解并不少，但是能够绝对确定的不多。虽然他们知道有些新发现可能改变我们对该疾病的了解，但是他们的经验使他们强烈地确信，很多令人不甚了解的因素综合起来导致了此疾病。这些包含人格的混乱、特别敏感于人际关系中遇到的困难、成长过程中的心理困境，混合着天生气质、些微的脑损伤（例如出生时所受到的脑损伤）、神经化学异常等，所有这些因素都会影响心智的基本特质，并使其如此反应。以上这些成分混合的比例虽因人而异，然而最后都导致精神分裂。一旦崩溃，它在神经、心理、个人以及社会等层面都会有所损伤。

许多罹患精神分裂症的人写下他们的经验。其中最有名的一个是丹尼尔·史瑞伯（Daniel Schreber）*，一个德国的资深法官，42岁时（发病年龄较晚）于1884年在莱比锡第一次发作。他康复了并再度回到职场，但7年之后又再度发作。这次发作使他住院9年，受苦于奇怪的异常经验。他成功地为自己争取而得以出院。虽然他仍有异常的信念，但是被紧紧锁住，直到5年之后，63岁时，他最后一次的发病，从此再也没有康复。69岁时他病逝于莱比锡的收容所。史瑞伯是一位很特别的人，他的生病经验虽然很独特，仍能让我们对于精神分裂的体验的本质有了一些想法。以下的描述是来自史瑞伯的精神科医师的记录，这些

---

* 弗洛伊德的个案。——译者注

会谈记录随着史瑞伯本人的回忆录一起出版。

"他确信神迹只对他显现，因此他是地球上最伟大的人类。每一分每一秒他都经验到在他身体上的这些奇迹，与他身体内的这些声音交谈，使他更坚定自己的信念。在他生病的前几年，他的身体器官受到如此破坏性的伤害，这种伤害若发生在别人身上是会导致死亡的：有很长的一段时间，他生活在没有胃、没有肠子、几乎没有肺、食道撕裂、没有膀胱、肋骨粉碎的日子里，有时他也曾和着食物吞下他部分的喉头。但神迹（'光线'）总是恢复他所破坏的一切，因此只要他还是人他就是不朽的。这些骇人的现象持续很久才停止，取而代之的是他的'女性特质（femaleness）'变得更突出。他觉得很多的'女性神经（female nerves）'已经进入他的身体，从这些神经，透过上帝的直接受精过程，生出一个新的人种。直到那时，他就能以自然的方式死去，和其他人类一起，他将可以再度获得极大幸福的状态。"

史瑞伯在自己的报告中称这些声音为"上帝的光线"，它们

"常以'史瑞伯小姐'之名嘲笑我，暗讽我将被阉割。有时候它们会说'所以这手术落到 Senatspräsident（一种高等法庭的法官）的身上了，这个人让他自己被阉割！'"

在与上帝长期交往之后，史瑞伯不得不做出这样的结论，上帝对人一无所知，也完全无法正确地评断人。上帝，作为**事物的秩序**，只是用来处理尸体。以上这些简要的描述让我们对于这位颇有教养的敏感人物所居住的世界有了一些体会。它们说明了妄想（错误的信念）和幻觉

（听觉或视觉的错误知觉）以及受外在力量影响而出现的一些体验，即是我们所谓的精神病的阳性症状。当代的抗精神病药物可以缓解或抑制病人病态的强度，但更多的情况是他不会完全好起来或无法有正常的功能。一些更细微的、所谓的阴性症状，例如思维、情感和动机的贫乏，可能会持续存在。人际关系中许多较高阶的思维和个人能力都会持续受到这种疾病的影响。对大多数案例而言，心理治疗或精神分析并无法治愈此疾病。

然而，Manfred Bleuler，这位精神科医师在他一辈子照护精神分裂症病人的经验后，写道："当我们将精神分裂症患者视为可以理喻的兄弟时，我们比较容易对他们有正确的治疗态度，若我们认为他们在思维和情感上不可理喻，且与我们完全不同时，则不容易有正确的治疗态度。"因为在我们身上也存在着一些精神分裂症的思考和执着（preoccupations）的内涵，所以了解并响应一些精神分裂症病人的想法和动机有时变得比较容易。

本章开头所引用的诗所描述的乔治·赫伯特，不是精神分裂症患者，他是一位诗人，诗中所描述的不只是所有事物皆已被摧毁的绝望状态，同时也描述当好事被修复时的一种重获新生的经验。对史瑞伯而言，这感觉是他通过妄想的信念系统所阐释的活生生的情绪经验。上帝摧毁了他的身体，而世界将重新创造一个新的人种。没有精神分裂症的人们也经常专注于如何与这世界维持爱的关系，而且也会发现这是困难的。这两者是同样的议题，只是以非常不同的方式被体验罢了。我们知道没有疾病的人们也会梦到可怕的事件，或是梦到他们身体的奇怪变化，或是对困难问题的神奇解决方式。而精神分裂症病人就住在这样的世界中。人类处境的基本问题在每个深层的人格中运作，它们呈现在我们的焦虑、我们的梦想以及我们的创作中。假如不幸的，我们无法应对这些焦虑，那我们就可能会生病。

妄想有时可以正向地被理解为是个体想从他与世界灾难式的情绪

关系中复原的一个尝试。妄想可以被认为是个体与外在世界重新创造连结的一个方式。然而，与世界的重新联结并非面对这些焦虑的正常解决方法，而情绪的重建则是真实的。在史瑞伯的正常生活中，他和妻子没有生小孩。这是导致他极不快乐的原因。他后来的许多妄想都与变成一个女人以及和上帝生小孩有关，他以此解决问题。其他部分可以追溯到他生病前的问题与想法，以及生病之后的妄想。例如，在他第一次和第二次生病之间的一个早晨，他躺在床上半睡着，一个想法来到他心中："当个女人，逆来顺受地做爱，一定是很棒的事。"史瑞伯总是很害怕他的妻子生病。他最后一次崩溃是在她中风后。生病前的脆弱，可以帮助我们了解史瑞伯和其他相似的人为何无法应对某些特定形式的生活事件。

在他的回忆录初次出版时，史瑞伯的童年经验未广为人知，也不被看重。最近，一些他的早期历史引起了人们的重视。他的父亲是鼓吹以医疗道具训练儿童的运动的创始人。该训练系统包含各种支撑物、头跟手足的束缚以及束缚物。史瑞伯的父亲鼓吹这些道具从婴儿期就应该开始使用，以此矫正导致道德脆弱或做坏事的坏姿势。这些设计看起来像拷打的道具，史瑞伯的童年生活在这些道具中。我们难免做以下结论：史瑞伯后来的妄想——顺从于那位对于人类完全无知的上帝——与这些早期的经验有关。

大多精神分裂症患者并没有被如此极端的方式虐待过，虽然有一些患者有此经验。我们现在的认识是，晚期发展出精神分裂的儿童较常来自以下家庭：父母亲处在长期冲突状态之下，且对儿童无法有情感性的回应。这些不正常的家庭环境可能或多或少源于从父母而来的某些基因的异常。也许这些遗传因子，而非环境因素，是造成此疾病的要素。最新证据显示，基因确定是精神分裂症的重要因素，大概可以解释50%的变异。同卵双胞胎之中的一个有精神分裂症，另一个发展出精神分裂症的几率，比一般人口中的几率高出50倍之多。同卵双生的一

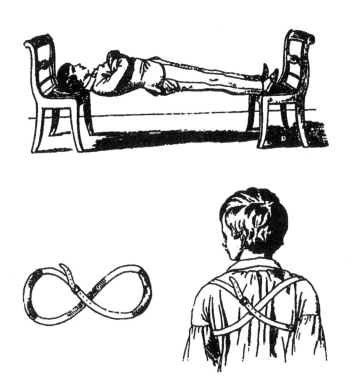

图 16 桥状物以及肩绳正是两种用来矫正儿童姿势的束缚道具。史瑞伯的父亲鼓吹这些束缚应运用到所有儿童，包括他自己的小孩。

个孩子如果有精神分裂症，另一个孩子有二分之一的几率会发展出这个疾病，粗略估算，这暗示大约有50%是被环境所决定的。

对精神分裂症的密集心理治疗可以使我们获得更多关于精神分裂症的知识，因为人类的基本经验是一个连续谱。正如在正常人身上可以发现精神分裂式想象的痕迹，在精神分裂最深的异常中，仍有着一些正常的思维能力。有时生病几年之后，会自动出现正常的人格。正常与不正常的运作方式处在一个动力式的张力中。我们对于精神分裂症患者的感受的理解和同情心，可以帮助我们跟他沟通。如果我们理解他们，则去跟患者人格中正常的部分接触也会是较为容易的。一个有意义且有益的关系可以增强病人的功能。心理治疗的经验指出，精神分裂症患者特别难以处理、改变以及沟通他们的感受和冲突。这意味着在形式和程度上对于他们的日常问题及深度困扰做出正确的情绪接纳，是有帮助的。

一个30岁的男人，刚出院，住进小区之家，7年前他开始生病，听到上帝的声音以及魔鬼告诉他去杀人。之后他的病情有一些减轻，虽然他试图杀掉也患精神分裂症的母亲。他母亲也是一个有操控性格的人，她的同事觉得她很难相处。他们觉得总是跟她没完没了。有一段时间病人在小区之家发展出很好的技能并且参与更多的社交活动。然而，不知道什么原因，他的心理状态却退化了。他不再参加团体，变得退缩、冷漠和暴躁。有一次他问另一个退缩的居民午餐要吃什么，当她没有回答时，他将一个很重的玻璃烟灰缸从窗户丢出去。在一个工作人员讨论会中（该讨论会是为了思考并理解这类问题的意义），他退化的原因被提出来讨论。

重点是，出资设立小区之家的机构管理者以"经济效益"以及"临床效益"的方式经营此机构。这意味着他们希望所有病人应该能够进步到可以独立生活。只有当达到预期的"效果"时，他们才觉得做对事情。各层级的工作人员所感受到的压力和失去耐心传递到病患身上。每一个工作人员都感到一股必须催促病人持续进步的压力。病人与日俱增的焦虑和机构的紧张气氛挂钩，好像大家都在问："你何时要离开？"讨论会让工作人员对于这些服务有更实际的期待，并且理解病人需要知道工作人员不会贸然要他出院。病人需要感受到他有一个安全的地方。之后工作人员终于了解为何病人之前无法用文字表达他不舒服。他可能将小区之家的工作人员看成他那没有情感的母亲。或许她必须以不可渗透的操控来维持她那不稳定的内在平衡。讨论的结果使工作人员开始拥有更多的情感资源。通过看到并理解其所处的环境是如何无帮助，工作人员终于了解他们的病人对于这类压力的反应。

精神病式思考（psychotic thinking）的另一特征是使用神奇的（magical）或妄想的（delusional）系统作为解决问题的方式。除此之外，精神分裂症患者以及其他患者倾向于依赖工作人员的决定。他们授予工作人员一种特殊（就像小孩觉得只有大人才会有）的权力，而这可以是一种有疗效的关系模式。然而，由于它很讨好也易于被接受，因此工作人员可能会过度地扮演给予和提供解决的角色——对所有问题给予建议、替代行动、药物治疗等。帮助病人发掘他们自己的学习和发展潜能，有时是更有治疗性的。

一个从英格兰西北部来的18岁男性，在变得退缩及孤立之后住院。他在真正生病之前是建筑界的学徒，但他一直很焦虑自己可能在工作中受伤。当他的脚意外受伤时，他变得很脆弱，并且停止工作。他的同事似乎感受到他的脆弱，因此告诉他好好养病对他是比较好的。在病房他跟人没有眼神接触，而是空洞地凝视着头上方的空间，傻笑着。他接受了许多心理社会的治疗包括职业治疗，但是除了药物之外的所有治疗都被拒绝了，仿佛他对这些都不感兴趣。出院几个月之后，由于他重复地以头撞击客厅的墙，因此再度住院。这位病人的母亲没有好奇心，她对儿子的病情没有想法，将之视为理所当然。父亲有一些参与，但一直认为他的儿子只是懒惰而不是生病。医院的工作人员也不会想多知道病人的心里在想些什么。这病人只好写了许多信给阿诺德·施瓦辛格体形训练课程的主管，希望主管教导他如何更像他（主管），并愿意提供性代价作为支付的费用。看起来这位病人欢快的妄想状态似乎包括获得神奇力量的信念，借此回避以更现实的方式面对工作困境，以及以现实的方式让自己的身心变得更强壮。或许他父母亲的被动，未能树立如何改变的好典范。在此理解下，工作人员终于觉得他们有一个思路可以试着去帮助这位病人发掘他与世界真实接触的潜能，虽然刚开始时可能会有些局限。

本章描述了系列的困扰，从日常的苦恼、悲伤和哀伤、抑郁症到精神分裂症，以此尝试说明这些状况之间的差异，以及他们之间的主要共通性。事实是我们都必须和这些问题相处。我们必须面对我们是谁，以及我们的心智从深处向我们表达了什么。精神分裂症患者比我们大部分人更必须面对这些问题。

第十四章

*

治　疗

　　当心理或情绪的困扰盘踞心中，使得日常生活受到损害，治疗也许是有帮助的，或者的确是必需品。就如同一个人可能会因身体病痛去看医生，所以当一个人的想法或情感极度地受困时，可以找某些对心理疾病有经验的人咨询。有五种治疗方式可用来处理生活中的情绪与心理问题。每一种治疗方式都很重要，但没有一种是完美的，因此不同的治疗方式有时最好互相结合使用。虽然本章主要关注的是特定的治疗类型——心理动力学心理治疗——但我们还是先概述一下其他重要的治疗类型（见插图13）。

　　整体而言，重大心理疾病需要接受药物与社会干预的治疗。**化学疗法**（chemotherapy）是一种药物治疗，强大的化学药物已被发现对身体或疾病有效。那些被用来治疗心理疾病的药物包括抗抑郁药，例如舍曲林（sertraline）或百忧解（prozac）；抗精神病药，例如氯丙嗪（chlorpromazine）或氯氮平（clozapine）；镇定剂，例如安定（diazepam）或巴比妥盐（barbiturates）；振奋剂，例如利他林（Ritalin）或安非他命（amphetamimes）。**物理治疗**（physical treatment）指身体上的干预，例如电痉挛治疗（ECT）或电击疗法（shock treatment）或更罕见的大脑手术。电痉挛治疗是在麻醉剂下，人为的脑部痉挛受到诱发，有时对于某种类型的抑郁症能产生戏剧性的改善，原因尚未被完全了解。**社会干预**（social treatment）指改善病人的社会状态或关系的措施，它可以包括受保护的住所、住在招待所或特殊的小区。职业治疗（occupational therapy）、受保护的工作区域、由社区的精神科护士协助处理每天生活事务，都是社会治疗的类型。

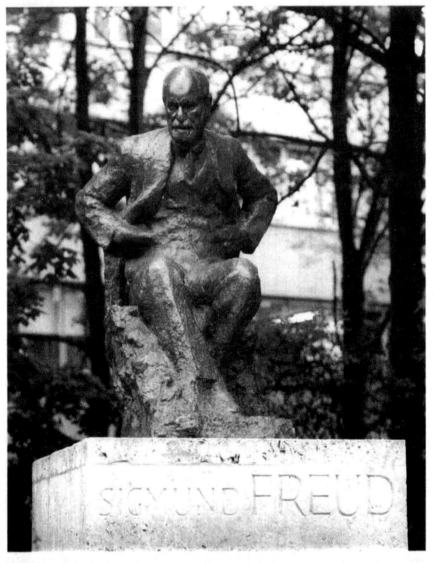

插图13： Tavistock 临床中心外面的弗洛伊德雕像。诊所的位置离弗洛伊德离开纳粹德国之后居住的地方很近。

尽管比起前面几章所描述的重大心理疾病，心理和情绪困扰没有那么严重，但仍给人带来困难，我们需要求助于**心理治疗**（psychotherapy）。心理治疗，就像化学疗法，是针对心智的心理治疗。心理治疗通常单独进行，但当配合药物与社会干预时，它也扮演了重要角色；心理治疗可以协助病人、亲人和心理健康工作者了解和应对一些痛苦的感受以及伴随一些严重心理疾病的冲动行为。心理治疗是多样的：最近的统计显示目前有超过400种不同的治疗方法，其中很多治疗方法很少被应用，短时间后它们就默默无名地消失了。其他的治疗方法则是以大量的临床发现、经验以及学者的理论发展为基础。例如，**精神分析**（psychoanalysis）等于是人性的普遍理论，不论它被证实为完全地真实或部分地错误，从一开始它就已深刻地影响近一百年的世界文明。

心理治疗和谈话治疗

心理动力学治疗是一种以精神分析的理念和目标为基础的治疗方式。因此，它的核心目标就如同精神分析，在于澄清和建立一个人在生活整体脉络中的想法、感受和行动的**意义**，而且通常当一个人寻求这类心理治疗的协助时，他所关心的常常是整体生活的某些层面。通常是有些未完成事件的感觉，或对过去某部分感到有些不安，而觉得好像需要重新思考或重新开放心胸。

我们直觉地认为童年决定成年，因为我们能够觉察到自己的历史。我们觉察到自己的儿童期与现在的自己——作为伴侣、丈夫、妻子以及父母——有着连续性。

一个30岁的男人可能记得自己在9岁时一动也不动地躺在沙发上数小时，因为害怕如果移动，胸痛可能变成心脏病发作。在他后来的生命中，他总是需要他生命中的重要女性是健

康和快乐的，如果她们不是如此，他可能会不安。他觉得这些
事情与他和母亲之间矛盾紧张的关系有关，却不知道为何会如
此。他想试着改善这些事情。

对于很多寻求心理治疗帮助的人，试着"改善这些事情"的渴望是
重要动机之一。对于仅是希望减轻症状或改善功能而言，这是个较大
的目标。通常也涉及改善与其他人的关系，这些人在来访者生命中占
有一席之地。当然症状——焦虑、抑郁、饮食问题或睡眠问题等等——
会是故事的一部分，然而人们寻求心理治疗并非只想除去症状。许多病
人在他们的生活重要领域上功能很好，但仍被内在忧虑所困扰。其他
人可能在功能上有很大的障碍，且需要改善使他失去功能的情绪困扰。
有些人可能觉得无法爱人，其他人可能讨厌自己某些特质。心理治疗可
协助处理症状，但很多个人所关心的议题不能只是狭隘地被视为症状。

广义而言，还有一些重要的心理治疗类型。系统或家庭治疗，像心
理动力学心理治疗一样，也认为个人和情绪经验是重要的，但他们强调
将家庭关系视为一个系统，而不是单一个体的问题。该取向与夫妻、儿
童和青少年尤其相关，在家庭中通常人们会发现家庭结构和关系出现
问题，因而产生症状。寻找不同的方法来应对家庭的压力可以起到帮
助。那些重组家庭或婚姻不和谐的家庭可以通过和有经验的治疗师讨
论来减轻痛苦。

相反地，行为治疗与认知行为治疗源自不同的理论。该心理治疗的
主要目标在于减轻或控制不舒服的症状，不论是过度的焦虑，例如恐惧
症（phobias）或惊恐症（panics）；强迫性的仪式，例如重复的洗手；或者
是所谓失功能的负向、抑郁心理。这些治疗的焦点较狭隘地集中于问
题的外在表征。在认知行为治疗中抑郁症被视为不理性的心智状态以
及错误学习的结果。这些更为结构化的治疗方法，不考虑个人的生命
史或不认为症状的情绪意义对个人来说是决定性的。

病人本身对各种形式的心理治疗的意见是值得列入考虑的。在1990年，一家心理健康慈善机构，曾访谈500多个门诊或住院病人，他们倾向于认为药物及电痉挛治疗是强迫的或失去人性的。相反地，"谈话治疗"则被视为"正向的且有效的"。这份报告的总结是"这个数据强有力地显示人们想要被聆听、被视为有价值的人，而不是被视为疾病或有一个不好的大脑"。在某些受限的状况下，虽然药物和电痉挛治疗在治疗中有其重要之处，必须成为全面治疗中的一部分，但仍要将病人视为人对待，他们的生活和人格特质也需要被审慎关怀。心理治疗需要被整合到更常提供的药物与社会治疗之中。

初 次 会 面

在第一次与心理治疗师会面前，大多数的人会有非常复杂的感受，他们希望治疗师是个能了解他们的人，能协助其纾解痛苦的心理和无法管理的压力，他们会想也许谈一谈隐藏的痛苦，可以消除痛苦。但随着会谈时间的接近，他们也可能开始怀疑，或是变得更糟。袒露一个人脆弱的部分会是一种冒险，因此他们可能认为也许更好的方式是继续封闭和固执地受苦。不同的人有不同的感受，即使是最有动机的人也可能隐藏感受。治疗师被训练要向病人的所有感受开放，因为心理动力学心理治疗的主要目标之一是协助病人更真实地面对自己和别人的情绪。

以下案例是一位需求很多的病人和心理治疗师初次会面的情形。很多其他寻求帮助的人，可能不会觉得如此需要治疗师，且他们的问题也可能更聚焦。这位病人感受到被帮助，而且很感激，即使她对治疗师的一些隐藏的焦虑是显而易见的。

琼斯小姐是一位38岁的单身女性，因为已超过2年的抑郁症而被医生转介而来。她已经在2周前约好第一次的治疗。治疗师在四楼电梯门口等她，治疗师自我介绍并且引导她到走廊一端的治疗室。

琼斯小姐中等身材、金发，来自肯特镇的工薪阶层家庭。她的脸有些潮红，眼神警戒。她表现出很有活力的样子，一坐下来，她便开始滔滔不绝，虽然语气有点压力感和紧张。她一开始便提到前任伴侣，以及她如何了解到他的占有欲。即使他发怒，她的基本反应是觉得他很可怜。她很敏感，她说只是在公交车上看到某人忧郁的表情，就觉得他们可能有麻烦了。她在街上看到贫苦潦倒或是有心理障碍的人，都会感同身受。琼斯小姐也受苦于奇怪的习惯，例如：她无法丢掉旧的车票或收据，并且有计数的仪式，特别是与食物有关的。

影响她生命最重大的事情是当琼斯小姐7岁时，她父亲与一位较年轻的女性离家后，她的母亲严重崩溃了，她便由这位女性照顾。自此之后，她父亲再也不想真正去了解她，因此除了她的哥哥和祖父母外，她觉得生命中已失去最重要的人。父亲的离去使得母亲崩溃，但母亲在那之前已经很脆弱了。自从第一次崩溃后，她的母亲从未真的正常过，她在琼斯童年时不断进出医院，并且有几次自杀的企图，且情绪不可预测，琼斯小姐的儿童期与青少年期是在母亲的尖叫、愤怒和哭泣中度过的。

琼斯小姐已经和她的伴侣分手了。之后不久她母亲又一次服用药物过量，并且被送到医院，且不清楚她母亲身体状况有多严重。琼斯小姐那个晚上去探望母亲后，在清晨回到自己的住所。她的心里闪过——假如她的母亲过世了，她也不在乎——这样的念头，她认为这是个可怕的想法，无法解释也不可原谅。她开始想她可能会发疯，而且别人也会因为她这样想而讨厌她。这些想法似乎变成她发展出抑郁症的原因和结果。这位病人的医生对她非常有帮助、聆听她，并开了抗抑郁药，使琼斯小姐开始觉得好多了。然而，不久之后她的改变停顿了，她对于生命中的这些事件仍充满不安，还是被奇怪的强迫想法所困扰。

在压力下，琼斯小姐以很快的速度叙述她与母亲相处的状况和自己的抑郁。由于她自己现在也很抑郁，因此能够更了解母亲的状况。但她很困扰究竟她的问题是遗传还是儿童时所经历的一切造成的。她特别担心那些萦绕在心、挥之不去的想法，她觉得这些想法是不真实的，就如同以前母亲曾有过的强迫想法一样。"你知道有些人从父母身上学到好事，其他人学到其他事情、坏事。我是不是学到坏事？或者是遗传？"好几次她母亲都认为她看到老鼠。她仍记得7岁时如何努力地让母亲好一点。要是她能让母亲停止哭泣，或许母亲就不会再离开她了。

琼斯小姐提到母亲第一次住院时（即使她知道没有机会看到母亲），她在学校仍不断到教室窗户寻找母亲。谈到这，她情绪很激动，有时又突然将话题岔开到——如果当初学校高层知道像她这类小孩的状况，他们就会协助，但学校却不知道，无论如何，他们已经尽力了。现在她希望自己当初能更早寻求帮助；她不知道为何当时没有这么做。她心里认为或许现在可以这么做了，因为自己已过了生育的年纪；她害怕如果她早点来治疗，可能会被期待生小孩，而当时她觉得自己没有能力照顾小孩[1]。

此时治疗师介入了，因为他被病人讲话时的激动、焦虑的方式所冲击，他认为病人的激动是因为她不确定是否能冒险让这些议题完全浮现。若以较平静的方式呈现则会留下太多的时间处理这些议题。接着她转而谈到希望母亲死亡的话题。几个月前，她曾试过心理学家的认知治疗，治疗师肯定地告诉她，她并不是真的希望母亲死掉，而是希望母亲的抑郁症可以消失，之后琼斯小姐感觉更糟，因为那不是她真正的感觉，而且希望母亲死亡的想法并未消失。

此时治疗师表示她很可能已耗费了很多心力让母亲继续活下去，她还感到像是被悲伤所冲击的7岁小女孩，因为她无法忍受知道自己真的受够了母亲（后来她告诉治疗师这句话对她有很大的冲击）。

此时病人的情绪变得很激动。她开始倾诉以前在校的感受以及心里的想法。在那样的状态下，她根本无法学习。她不吃东西，学校老师曾试过用汤匙一口一口地喂她。病人不知道自己为何不吃东西，但只知道自己无法向任何人解释。她认为食物都写上了名字，例如：巧克力印上了"巧克力"这个字。事实上她不确定究竟她是吃食物还是字，她很害怕这些奇特的感觉，所以无法吃东西。她经常往袖子上吐口水，把袖子弄得湿湿脏脏的。

当他继续听她说时，治疗师感到一股沉默的绝望弥漫在诊疗室，而这种感觉来自现在以及她正在谈的过去。他说她一定是充满了说不出口的可怕字眼和想法，因为以前没有谈话对象。她一定非常痛苦和哀伤，因为母亲的生病和父亲的离去。她或许不想吃东西。食物或任何她想法以外的东西都可能被她视为不好的，除非那些她知道是好的。

琼斯小姐似乎对此感兴趣。她告诉治疗师在鲁钝的青少年时期，她以前常在星期六的下午推着一个坐在轮椅上的小男孩去散步。后来这男孩的父亲就不让她这么做了。这位父亲用不友善的方式告诉她"你总是把他弄哭"。他没有明确表示不喜欢她，但他似乎总是知道某些事会发生。她认为自己一定有惹人生气的特质。她也意识到有时会太用力地握紧小男孩的手，她认为自己是个可怕的人。她怎么会这样呢？治疗师指出，或许这小男孩拥有一些她不曾有的却是她珍视的东西。治疗师认为她或许把这样的感受传给了小男孩。琼斯小姐接着谈到她死去的祖母，对她而言，祖母仍然活着。她向祖母祈祷，她知道这很愚蠢，但她认为是祖母带她到 Tavistock 临床中心的。她觉得很高兴，她真的很开心自己来接受治疗了。

这次咨询，治疗师很努力地了解琼斯小姐的所有困境。治疗师通过尝试认同和接纳琼斯小姐所呈现出来的主要焦虑来达成此目的。为了做到这一点，治疗师不仅要能仔细聆听，还必须试着发现治疗中那些虽不甚明显却强烈影响着病人感受的情绪波动状态。治疗师提到病人在 7 岁时的饮食困难是一种隐喻，例如，病人必须吞下所说过的每句话。

移　　情

虽然琼斯小姐对治疗师的态度非常正向，但有时候还是会出现一些负面的感受。治疗师在第一次咨询后的 1 个月，安排了琼斯小姐的第二次咨询。1 个月的间隔（理想情况是 3 个礼拜咨询一次）是为了使病人有时间反应第一次的咨询，消化它并重新获得平衡。

琼斯小姐开始谈到在第一次会谈后，她做了很多梦，包括母亲死去的梦。她写下一些事情，并且似乎准备要对治疗师说她带来了这些记录，但她改变心意，将话题转到她希望治疗师能够了解前一次的咨询对她非常重要。她觉得好多了。"你知道的，并非完全好了，但是，该怎么说，好多了。"接着，她坦承昨天出现的奇怪想法——假如她来见治疗师时，说不出话，只是沉默，怎么办？这个想法一直停留在她脑海中，忘不掉。

仿佛要战胜可能的沉默，她说得很不自然。她急切地想知道治疗师了解她多少，以及她得谈多少，她显得很不安。

治疗师指出这部分，并且将此与她不能够说任何事的害怕做了联结。她几乎不让治疗师说完就打断他，然后说她想到"如果医生甲只是坐着却不说话会怎样？"治疗师说就如同他了解到第一次的治疗对她是多么有价值，治疗师也必须知道他可能会是令她害怕或困扰的人，或是一个会陷入沉默或离开她的人。她似乎很喜欢治疗师用这种方式说出她的感受，所以变得更放松了。

治疗师指出琼斯小姐对他的两种看法——一种是感激，另一种是害怕他可能会离开并陷入沉默。治疗师的解释是基于对移情的了解。移情涵盖我们与世界联结的方式，奠基于过去的重要关系，通常是与父母、手足或其他家庭成员的关系。这些早期经验混合着过去的真实事件以及个人对于这些经验的想法。这些早期的感受、幻想、知觉以及与世界联结的方式，形成有影响力的模板（templates），而此模板影响或甚至决定了对后来所有经验的看法与理解。

移情因非常独特的理由而被提出。当治疗师告诉病人她当时的世界观——特别是她对于治疗师的看法——时，他不单单将每件事都与自己做联结（虽然病人有时觉得治疗师是如此），将他自己置于她想法的核心，相反地，借由让病人了解到她对于此刻所发生的事情的想法，治疗师是借着此时此刻所发生的事来阐释她在生活中是如何与他人互动的。如果病人能够领悟，就能减轻痛苦。在咨询以及后来规律的治疗中，对移情的解释——治疗中病人和治疗师之间所发生的事情——呈现了在日常关系中我们本能的注意、判断和评价过程，它通常并不是发生在意识中的。

移情现象是人类心智中一直存在的特性。一般来说，所有的关系中随时或多或少都存在着移情现象。治疗关系的独特之处是它提供了一个情境，使得移情能够被观察、认识、了解和表现出来。此外，移情能让病人开始了解到自己的感受和行为，并且使她对于生命的意义能有一种新的理解。"我为何会这样呢？"这个问题让她非常痛苦，不仅是因为她对自己的一些想法感到羞愧，也是因为她对自己的情绪史不了解。换言之，这是一个真正的问题，而不只是抱怨。透过对移情的理解所能达成的并非像公式般能一成不变地被运用。一个有利的观点是将病人视为一个活生生的、可变化的个体，受到许多内在和外在因素的影响。

不论人多么有领悟力（insight），都无法充分了解自己的移情状态。移情是一种影响力，由于我们无法了解到我们看事情的方式如何受到影响，因此我们总是无法看到它的活动。图17的漫画显示出这个男人深陷在恐龙的脚印中，以致无法真实地意识到巨大恐龙的存在。理解

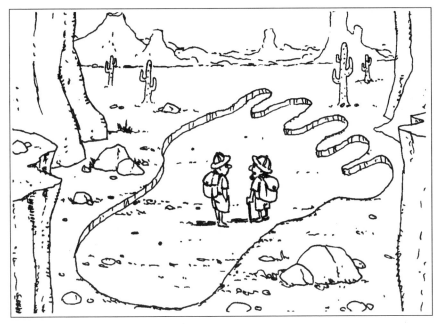

图17 "嗯！我看不出继续探险有什么意思。这大概只是荒唐的传闻之一。"移情就像是恐龙的脚印。它属于过去，因为我们活在其中，我们永远无法全然地以客观的观点去看待自己。

到我们生来就不能全然客观，或即使在我们最疯狂的时候亦无法全然主观，这样的看法是有帮助的。在会谈中，治疗师总是在判断要撷取哪些故事的片段以及如何做。在做判断时，治疗师运用他之前的临床经验所发展出的临床技巧以及人格形成的理论知识。同时，每位病人都是独一无二的，且病人与治疗师的独特组合也是独一无二的。

从病人的观点而言，心理治疗具有双面性。当病人感受到治疗师接纳其情绪的痛苦时，这种被了解的经验是弥足珍贵而令人满足的。另一面是，病人觉得治疗师在观看、细察他，而且有时挑剔他，这是令病人困扰和不舒服的。病人觉得治疗师在细察他是有其根据的，因为为了适当地执行其工作，治疗师会试着对病人及其问题进行诊断上的了解。心理治疗的目标在于透过对病人内在运行模式的理解来纾缓病人的痛苦，但是深入病人内在世界的历程可能会使病人有被迫害的感觉。

防　　御

大致而言，琼斯小姐并没有太大的被害感，因为她处在非常强大的内在压力下，因此她的焦虑被指出及理解对她来说是最重要的。对其他心理较稳定的人而言，心理治疗所激起的混乱可以是重大的。而对于一些不稳定的、脾气不好的或敏感的人而言，心理治疗所引起的主要感受可能是暴怒的。"你只是这样坐着注视着我吗？"这意味着第一次心理治疗中的前几分钟可能是紧张的、混乱和不确定的，且第一次的治疗印象可能不幸地被留在记忆中很久。接下来的案例是初次会谈中，治疗师自我介绍之后，前几分钟的对话。以下病人很难用言语表达她的某些感受。

病人：然后，我们要说什么？

治疗师：你希望我说些什么吗？（暂停片刻。）

病人：真是荒唐！（她突然流下眼泪，啜泣，停顿了很长一段时间，在这段期间她试着停止哭泣。）

治疗师：你能告诉我，是什么让你哭泣？

病人：我今天受够了，就这样。

治疗师：怎么说？

病人：我不知怎么说。（这位病人仍然无声地哭泣着。）

治疗师：当你说你受够了，你无法告诉我是什么意思？

病人：不是，我不知道我是什么意思。我想只是有点心情不好。你问问题了吗？我没有在听。

治疗师：你能说一说你现在的想法？因为现在你脸上出现一点笑容……而且这是你第一次把脸抬起来。

病人：我在想这真是可笑，然后，我们要说什么？

治疗师：你认为我们应该说什么？

病人：我不知道，你不是有一堆问题要问吗，就像他们都会问的一样。

治疗师：像什么？

病人：我不知道，他们通常有一堆问题要问，而你只是这样坐着一直注视着我吗？

治疗师：你打算等我询问你一堆问题，就像他们所做的吗？

事实上，这位病人从这次会谈得到很多帮助，但刚开始她发现心理治疗会谈中无结构所留下的空间，使她陷入一种感受，而她不知道这感受的本质，她声称她自己正在和一个她不太了解其角色的人在一起。首先，治疗师开放的接纳引起病人一些感受而啜泣，而这些感受是造成她生活挣扎的主要核心。但是她不能或不愿意用言语表达这些感受；相反地她试图以搞笑的方式看待此情境，借此改变自己的感受，虽然这对治疗师来说不是很有说服力。接着她希望治疗师配合且依循固定的模式，而成为问一堆问题的"他们"。她的态度明白地传递出她觉得这些问题是无意义的，因为她已看了如此多的"他们"，但是对她并没有好处。尽管如此，她所寻找的一堆问题也许可以暂时减轻其痛苦，因为它是一个已知的结构，可以使她避免难以容忍的感受；此种过程就是所谓的防御。

所有人都为了避免体验到焦虑而无意识地、自动地运用了防御机制以保护自己。但是在心理治疗这个特殊情境中，其目标是了解个体使用防御背后的潜在问题。虽然这位病人持续接受一周三次有帮助的治疗，但她仍继续紧抓着防御，为了避免让自己陷入因情绪难受而引发的突然崩溃。让病人逐渐能面对她的自我防御，对于协助病人理解其防御非常重要。问病人问题来探索防御机制是会带来压力的，如果治疗师无法承受这种压力而放弃追问，病人的问题可能被略过而非被澄清。

当治疗师觉得问病人问题，会使病人对于会谈产生错误的假设时，治疗师就要试着不问问题。相反地，治疗师想要了解的是病人的想法，特别是促使当下行为的背后焦虑。上述这位年轻女性对于未知的事物感到不安，并且希望治疗师以提问题来填补这种未知的空白，但从长远来说，这种方式对病人帮助不大。

有时心理治疗的情境会被认为是一种权力不平衡的情境，因此有些人会通过直接问治疗师问题来改变此不平衡。

在车祸中失去独子的一位男性，在晤谈中非常悲伤。他问治疗师有没有小孩，当她没有回答这个问题时，他变得很烦躁，宛如她用疏远的方式拥抱他的悲伤。其实治疗师理解他的焦虑并说明正是这些焦虑引起他的问题。治疗师让病人知道他真正想问的是：她能理解他深层的失落感与不安吗？她能够理解他是什么样的人吗？他得到了安抚，因为治疗师说出了患者的担心：他害怕治疗师无法理解他的失落。

通过诠释焦虑的根源来减轻焦虑是使病人安心的最好方式。安心（reassurance）必须以 Johnson 医生写给 Bennet Langton 的信的原则为基础："视生命如其所是，是否会给我们较多的安慰，我不知道；但从真相（如果有的话）而来的安慰是具体而持久的；而源于错误的安慰必定是谬误和短暂的。"没有人真的喜欢在情感上被检验；大多数的我们不想要深入了解太多个人的知识。埃斯库罗斯（希腊悲剧诗人）写道："上帝给了人类智慧，但人类并不想要。"获得"智慧"在情感上有时有如去看牙医却没有上麻醉药。的确，我们的心智会自动地隐藏困扰及其踪迹。

为何要接受心理治疗？

既然我们那么不喜欢心理治疗的探索方式，为什么有人还要接受心理治疗？

其中一个原因是，不去聆听个人的内在生活，确实是减轻痛苦的快捷方式，它借由过度的防御而完成。若能心胸开放，则可以减轻更多痛苦，即使这并不容易。这是为何埃斯库罗斯提到"苦修"是"上帝的恩赐"。在最佳状况下，心理治疗能帮助扩展心智，并照亮心智的内涵。它并不必要是使病人受苦的审判。大家通常不知道精神分析与心理治疗的目标在于增进常识以及对于现实的领悟，它也帮助开启情绪和想象生活的色彩。理解自己和别人的内在世界，以及更能完全掌握生活的各个方面（包括现实和情绪上的），令人感到一种实质的愉悦。此外，认识我们的内在世界和精神现实对于我们的思考、态度和知觉所造成的冲击，对我们而言可以说是一种启示，因为它的影响力远远超越儿童期真实事件的影响力。

因此在所有的心理治疗中，虽然我们必须完整地考虑到历史的事实，或个人每天所处环境的事实，但了解在我们自身内有一个世界，它强大地影响着我们如何运作及如何知觉事物，是很重要的。这个世界的本质并不是单纯地来自过去事件或外在创伤。

　　一位年轻的女性来寻求帮助以判定是否她曾受母亲虐待，她认为母亲是个很有问题的人。她对于母亲虐待的细节描述得如此模糊，以致那些曾和她谈过的人需要她多做澄清，以了解这些虐待的事情是否曾发生过。病人开始说她不知道为什么这么想发现事实真相，因为她知道不论真相结果如何，她也不会觉得更好。此时，治疗师开始了解一些很重要的事。她了解到这位非常紧张的年轻女性很少体验到其心智状态被别人接纳；反之，每个人都以咄咄逼人的问话来与她互动。

　　这样的了解使得治疗师能够退一步思考，并且以更开放的态度，试着接纳病人的心智状态。此做法使病人纾缓了许多，因为她的许多平日生活的紧张都被了解了，而这些紧张以前只能以更多的紧张来应对。毋庸置疑的，她的母亲以某种方式在情绪上虐待了她，但是在帮助她的过程中更重要的不是这个议题，而是去了解她的内在世界如何全然地被问题所掌控，以及识别对于了解她生命中的困难和她内在真实的心路历程毫无帮助的人。

即使未受过创伤或备受呵护地长大成人的个体也不会变成天使，或完全免于神经官能症。人类拥有其自身最好和最坏的潜力。心理治疗在一个真诚的、涵容的情境中提供一个场域来检验人类一些天生的潜力——包括负向的潜力，例如享受破坏，由此我们成了造成自己和别人不幸的根源。挑战这些事情绝非轻而易举。

大多数的人——但并非所有人——能从心理动力学心理治疗中获益。在真实的世界中，有很多不如意的事，事情的确有时是如此；其中之一是处理棘手的议题和棘手的关系。许多各类心理治疗的疗效研究证实大多数的治疗类型都有某种程度的效果。相反地，新的特效药的夸大效果更多是制药公司的营销手段，而非实际疗效。此外，如我们所知，移情现象对人如何知觉情境影响甚巨。精神分析师、心理治疗师、医师以及科学家不见得比一般人更能避免移情所造成的扭曲。论及人类关系的全然客观性是有争议的。人类科学中没有任何一种研究法能够保证不受到欲望实现的信念系统（wish-fulfilling belief system）的影响，除非我们不断地以诚实、想象力和开放的心胸面对现实，否则我们不会更了解心理治疗或者任何处理心理与情绪问题的治疗类型的优点与限制。

注 释

1. 这次治疗发生于妇产科较新的进展出现之前，这些进展使得40岁以上的妇女生小孩很平常。

第十五章

*

时 间 印 刻

典型的，一个年幼的儿童在成为一个大胆、乐观的年轻人并继续成长为睿智、稳静的老人前，应该是纯洁且有好奇心的。当然，在现实中这是一种理想状态，因为在发展的道路上有许多的考验与困难横亘其中。至少，新的、令人震惊的经验常常让我们觉得自己像婴儿般弱小与易受伤害，而且我们很难忍受这些经验是改变和成熟过程中不可避免的情绪产物。本章是关于人类生命周期的发展，它不在于提供秘诀或解决方法，而是试图描述一些问题现象。

"我不要长大"，一个6岁的女孩说道。生日对她而言不是生命继续前进的里程碑，而是令她非常害怕但必须不断前进的要求。她想要回到小时候。她害怕从妈妈身旁变得更加独立之后不能管理好自己，也害怕对长大的期望是要她能与其他小朋友分享属于自己的人和东西。

我们能够在生命的时光中日臻成熟的前提是，我们须注意到时间的流逝，并最终释然——时间的沙漏最后会流尽。令人意外的是，与此相关的困难很早就会出现。

生日和其他纪念日每年都会到来，但年龄只会往一个方向移动。为了让生命能持续地走过日与夜和春、夏、秋、冬四季，所有生命体都会发展出生物时钟，以固定的节奏保持这种有系统的循环。清醒、睡眠以及新陈代谢活动的循环都由这些生物时钟切换开关，这个循环是依环境的线索如白昼的长短来设定的。其他的循环，如女性的月经周期，是每个月一次，而其他周期则以季节作循环。

可是并非所有发生在我们身上的生物学变化都会重复发生。很多变化在时间维度上是线性的。它们在发展的顺序上只会发生一次。每个个体有其不可重来的生命周期，从婴儿、儿童期、青春期、成人期，最后衰老并在死亡中结束生命。每个阶段都有其生物学的任务与角色特质。在儿童、成人、父母及祖父母的代际循环中，每个个体会拥有一个位置。虽然我们会根据自己的年龄与发展阶段将自己安置在这个循环中，我们也同时会根据与他人的关系来摆放自己的位置。一个女孩可能长大成为一个女人或是母亲，但她仍永远是她母亲的女儿（见插图14）。

身为一个社会性的动物，有些团体的仪式用以作为个体在团体世代架构中占据何种位置的标识。在我们的社会中，开始上学、毕业、取得投票权、取得驾照、变得"性"致勃勃，成为父母、获得公交车免费乘坐证，等等，都有这些意味在其中。因为人们现在创造了大部分属于自己的环境，这种人造的环境正在转变符合时宜的活动。例如，传统上属于儿童与青少年期的学习与成长的任务，现在则扩展到成年前期，甚至整个人生。

"时间"在这些领域中——个人的、世代的、社会的、生物学的以及发展的——被知觉到的样貌是不同的。但每种领域都会提供它自己的特征线索以标示出时间的流逝。身体毛发的掉落只是变老的许多迹象之一，但对个人而言这也可能意味着返老还童*。一个25岁、有2个分别是8岁与5岁孩子的妈妈，与一个34岁新婚还没有子女的女性，两者对自我的认知是非常不同的。

---

* 青春期来临前的脱毛，回到"毛发不全"的孩童时期。——译者注

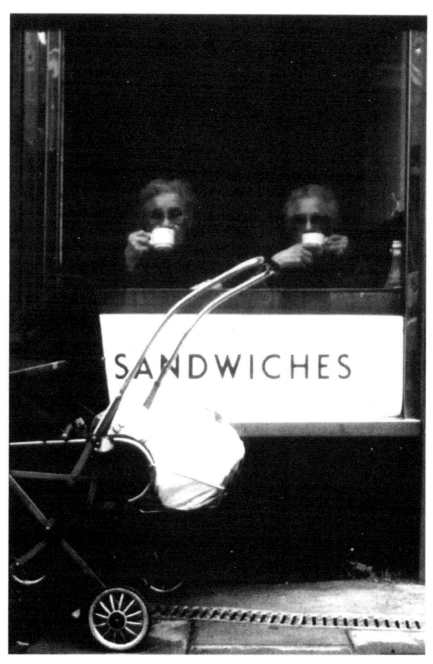

插图 14：我们的自我认同会随着成长而改变和发展，这样才会开始"觉得"自己属于较为年长的一代。至于处理这种感觉的方式，则因人而异。

我们对时间的知觉

人们被期待可以调整个体、家庭及社会历史间不一致的步伐。照理来说，我们的人格要随着年龄的增长而成熟。但有些年轻人总像是中年人的心态。很多人觉得自己有些地方从未改变过，例如，他们觉得自己像孩童，像男孩而不是男人，或者像个女孩而不是女人。他们发现自己内在的感觉与身体的状态不一致。这些变化与矛盾是巨大的。所有这些改变及其不同维度的意义像是时间在告诉我们所在的位置。许多摇摆不定的内在时钟在我们内在留下了时间记忆。

"在我的生命里程中，我醒来，发现自己在黑暗的森林中，路完全不见了"，这是但丁（Dante）在隐喻自己掉入地狱的感觉。在生命快速改变的时候，我们会不自主地掉进回顾和反省的周期。中年危机只是这些重新适应的时期中最被熟悉的一个时期，但在生命任何时期的任何转变一定会跟随着某些形式的个人重整与再适应。如果我们不这么做，就是拒绝成熟。

一个年轻的学生在将要进入成年生活前来到中心寻求协助。他对时间的流逝有一种不寻常的看法。在他的脑海中，他以月份取代了原来的钟面刻度，并且认为每年都是前一年的重复。对他而言要感受时间的流逝是非常困难的。

这个学生对于自己已接受治疗多久了非常困惑。有一次当他问妈妈自己是20岁或21岁时，他也被吓到了。他想要或必须模糊掉那不可逆转的时间的流逝。

有些人看起来似乎全然地能够觉察时间的流逝，他们的生命可能看起来充满了许多事件，但仔细检视却发现都只是停不下来的移动，被掩盖的是停滞的状态，而本来这个阶段他的任务其实是发展。

　　一个17岁的女孩来到诊所，穿着时髦但不恰当，手中叼着香烟。她看起来很酷，显然不想将自己视为寻求帮助者。她说她已离开那个领养她但虐待她的家。因此，她必须在 Kings Cross 的街上寻求生存。她等待社会福利单位帮她找个住的地方。她嚼着泡泡糖，有些紧张，她同意进入治疗室并解释着她总是需要有些什么东西在她的嘴里。"这里有工作吗？"她突然这样问，接着她强调说，"我是个好员工。我可以立刻就开始工作。"治疗师因这女孩想立刻搬进来的渴望而呆住了。与现实明显对立的是，女孩等待着社会福利单位给她提供一个住的地方，却立刻想象她能够在诊所内找到一个地方。

　　在接下来的治疗中发现，这个女孩心中一直萦绕着寻找那在她出生时便抛弃她的青少年妈妈，她认为她的妈妈是个瑞典人。她幻想着去瑞典敲她妈妈的门。并觉得她会立刻被妈妈认出来并且被欢迎。女孩说"她不会对我说不，这一次不会再说不了。"治疗师可以看见女孩的渴望与她不切实际的、天真的和急躁的要求进入诊所的态度是相似的。

这个女孩生命中发生了许多事件，不断的搬家、关系的转变或新的冒险，但这些状态总是一再地重复。事实上她勉强地通过幻想自己与妈妈有着好的关系让自己活了下来，这个幻想在现实生活或她的生活经验中是没有基础的。她缺乏现实感与一般知识，这个看起来知道如何在街头生活的女孩一直在寻找一些可以帮她解决困难、"接纳她"或"不会在现在对她说不"的人。可预见地，结果也会是一再的失望、愤世嫉俗、粗心大意与自我毁灭。

她无法靠自己去脱离此不良的循环。她自己消极地想，去找妈妈是个容易做到的事情。对生活的不满就像被装在汽锅里，而这个轻率的、自我伤害的、关于与母亲会面的幻想便是汽锅盖。她真的对她被照顾（或更准确地说，没有被很好地照顾）的经验很失望，这是可以被理解的。她需要有一些特别幸福的生命经验或治疗师给她一个不同类型的家，比她现在所找寻的家还要好。治疗师试着帮助她去觉察自己对生命失望的真实程度与来源。经由逐渐的领悟，她也许可以开始停止她旧的行为模式，开始她自己的新生活。

原 地 踏 步

这个女孩的缺损是很大的，但是大部分的我们在人格和关系上一再重复这些基本的问题。当我们一再重复过去的问题时，我们即陷入这个循环的时间中，可能是几个小时或是几乎整个生命。就像那个活在"年钟"中的学生，我们常常忽略自己的错误。为什么我们会依附早年的爱恋、希望、欲望及渴望，并根深蒂固地持续着，有几个原因。一个原因是创伤性的困难会让我们去寻找一个不真实的理想解决方案，就像那个街头的酷女孩。其他的原因如，我们对初恋的忠诚会创造出一种坚固的联结。这个联结会让人觉得离开是不忠的，特别是当这个联结与有麻烦的或索求无度的父母或手足有关时。在现实中没有单一的理由或解释能说明此复杂的生命发展历程。

这些重要的主题在 J. M. 巴利（J. M. Barrie）所写的《彼得·潘》（*Peter Pan*）书中做了非常详细的阐述。彼得·潘住在永无岛（Never-Never land），他永远不会长大；他是个拒绝长大的小男孩。

温迪，一个总是喜欢做正确事情的女孩，问彼得他到底几岁了，"我不知道。"彼得不安地说，"但是我很年轻……我一出生就离开了……"他小声地解释道："因为我听见我的父母谈到关于将来我长大会成为怎样的人。"他看起来非常焦虑。
"我永远不要变成一个男人。"他充满温情地说，"我要永远当
一个快乐的小男孩。"

温迪是真心地同情彼得的困扰，但同时也沾沾自喜自己对世界的
了解比较多，她修复了他那失落的阴影，这是彼得一直没有带着的阴
影。彼得高兴地跳起来大叫，他说他终于找到他自己的阴影了。"我多
聪明啊！"他尖叫着，"多聪明的我啊！"但他忘记了是温迪帮助他的。

可悲的是，不得不承认彼得的自视甚高是他最吸引人的特
质之一……但温迪在当下呆住了，她带着讥讽的语气惊呼："多
自负的孩子啊！""我当然没做什么，你倒做了一些。"彼得漫
不经心地说着，并且继续手足舞蹈。

无法承认对其他人的依赖是彼得的核心问题。温迪在他从梦魇中
哭着醒来时，安慰着他，但他从不承认这些。他不知道接吻是什么，而
且当达琳小姐提供安慰时，他径自转身走开，不像一般迷路的小孩会渴
望安慰。就像阴影一样，不再需要别人表示战胜了对于重要东西的失
落。温迪等着彼得回来看她，但悲伤地发现彼得忘记了她。相反地，他
对于过去的岁月都不记得了，也不知道悲伤是什么。在故事稍后的发
展中，彼得惊讶地发现温迪已变老了。

对于时间的流逝缺乏知觉、无法成熟以及无法依赖他人之间是有
所关联的。能在心中接受与他人的分离，才能承认他人有优点而不只
自己有。这是不容易的。这表示我们能为自己所做的是有限的，因此
我们需要他人。这对于那些在早年的关系中非常困难或经验过太多失
落的人而言特别不容易，就像那个年轻女孩的案例一样。

《彼得·潘》的作者也有着同样的痛苦经验。巴利的母亲是一个在

家中很有支配力的人，当巴利的哥哥在他6岁时去世后，她从未从悲伤中复原。巴利似乎渴望他的世界能恢复到那个大灾难前的样子，但实际上他从未觉得事情可以真的变好。彼得·潘的故事原先是写给他好朋友的三个儿子，在他们父母死后他提供房子给他们住。五个男孩中有两个死于第一次世界大战。人们难以成熟的问题背后常常隐藏着这类悲惨的事件。

永恒的年轻

我们常常会否认一个现实：时间是会流逝的。我们常常认为我们可以避免去看事情的真实状况。永恒的年轻与美貌给这些成长的难题提供了一个永久的解决办法。我们觉得好像拥有了全世界，并且可以做任何我们想要做的事。今天更甚于以前。当我们重复做着相同的梦时，我们可能会瞥见自己内在永不改变的部分。在梦中我们可以在永久的国度中存在。但现实是：在我们出生之前生命已经存在，而且不管有没有我们它都会继续下去；而且代代的儿童会继续出生。

在清醒的日常生活中，我们尝试要完全重复我们自己，或多或少都会失败。如同赫拉克利特所提醒的，我们不能踏入相同的河流两次，因为那流动的水——时间与生命——会在我们任何两次的踏入中移动。改变是我们潜意识里抗拒的，尽管我们自认为我们当下在拥抱改变。

第十六章

✳

晚　年

很多老人家持续贡献自己的才华直到生命尽头，当他们逝去时，这些贡献将被深深地怀念。那些老人们对于生命的热情未曾减弱，他们对新经验开放的能力，具有一种罕见的特质。他们对那些成熟但仍然偶尔需要父母安慰的人十分接纳，而这让人深感宽慰。很多那些可爱的老人们，很能接受生命的有限，欢迎死亡像对待好朋友一样，认为它在适当的时刻，迟早要来临。对老年人特有属性的刻画和描述，是将青春永驻定为唯一目标的现代化趋势的解毒剂。

　　戴特小姐，是一位80多岁令人爱戴的单身女性，她开始失去平日的活力。她呕吐且消瘦，不久之后被诊断为恶性肿瘤且无法动手术。接下来的几个月她逐渐衰弱，但是肿瘤的侵蚀是缓和的而不是激烈的。她似乎常常否认有什么地方出差错。"我下周会更好，你不认为吗？"有时她的谈话似乎又表明着，她十分清楚发生了什么事。"我已经拥有我的生命，一个不错的生命。我现在准备好了，我很疲惫。"这样的言辞在她的谈话中无所不在。她说，她现在唯一担心的人是她经常照顾的弟弟。她希望和母亲重聚。

　　她开始嗜睡，而且提到做了非常清晰的梦。她会说："我之前从未做过这样的梦。"其中有一个梦似乎令她印象深刻。

"有一只雄雉鸡,爬上我床边的窗户。它很大胆,用明亮的眼睛和鸡冠瞄着我,它很厚脸皮,但是我将它赶走。它赖着不走,但是我强迫它离开"。戴特小姐受到家人、她的家庭医师和马克米兰护士专心地看护,在临终的最后几天她受到当地的安宁病房很好的照顾。她平静地去世了。

戴特小姐同时经历了生命也经历了死亡。这只大胆且赖着不走的雉鸡,似乎像一个亲切的死亡影像,或者也代表她从未嫁给的那个男人的影像。衰老、老化的过程和最后濒临死亡并不是一种疾病,它是生命周期的正常和最后的部分。

一般而言,这是生命中不受欢迎的一部分,斯威福特的"每一个人都想活久一点,但没有一个人愿意变老"扼要地表达了这个普遍的心声。很明显地,生命的后期将带来一系列的失落以及必须被克服和面对的羞辱:体力的丧失、生病的频繁、失能的增加。在工作和休闲上,享受运用我们才华的能力减弱或丧失了,我们不再是一切的中心了。

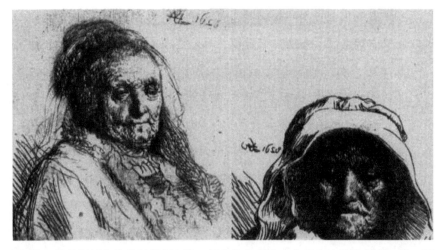

图18　伦勃朗创作的蚀刻版画。第一幅中的年老的女人看上去自信平静。第二幅则表现了她的母亲受到情绪上和身体上的折磨。

年老的挑战

为了维持年老时持续变化的认同感，我们必须适应与自己息息相关的各种改变，而且必须在不得不适应逐渐衰退的心智和体力的过程中达到那些目的，这些任务在可能是漫长岁月的年老阶段包括五个主要的议题：失落本身、逐渐增加的依赖、对死亡的恐惧、孤独的经验和我们在代代之间的位置。我们如何克服失落感，依赖于我们如何协调在早期发展中的问题，其中失落也是一个核心的议题，例如：断奶，或者当我们上托儿所或上学时会出现的分离焦虑，这些属于早期发展阶段的重要议题，会在生命后期的任何失落中再次出现，而且必须重新被解决。

正因为如此，早期关系中的不安全感，儿童和青少年时的创伤失落，使个人永远变得更脆弱，特别是在年老的时候，心理复原力逐渐减弱。对幼儿而言，学习走路，可以走动的新喜悦，是对不再被母亲抱着到处走的弥补，但是像这种弥补或者慰藉，在老年的时候较难出现，这也使得老年人更不易有心理复原力，且更容易感到失望和令人不愉快。与第一阶段（在此阶段我们是全然依赖父母的婴儿和孩童）有关的尚未解决的冲突和焦虑，可能在人类生命中的第二个依赖阶段再度出现。

当一个人活到成年时，需要花一些时间去习惯需要被照顾。对很多老人而言，无法照顾自己或者变得大小便失禁，是十分恐怖的，因此在老年时，我们变得需要别人照顾我们，我们对于接受协助的态度，就凸显出来了。大多数人对于被别人安排这件事的感觉，浮动在感激和被害之间。当我们对于我们的需求感到太生气或太羞辱时，我们会无法感激被照顾或感恩，也会责怪协助者，因为他提醒了我们心中那令人憎恨的需求。

一个老妇人形容她前一天的经历："帮我洗澡的女士在那里，而珍妮（另外一个帮忙打扫工作的助手）提早到达，所以在我小小的浴室里，有两位矮胖的女士——助手们　和全身骨瘦如柴的我，这看起来真是十分荒谬。"

然而在另外一天，那位女士却经历了非常不一样的洗澡。助手在错误的时间到达，而引起了暴躁不安的厌烦感，沐浴被毁了，这天被一个"很糟的开始"和"每件事情都是一团糟"所占据。

对两者而言，给予者和接受者，被穿衣、被洗涤、被喂食、被梳洗或者被照顾，都让人直接想起母亲对于婴儿的照顾。父母必须容忍自己变成儿女的小孩，意识到老人家不想要依赖，但是他们没有选择。当我们疲惫、生病或心情不好时，我们都希望被抱在手中（不管是实际地或隐喻地）。我们的内在都藏着一个变小和依赖的渴望，年老时身体的需求引发了这个渴望，我们退化且再一次经历了之前婴儿式的感觉：对于照顾者的爱和感恩伴随着强烈的依赖感，当儿女或护士要外出或和别人说话时，我们则会像小孩一样地占有、愤怒和紧抓不放。

老人照顾者的冲突

那些照顾老人家的人，常常很感激自己能够有机会照顾自己的父母亲并且住在家里陪伴。那是一个子女可以付出的回报，也是一个可以将事情重新做好的机会；但对家人、儿女、侄甥们或者护士们而言，可能会发现他们很难以他们所希望的爱来执行那些服务。那是一个艰辛的工作。家人变得没有耐性、抗拒和愤怒是可以理解的。他们抗拒他们失去了曾经照顾过他们的父母，而现在自己却必须照顾他们。任何原本在关系中的矛盾可能会被放大。对一个原本骄傲的女性而言，接受她需要被帮忙这个事实，可能是非常困难的；同样地，对于一个女儿而言，现在需要提供爱给一个不曾给予她爱的母亲，可能也是困难的。被深埋的竞争冲突可能再现。有些孩子看到对手倒下而感到沾沾自喜，有些则感觉到充满怨恨，进行施虐，表现出残酷。老年人遭遇到的身体虐待，就情绪动力而言，在许多方面和虐待儿童是类似的。

死 亡 恐 惧

死亡焦虑对老年人而言是十分普遍的，仅是意识到自己身体的日渐衰弱和不可避免的结局，就可能引发死亡焦虑。那些焦虑常是被否认的，并且转变成对死亡的害怕。宗教信仰和迷信在个人对死亡的态度中可能扮演一个重要的角色。死亡可被认为是一个仁慈的朋友（肺炎过去常被称为"老人的朋友"）或者被视为永久诅咒的开始。无论如何，老人家对死亡的态度，主要是依他的内在世界而定：在我们内心深处，我们觉得我们应该被爱，还是应该被憎恨？

汪达先生是一个正常健康的老人，总是认为自己可以恢复到以前的力量，而且否认衰老发生在他的身上；在过去几天，他变得烦躁而严肃。他很担心他的便秘问题，家人试着协助处理，护士给他一些软便剂有效解决了便秘。但是异于平常，他仍是发牢骚，一直被自己的烦躁所激怒。他的女儿最后发脾气了，老人家也生气了，然后他说他并不喜欢变老，而是她喜欢照顾他。在他们彼此交心的谈话后，事情变得更明朗了，他可以告诉她，他不喜欢死亡的念头。他对于可能会死的害怕终于明朗化。在他将它化为文字说出来后，事情清楚了，且他可以更像现在正在年老的自己。

汪达先生的焦躁不安是因为他对死亡恐惧的否认。当他可以体验到自己对死亡的害怕，而非压抑下来，他便能再次得到心理上的平衡。

孤独和世代身份

因为自己的配偶、兄弟姐妹逐渐衰老或死亡，孤独必定会跟随老化而来。但是老年人也易出现一种特殊的痛苦，伴随着内在伴侣的失去。内心世界，就定义而言，是我们独自经历着的内在世界，但是我们通常觉得我们的内在世界充满了友善和熟悉的人——同辈的朋友和爱人、我们上一代的父母和下一代的子女。对某些老人家而言，这个内在世界的人开始减少或不再有人，这会唤醒他对主要照顾者依赖的婴儿式焦虑。

难以接受自己世代位置的人，可能也难以接受老化的事实，这会影响我们对于老化的适应程度的稳定性。生命的后期，我们后悔转眼间流逝的岁月，这会使我们混淆我们的年纪。我们内在不愿意接受老化历程的事实，是造成混淆的原因之一。很多老人对于自己的长寿感到骄傲，但这其实建立在年轻时的坚固基础上。对女人而言，承认失去生殖力和美貌，以及对男人而言，失去强壮身体和活力，都是十分痛苦的过程，因此我们做很多尝试去否认正在发生的事情。

传承和让位给下一代总是不容易的，这是为什么老人家会对年轻人，不管是谁，都十分挑剔（"当今的年轻人……"）。年轻人代表家庭主人翁的来临，而且抢走我们做父母的位置。在生命的最后阶段，我们对未来的希望，依我们对年轻一代的赞同程度而定。他们是这个世界的传承者。如果我们认同那些在我们之后的年轻人，我们就会减轻自我强迫的要求——认为我们该做每件事。如果抗拒太强烈，我们就无法维持我们跟这个世界的联结，没有我们这个世界仍会继续运转下去。

老年时的适应——晚年的心理治疗

过去心理学上一直认为，超过40岁的人，在心理上无法有太多改变的能力，但这不再是我们能接受的看法了。对老年人的心理任务的了解，让老年人的焦虑和困难被理解。得到这样的理解，老人们会感觉更好，在思考时也会更清晰，如同年轻人那样。虽然人格的基本要素不会改变，但是接受新的事物和做出改变还是有可能的。近期的研究报告显示，心理治疗对年老时常见的抑郁，是一种有效的治疗方式。

尽管一般民众对政府提供何种程度的社会福利和医疗福利给老年人的期待值一直在改变，然而超过60岁的人通常并不如年轻的成人一样，被转介来接受心理治疗的协助。对60 / 65岁以上的人群而言，很多心理治疗的医疗服务就终止了。这种"恐老症"——年轻的一代害怕和不喜欢变老——终止了对变老的理解，而这种理解本可以对老人起到帮助作用。

柯尔文太太是一位71岁的老人，做一周一次的心理治疗已经一年了，治疗刚开始时的状况都不错，因为柯尔文太太可以谈到有关过去有趣的事情。她曾经是一个独立和充满活力的人，她60多岁退休时，第二次婚姻失败，之后她得了抑郁症。每一周来治疗，她都带来一个有关在世界大战前在伦敦岁月的不同故事。

她想要书写和完成她的自传，但发现这件事情非常困难。她在25年前开始写作，当时她的大儿子23岁，因肿瘤而濒临死亡；她的自传内容停止于自己的青少年时期。在她儿子死后，柯尔文太太继续其专业的生涯。接着她的第一次婚姻结束，然后她和一位足足比她年轻一半的男人再婚。她继续活在对癌症的恐惧中，总是去进行检查和排除恶性肿瘤继续发展的可能。

治疗师是一位比柯尔文太太年轻的女士，在治疗中为她的故事着迷，而且发现自己每次治疗后的记录越来越长。一种愉快的气氛弥漫在治疗的时段里，但是没有什么治疗的进展。"没有改变"同时出现在柯尔文太太的外表；她的脸上没有皱纹，而且她的身上有一种未曾经历岁月的特质。

在某一次的治疗中，柯尔文太太说她要帮治疗师照相，然后要装上相框挂在墙上（她是一个很好的摄影师）。提到60年前的某一个日期和时间，并且指出精准的自传页码，她继续说，她想要将剩下的治疗时间，用来讨论其自传中的某一个故事片段。

当治疗师写完她的记录后，她觉得被柯尔文太太所控制，以致无法知道如何在治疗中干预，于是她去见督导讨论这次的治疗。和督导讨论之后，治疗师比较可以理解病人的核心困难以及这个问题如何在治疗关系中重现。在每一次治疗后，治疗师写下病人的自传，但是正如病人的自传无法前行一样，治疗毫无进展。治疗师发现自己被她的故事所吸引，但是无法应对她的抑郁症。像这样的生命模式，有时只有经过在治疗中的重现，才有可能被理解。

柯尔文太太有一段真正的悲惨史。在大战急袭中，她失去好几位家人。她以让生命"停滞"的方式面对创伤，这是她自传停顿的地方。她面对自己下一次失去儿子的可怕创伤的方式是：和一位与儿子年龄相近的年轻人结婚。慢慢地她和治疗师可以看出来，她以这次婚姻来留住永远年轻的错觉。柯尔文太太以永远无法进展的自传让她的儿子继续活着。这位治疗师不断地写记录（记录几乎长达一部小说），仿佛在治疗中被雇用为秘书，或者像一位永远的陪伴者。

当治疗者了解到她如何因自己年轻得可以当柯尔文太太孙女而有许多抑制时，她就可以恢复自己治疗专家的位置。治疗师现在可以帮助她哀悼失去儿子的伤痛，而不是变成一个替代的孩子持续访视病人直到她过世。

柯尔文太太终于可以表达失去双亲对她的影响。渐渐地，她可以更具体地思考，当她年老时她需要什么。在治疗刚开始时，她的解决之道似乎是：她一辈子需要治疗师。治疗师和柯尔文太太开始理解，家中的任何改变，提醒着她在急袭中失去的家和家人。只要治疗师无法对柯尔文太太提到治疗的结束，就好像提醒她不可能区分急袭期间所发生的事情和必然的老化及对于死亡的害怕，后者是比较可以处理的。

被看护的需要

作为正常老化历程的一部分，身体的不同系统——肺脏、心脏、肾脏、肌肉和脑的功能逐渐下降。正如同从中年起，肌力会开始衰退，心智能量也在丧失中。脑部的功能，例如：记忆力、专注力、反应时间和学习能力，都逐渐以可以预期的方式在减退。我们的神经细胞，因为无法再复制而死亡，所以有脑组织的丧失，而遗存下来的细胞功能也不佳。这些无数小坏损，慢慢形成功能的重大减损。因此，老人无法在体力上或精神上适应他们曾经可以轻易处理的情境。虽然老化的速度因人而异，但是老化的过程发生在我们每一个人身上。

适应能力的丧失随着岁月而加重，身体组织越来越无法应付最小的身体或精神上的压力。因此，随着老化的进展，为了要维持功能，我们在情绪上、精神上和肉体上对他人的需求开始逐渐增加。当我们变老的时候，在身体上的依赖和心理上的依赖是并行的，因此需要得到心理层面的支持。理想的环境会为老人家提供一些接纳性环境，帮助老人接纳伴随老化而来的深层焦虑，这接纳的环境包含可预期性和刺激的审慎混合（a careful mixture of predictability and stimulation）。

思考老年人每天所需要的看护，和提供实际的帮助一样重要。他们是一个任务的两面：照顾情绪和看护身体需求一样重要，这两者越整合越好。对老人家的私人看护关系或者社会福利机构提供的支持服务都要重视这一点。

最近一位老人搬进看护中心，相关部门评估他的需求。政府所提供的服务令人印象深刻。为了要满足他的需要，一大堆的家务都加以安排和协助，洗涤、购物、打扫、沐浴、早上叫他起床和晚上叫他睡觉都准备妥当。但是每一样协助都是由不同的人来执行，而每一位协助者到了周末和假日又都有代班，而且其中还包括数个不同机构的行政人员和督导的参与。这个焦虑的老人，必须要记得这么多不同的人，真是十分荒谬。

刚开始他很生气地抱怨，他无法要求任何一个看护做任何跨越其领域的协助，因为每个人的工作领域都很小心地设定界限，这真是荒唐。他问道：为什么他不能够在一天内有一两个小时，有一个有弹性的看护。他摆荡在两种状况之间：当不确定的安排出现时，或者当他的心情比较低落的时候，他感到被害，而当他比较有能力处理此复杂的看护系统时则觉得比较好。一个人颠覆一个疯狂系统的能力，是不能被低估的。在一段时间后，一些助手虽然来访的时间仍然短暂，但开始可以将老人视为一个人来看待，而不再只是一个工作的对象。

因为地方政府的"外包政策"，有一群人出现在老人的门前。这种

"外包政策"的到来是因为中央政府认为之前所提供的"看护"杂乱无章，而现在他们所提供的服务和老人对熟悉的需要明显无法配合，而且也没有弹性。缺乏链接与沟通的组织，使得看护们彼此之间更加疏离，因为它使他们无法有效地响应老人情绪上的需求。他们无法理解老人的苦恼的完整面貌——对依赖的苦恼（对一个独立个体而言如此不受欢迎）、他逐渐衰弱的能力（他可以相当成功地隐藏他的失能，并勉强表现给他的访客看）、他的孤独（双方努力表现愉快，并想办法逃避这个话题）以及他对生命的焦虑。

晚年时，人们常常会花很多时间回想起过去的岁月。我们如何使用了自己的才华和机会？一个人和家人与朋友的关系状态代表什么意义呢？对于未来有一些预期：一个人会是同辈中最后存活下来的人吗？儿孙们会忘记他们吗？有时也会有自我隔离。但是为何我们想出来的社会福利的安置，会有"不要太多也不要太少"这样的观念，不给予老人多一点点陪伴？将照顾看护系统拆分成很多部分可以看成社会的一种防御，采取此防御便可以不用去理解老年人的依赖和需要。它们是"恐老症"的表现。没有人喜欢告别，特别是当生命已到尽头时。

在没有经过适当咨询和考虑之下，突然将脆弱的老人家们从长期居留的医院迁移到养老院，同样来自否认、厌恶需求及无法医治的动力。1994年，有24位精神脆弱的老人，从帕克比尔特医院被迁移到养老院，其中5位在迁移后的22天内死亡。1995年，3位有学习障碍的老年女性，从坎布里亚的达文比大厦（教养院）移出，结果在8个月内死亡，她们在之前的40年都住在那里。养老院所提供的身体照顾十分充分，但是从她们住了很多年的熟悉安定的环境到新家这个过程，工作人员竟不被允许陪伴老人家。

例如，对于失智老人而言，由熟悉的工作人员提供持续的看护甚为重要。每一位工作人员对每一个老人的生活、个性、习惯、嗜好和需求十分了解，因为这些失智老人已经没有能力照顾自己。失去这种心智能力可能对生命造成威胁。

失智症是丧失心理功能，例如记忆、个性、对于时空的掌控能力等的通称。它是大脑"硬件"的损坏。老人失智——阿尔茨海默症——在晚年是最普遍的失智症。它不是正常老化的一个部分，而是一个发生在老人身上的疾病。它在类别上和我们一般老化时所经历的记忆减退不同，它是更恶化的心理功能损伤。引发这种疾病的原因不明，但它是大脑的器质异常而不是含有情绪成分的精神疾病。比起一般老化的头脑，阿尔茨海默症患者大脑组织的丧失是非常明显的。

它的进展因人而异，但通常它是一种持续多年缓慢恶化的状态，而到死后才结束，通常是死于一些并发症；患有失智症的人，比较容易有身体上的疾病。刚开始时，它的影响也许是非常轻度的，但失智症的后期，身体的退化开始发生，并伴随所有能力的丧失：适应能力、记忆能力、照顾和清洁自己的能力，例如：大小便失禁等。虽然，也许有头脑意识清楚的时候，但却完全依赖他人——亲人、护士或看护——来给他提供再也无法自给自足的照顾。对一个安定环境的任何小小的干扰，通常引起无法弥补的心智混淆的恶化。这是为什么由一些足够受支持的看护，协助维持一个有规律的生活步调如此重要。

针对居住在机构的老人的固定观察显示，规律地花时间对老人默默地注意和聆听，是有成效的。之前令人困惑的说法，现在比较能够被理解和整合了。老年人可以再次获得自己被了解的经验，看护可以觉得他们的工作没那么机械化且比较有意义。一段令人舒服的个人关系——虽然是短暂的、零碎的和令人困惑的——也变得可能。这些棘手的疾病，对于病人的家人而言是十分痛苦的，因为他们会亲眼看到自己所爱的人变成一个外壳。

向社会提出的问题

就个体而言，当我们年老时我们都要面对困难的挑战。但是社会也有困难的问题要面对。社会、社区和家庭，很小可能会终身密切联系。我们到处迁移；原则上，老人家不常被成年子女所照顾；目前有许多专业看护在执行老人的照顾。一个变动巨大的社会，并未针对老人的需求作适应，老人家倾向安定且单纯的生活方式。想到老年，我们大部分的思考都花在财务上。一般民众主要关心的是：老年年金必须由越来越少的年轻工作者补足。但正如我们所知，妥善地满足老人的需求，必须付出真实的情绪代价，但我们常常很少论及此问题。满足那些需求会很令人满意，因为那是对生命及所有挫折的真正回应。

仍有很多倾向在运作，包括：消除和否认目前存在的需求及将来会有的需求。平均寿命快速地增加，而超过80岁的老人也在逐渐增加中。再过30或40年后，我们中很多人将健康地活过100岁。这些议题都是很实际的新问题，我们将必须做决定。古代埃及的埋葬习俗，在当时的宇宙观中是合理的。但是，是什么激发了当今一些人想要将冷冻的尸体保存，想象自己在未来世纪中醒来的新生活？

第十七章

✳

未　来

　　科学及科技已经给我们提供了令古人惊异的改变世界的工具，而人文学科及艺术领域的发展虽然同自然科学一样重要，却没有如此引人注目。我们对人类性格的看法也随着人文艺术的进展而缓慢细微地改变着。过去时代的科学理念已成为历史研究的兴趣点，反之过去的文学作品（如圣经及莎士比亚作品）对当今的人们则如过去时代一样有相同的影响。科学一直在加速进步，然而相对地，使其进步的原因——人——却没有如此指数幅度地成长。直到20世纪末期，人还是被认定为跟圣经时代描述的人一样。距莎士比亚时代已400年，但他戏剧中看待人的观点仍未过时。人类创造出丰富的科学技术进步但本身个性却未改变，这样的矛盾造成一些重要却熟悉的张力。当人类用自身发明的科技改变了环境，他们也能奋力挣扎来让自己适应这样的变迁。

人类的破坏力及创造力

　　若是有人要求亚里斯泰迪斯（Aristides）对现代的歪风下诊断，他会说过去几世纪以来西方的科技进步已经远远超过人们可以使用它们的程度。

以上是 Soulbury 爵士[1]在1949年4月，于曼彻斯特发表的公开演讲。演讲中提到的科技进步包括对物质本质的了解、核裂变、建筑以及原子弹的使用。这是历史上首次各民族及其政治领袖必须学习在人类拥有摧毁自身的能力时该如何维持其存续。相互毁灭保证（Mutual Assured Destruction，简称为 MAD）*、古巴导弹危机及最终苏维埃帝国的瓦解，使得在冷战年代的人们每日都须面对发生全球核武器大屠杀的可能。目前这样因人类破坏力而造成的即时危险已相对降低。许多生物都要持续警戒以防来自外界的攻击与破坏，但是人类也要这样盯着自己的同类。

　　除了人类破坏力的问题，近来基因生物科学、医学及计算机的快速进展都让人类面对一个新问题：人类的创造力。若人类在接下来的200年内可以继续存活，将会对生命历程的理解，亦即不死，以及创造新生命或类似的形式有更多的知识与实际的成果（见插图15）。而这些我们过去都归诸上帝的能力。

　　不变的人类与无数科技进步造成的持久改变的交会，在这最后一章会再以两个先进的医学例子来描绘：心脏移植及产前医学。这些例子是由两位研究病人及医疗人员如何应对医学重大进展带来的问题与机会的年轻心理学家所选定的。

心 脏 移 植

　　首次心脏移植手术发生在1967年，把移植当成其他任何手术是种合理化，器官移植手术是把有缺陷的器官用可以正常工作的器官代换。心脏移植对病人或医师的心理都有很大的影响，至今这仍是一项事关生死的治疗。接受移植者知道若不接受则存活机会极微。同时病人必须足够信任医师摘除其原本的心脏，而心脏移植这件事也事关医疗团

---

* 相互毁灭保证是一种军事战略思想。是指对立的两方中如果有一方全面使用核武器则两方都会被毁灭。——译者注

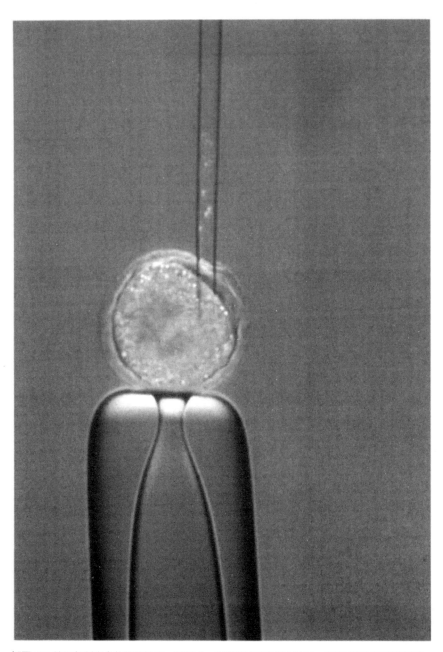

插图 15：这是复制出多莉羊的其中一项技术，即以微量吸管刺入卵子，将细胞核周围的像果冻一样的物质（细胞质）抽取出来。

队的每位成员，每位内科及外科医疗团队的成员皆须相当投入且接受过完整训练，他们是在所学知识范畴的边缘工作，大多处于很大的压力之下。他们也必须做很多困难的决定，包括拒绝为某些生理状况不适合的患者施行手术。这需要随时待命，因为不知道何时会有合适的器官，因此他们必须随时准备可以执行移植手术。

排入等候移植名单的病患也面临不确定的时间，他们也一样不知道何时会被通知。同时他们的治疗中包括严格的饮食控制，他们可以喝的水量很有限。在被通知移植时，不能配合的病患则可能因生理状况不足以熬过手术而被取消手术。这样可能浪费捐赠者的心脏，因为有时候医疗团队可能来不及通知另一位病患。

因此心脏外科医师是在相当大的压力下去设法让他的病人配合严格的术前准备治疗，为期甚长且时间不定。由于风险实在太大了，因此医患关系必然有其相当紧张的一面。医患之间必须要在此非常依赖的关系上仍能互相沟通以调解其间的许多压力。有时清楚且固定的角色是最好的处理方式。医师是扮演全能权威的角色，病患则耐心接受一切。但通常这样的方式仍不足，最终医患双方面临极大压力且没有任何出口。没有人可以永远都是很有建设性的，正如也没有人可以永远都是和善耐心的，然而这赌注的成功正是需要这些特质。

哈迪先生是一位十分聪明的年轻男士，正等候心脏移植。过去他曾十分活跃但现在却发现活动很困难，他多半卧床在家。因此他可以每周来接受心理治疗所付出的努力是显而易见的。他很了解自己的处境。他会谈论等候移植的不确定感、有关死亡、有关家庭支持及接受移植后的实际生活层面。开始治疗后不久，他会带一瓶矿泉水来诊疗室，放在他和治疗师椅子中间的矮桌上，治疗中他会自由地喝水。治疗师发现很难持续专心聆听他所说的，因为她发现他的饮水量远超过他被允许的量，而这样会使他的心脏衰竭更严重。

　　治疗师发现她想要停下自己心理治疗师的角色而开始表现得像个医师，告诉他不该在任何场合喝下这全部的水。她感到他自毁式地在她面前喝水是一种强烈的沟通。他的疾病控制他到这程度，使得他觉得他对自己的生命没有控制权。明显地他在治疗中借由喝水的愉悦取回一些控制权。但更甚于此，治疗师明了借着在她面前喝水，他把她推入一个类似失控的状况。因为她是心理治疗师，因此她应该要接受与了解他的感受，而非通过做医学记录来控制他的饮水，但她还是得目睹他不遵从医嘱。他这么做使得她若想继续维持心理治疗的功能，就仿佛一只手被绑在背后，且让她暴露在一些她无法控制的事情下。她向他指出这点，而非仅忽视他的行为或叫他别喝水。他有些如释重负地回应说也许现在她能比较了解他所经历的事情。他谈到他对疾病及医师感到受挫和愤怒，仿佛他现在的状况必须找个人来怪罪，而非怪这永存且残忍控制他的疾病。

　　移植团队的成员也是人，他们面对同样的焦虑一样脆弱，要他们面对顽强抵抗的病人不变得控制或愤怒也很难，因为他们强烈感到被期待要把这治疗做成功。然而从心理的观点来看，哈迪先生想要对他的生活或是对他的死期有些控制权是可以理解的，因为他必须以几乎完全依赖治疗疗程的方式生活。此外，即使他完全遵照每条规则及限制，他是否能存活也仍是不确定的。有些病患在这样的情形下选择不加入移植等候名单，而想试试运气并在家过世。当一个病人做了这样的决定，可能会使医疗团队分裂或混乱。

　　要面对死亡将临的现实总是很困难，在哈迪先生的案例里，偶尔让其他人来担心，使得他可以抗拒对死亡的恐惧及自身的无力感。

斯图尔特先生在移植团队初次评估他的时候，显现出严重的心脏衰竭症状。他多年来都很虚弱无力，他必须放弃工作并留在家里。即使对移植病患来说，这并不罕见，但斯图尔特先生在适应能力及接受自己的限制方面都做得非常好。他曾是一位邮差，当他的心脏开始衰竭他就改任办公室的工作。当他无力的情形变得更严重时，他机智地改成在家以电话工作。他让自己保持忙碌但不曾忽略医疗需求。他的生活很辛苦，他的生理状况显示在评估及等候期间他必须多次入院。

在加入移植等候名单10个月后他接受了移植手术，他恢复得很好且马上接受复健以强化他已虚弱的四肢，以便跟上他新的心脏循环能力。数个月后他已经足够强壮到可以回去工作。然而出乎意料，他变得抑郁且退缩。约18个月后他仍未开始工作。医疗团队感到困惑，是什么原因使得一个人接受这么成功的手术后仍表现失败。斯图尔特先生身体恢复得很好，仍旧是个模范病人，对各种治疗的遵嘱极佳，但他仍无法返回工作。

当心理治疗师初次见到他时，斯图尔特先生很退缩但每次都规律地来治疗。数个月后有一次，他有一点迟到。明显地他得用赶的速度才能准时到达，当他坐定时，他告诉治疗师他必须跑过两个街口才能准时到。

治疗师指出他似乎意识上很清楚他有跑步的能力。他回应说他其实从未真正了解这一点。他接受移植手术，自麻药退去醒来后他就立刻感到呼吸变轻松了（移植手术后迅速恢复是很常见的）。仅仅2周后他就可以四处自由走动不须扶持，这是这些年来首次如此。他严肃地看着治疗师，并说因为以上这些现象因此他确信这位心脏捐赠者必定是位运动员，否则无法解释他这些新的体力。他说他活在别人的生活里，因为已不再是他自己的心脏。他补充说他知道心脏只是一团肌肉，他的心脏被另一块肌肉取代了，但他仍感到很困惑。

斯图尔特先生对于移植的实际层面有合理的理解：坏掉的器官被好的换掉了。但他仍努力把他体验到的新能力融入他的自我认同。他试图以不仅是生理上的方式来让新心脏被体验为是他自己的一部分，但他得用跑的方式来治疗时，他仍得花点功夫才能让自己借用它的能力。他规律地来治疗颇长一段时间，但直到最后仍不清楚他能够整合一个有用但终究是外来物的心脏到何程度，且他视心脏为灵魂所在处。最后他可以回去工作，但是做一个与以前完全不同的工作。

每个人如何看待新心脏，差异颇大。这与其个性以及感到焦虑之处有关。许多人适应良好，但对有些人而言，新心脏代表某些被潜抑或过去埋葬于人格某层面的部分的重现，现在则是首次要完全整合。斯图尔特先生对捐赠者一无所知，他幻想捐赠者是位运动员，以及他之前对越来越无力过分好的适应，仿佛他有点太轻易便放弃他活跃的生活，皆暗指他对活跃的体力有些潜藏的冲突。

对其他接受心脏移植者，这些幻想可能更负面或偏执（paranoid）。在这样的情形下，这幻想不是捐赠者是运动员，而可能是个坏人。

随时掌握一切对阿博特先生是很重要的，他和家人的关系是奠基于随时记录每个人在做些什么。他应对移植的方式是了解所有可能发生的事并且否认对移植有任何重大的忧虑。大家都认为他可以应对手术，因为他知道所有可能发生的事，包括药物的副作用。

接受移植手术后，他出现了药物副作用：严重腹泻。他坚信这背后有奸险的理由。他自知甚深，他没有吃任何会引起腹泻的食物，而且他也适当服药。因此是"他"，这位捐赠者引起的腹泻；是这外来物，他的心脏。他觉得捐赠者试图想捉住他。

在经历像移植这样的重大手术之后，病人有时会显得意识混乱不清，这是因为新陈代谢发生变化对脑部有毒性作用。针对这种意识状况的治疗必须十分留意病人的生理状况。病患也需要随时有可靠的人在身旁以便慢慢从这样的混乱中恢复。但对阿博特先生而言，他的问题还包括心理层面。手术后他立即开始接受了一段长时间的心理治疗，当时他还很躁动。心理治疗慢慢协助他从多疑及惊吓的状态中复原，然而他仍旧认为新心脏是个外来及邪恶的东西，在他体内引起诸多不适症状。过了好长一段时间他才放弃这想法，且开始感谢这颗被他怨恨了很久的心脏改善了他的健康。

于是他开始可以察觉他过去回避的一些他对自己和周围亲近的人的感受，这些感受很新鲜且让他感到痛苦，包括了焦虑、恐惧、嫉妒、不安全感等，过去他是用控制家人的方式来逃避这些感受。他开始相信这些感受一直都在他体内，但直到他的胸腔被打开，他的心脏被拿出来换过以后，这些感受才强力进入他的脑子。有了这层理解后（约在移植手术2年后），阿博特先生心理及生理上，才开始全面地受惠于此移植手术。

移植手术改善病患生理能力的速度，是一个体现医学及科技发达程度的惊人实例。看到接受移植的病患恢复了生理能力是十分振奋的，他们都苦于虚弱无力好些年了。然而心脏移植对心理层面的影响，正如病人努力赋予这段经验以意义，可能需要花上一段很长的时间才能弄清楚。对有些人来说是永远延迟的，可能无法意识到或是完成整合。我们可能还未完全清楚的是，若就受赠者的心理层次来考虑，外科团队所移植的是一个像泵一样运作的心脏，同时也是另一个人格的载体。另一个思考这接踵而来的情绪反应的方式是，这是心理上的免疫或发炎反应，因为心理及生理上都需接受新的心脏。

正常情形下若不是子宫内的胎儿被安全保护，不会受母体免疫系统的攻击，他可能会像身体没服抗排斥药时会立刻排斥新心脏一样被拒绝。胚胎和胎儿是母体内具有特权的抗原，如此从容地在受保护的子宫内接受氧气及养分的供给，长成一个婴儿。在心理层面上，母亲则慢慢习惯婴儿是她的一部分，反之亦然，但母亲仍可感觉到在她体内的婴儿是一个独立且在成长的个体。我们可以看到在胚胎期和父母间原本相近的个体，慢慢在心理及生理上均分开独立、重叠但相异；心理的诞生及分离占据了大部分的产后生活且从未完全完成。

尽管我们尚未全部弄清，但显而易见，生殖、怀孕、母亲体内的胚胎与胎儿，以及最终诞生的婴儿，对每个人而言皆具最深刻且强烈的情绪及行为意义。与人类繁衍生殖相关的经验直通人类灵魂（psyche）的中心。找出并看到母亲体内正在进行的一切，以及看到母体内的胎儿，具有特殊的意义，这是某些儿童时期最深刻愿望的实现。它引发了敬畏及焦虑，仿如已进入一个秘密神圣之地。

人类为了要保持创造力，必须要有好奇心，甚至有时要是好管闲事的。若要定义问题及找到足够的新解决方式，获得知识是必要的。但任何种类的知识总是有其情绪及实质层面的影响。与获得知识相连的感受包括拥有一个已知物或对它有权力；婴儿原型的询问或调查之一是母亲是何种生物，母亲体内有什么。若一个人认识她，就拥有她，且了解她体内有什么。若一个人认识她，则若有需要就有可能协助她。但婴儿除了爱母亲的身体以外，也因她可能含有竞争者而对她感到恐惧与仇恨。

了解子宫内的胎儿

正如其他医学的分支，生殖及胚胎医学的发展已经超过了过去可以想象的范围。40年前我们对子宫内发生什么事只有很少的方式可以了解，更别谈去干预，只有最粗糙的方法。妇产科医师及产婆会触摸孕妇的肚子、做阴道检查，有时可以看出胎儿的姿势，诊断出双胞胎或用像喇叭一样的胎儿听诊器听胎儿的心跳。唯一看到里面的方法就是照

X光，但有可能有危险。然而，现在计算机增强的超声波扫描可以让大家在屏幕上看到活生生胎儿会动的影像，这样再加上数种代谢测验可以提供胎儿生长、正常或异常的信息，以及胎盘的位置及功能。

因为生殖的重要性，担心有不好的感受是非常强烈的。若母亲体内及胎儿被证实是健康且在成长的，安慰感便很强；但若事情不顺利或胎儿有异常，或因干预处理而死亡，则忧虑、责任和罪恶感等感受将会很强烈。一个本来有帮助的诊断性干预很可能结果看起来像是干扰。计划好的援救性子宫内手术出了错，立刻便感觉像是犯了罪。据我们所知，许多人的确把人工流产视为谋杀，其中有些人会策划恐怖的报复。我们中比较能体谅此情形下的情绪影响的人，可以看到这是一种最深入且痛苦的个人困境，经历过此的父母和专业人员的心中会留下永远的印记。

我们越来越有能力知道胎儿是否异常，因此我们越来越有能力选择是否要去干预，以前则没有这样的议题。治疗性堕胎会依据产前检查所提供的信息来执行，可以让许多父母及未出生的孩子免去大量的痛苦。但这样的知识和我们因而采取的行动，会碰触到我们最深的焦虑。由于母亲体内怀的胎儿是一个生命，我们通常感到挣扎，甚至仅仅是消化这个事实都非常痛苦。

近年来年纪大的女性都规律地接受胎儿染色体异常的检测。这在检测唐氏症时尤其有用。若染色体检测异常，父母需要决定是否要继续怀孕或是要施行人工流产。目前可做的两种染色体检查各有1%的可能会造成流产。一种是羊膜穿刺，是先插入一根针到腹部，再到子宫壁以抽取羊膜液（见插图16）。第二种较新的则是绒毛膜取样检查。

近来有种新的无风险的方法来检测唐氏症。在第11～14周时做超声波检查，称为颈部半透明扫描，测量胎儿颈部背后的液体深度。通过计算机程序的协助，医生可以计算胎儿患唐氏症的可能性。这个检查可以告知父母风险的高低程度，协助他们决定是否要再做可以提供明

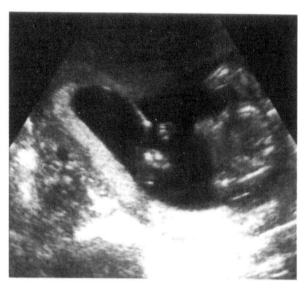

插图16： 在这张超声波扫描图中，可以看到羊膜腔穿刺针（左上方的白线）小心翼翼地刺入羊水内，其位置就在胎儿上方。

确有无唐氏症信息的侵入性检查。这项筛查的目的是要降低不需要的侵入性检测的数目，以降低因此而造成正常胎儿流产的数目。

当多数的父母听到胎儿是异常的几率远低于他们这个年纪的平均值，他们决定不再做更进一步的侵入性检查。但仍有10%的父母选择检查，即使因检查所造成的流产率是胎儿被诊断为异常的几率的8倍。

有一项研究中包括了父母做决定的影响因素，询问了一群母亲她们对未诞生胎儿的想法、感受、幻想，以及她们过去及现在的生活经验。

当检查显示有异常胎儿的几率远低于平均值，决定不再接受侵入性检验的妇女感到大大松了一口气。同时看到胎儿的超声波影像也缓解了其他有关怀孕的焦虑。这些母亲都把第一次的超声波检查当成胎儿是否正常的检验。这一组妇女觉得因为机会很低，所以接受一个流产率比胎儿异常率大的检验是不必要甚至不明智的。她们可以察觉她们的焦虑不尽然反映胎儿的真正情况，她们可以用一些客观知识来缓和这些几乎每个母亲对自己孩子都会有的担忧。

这些母亲可以接受医生的结果只是一些可能性，可以继续配合医生来协助他们得到对风险的评估。她们不喜欢让胎儿接受可能有危险的检查，在母亲心中她的孩子最有可能是正常的，但也是无助的，需要被保护以免于可能的伤害或干扰。这组母亲觉得孩子是健康的，除非被证实不是，另一组则觉得孩子是有问题的，除非被证实是正常的。

另一组接受侵入性检查的妇女无法忍受任何有关胎儿的不确定性。她们对胎儿的正常与否的预期，显然不受颈部半透明扫描所报告的胎儿异常的几率远低于平均值的影响。有关胎儿异常的可能性即使很小也无法被忍受，因为对这些妈妈来说任何不确定都可能预言一个坏结果。她们全都决定接受侵入性检查，以提供确定的结果，即使这样的结果已经在颈部半透明扫描呈现了。她们无视羊膜穿刺或绒毛膜取样检查的危险性。这危险性已经被更担心宝宝异常的恐惧给推到一旁了。

这些妇女认定的宝宝健康状况比医师的客观判定更重要。她们无法察觉她们的想法只是想法。对这些妈妈来说很不容易去认知到她们主观上对她们宝宝的印象，都强有力地受到她们所害怕的或她们自己内在未解决的事情所影响，因此这些主观印象并非她们该怎么做的最佳指引。尽管生出异常小孩的几率很小，除非可以被证明是正常的，否则她们相信还是会发生。临床发现指出宝宝代表她们觉得自己内在或自己关系内受损的部分。在有些情形下，妈妈的信念似乎呈现出将宝宝看作是不该被孕育的宝宝。这其中有些妈妈对宝宝的未来感到焦虑且悲观。她们似乎觉得宝宝会一直是让她们烦恼或麻烦的来源，即使出生时是正常的。

这两群母亲对于她们生活中其他事件及经验的理解也都不一样。总而言之，可以决定拒绝接受侵入性检查的这群妈妈，已有能力用较成功的方式处理她们的早期创伤、痛苦或失望的经验。虽然这两组妈妈生命中的好坏经验并不会有明显差距，处理有关宝宝不确定性的能力却与她们从各自经验中提炼出的意义有关。

医学及科学的客观性代表对情绪有所了解

决定我们该如何正确行动的真正科学客观性，现在必须包括我们对怀孕及胎儿的深层焦虑会影响个体思维的察觉。我们通常会将之纳入考虑或否认它的存在，然而否认这些情绪的存在不代表它们真的不存在，正如鸵鸟把头埋入沙里就以为不会被看到一样不可能。

有些父母发现很难接受显示他们未出世的孩子有严重畸形的证据：比如严重脊裂，没有眼睛或异常发育的前脑（无脑症）。对于那些协助面临这类情境的父母——做这样一份苦差事的——专业人士来说，能理解这种焦虑的感觉是因为这怪异孩子的产生会被父母当成他自己内在最深处恐惧的一种证明，能对其工作有所帮助。因此父母认为自己应该为孩子的情形而被责备。相反地，一个健康的孩子则使父母放心，表示他们不坏，以及他们对自己心智所造成的伤害并不会显现在他们眼前。下一代的诞生是种缓刑，表示我们不会被处罚，我们的未来不会被毁。

没 时 间

目前子宫内诊断及手术的方法都一直在进展。许多是存在风险的方法，但在实际使用时其优点多于医疗风险。有些子宫内手术是最后才采用的方式，只有在胎儿严重生病时才采用。当面对怀孕及生产时的急症，速度是必须要考虑的，数小时的延迟可能就造成胎儿死亡。现在就必须下决定，同意书现在就必须发，等到明天或下周就太迟了。这种情形下做的决定无法冷静考虑，这表示病人和医生都暴露在原始强烈的感受下而事先毫无准备。符合心理规律地处理那些强烈且突然的情绪的过程是，先将其放到一边，等到其缓下来再去处理。对当时当刻必须决定是否要同意接受可能危及子宫内胎儿的子宫内手术的妇女而言，"我不知道我同意的是什么"是种常见的感受。这不代表该妇女觉得被误导或是接受错误信息，事实上医生已经尽最大能力去解释了。这实在是因为所有的事情都发生得太快了。

　　一位胎儿必须接受子宫内手术以争取存活机会的母亲说："我不晓得是否接受手术是正确的，我不晓得他们要对她做的会让她更受苦或是她其实已在我体内受苦了。我希望她活着，但我无法忍受她是因为这个手术而死的这个想法。我记得我自己想着：若她是因为她本身的情形而死会怎样？或是若她是因为我对她做的事而死会怎样？大家都认为我现在应该已经克服这些了，然而我并没有。"这位母亲也知道当医生在试着完成此手术时，她孩子的心跳曾停了三次。这个胎儿必须接受急救，她的心跳在接受了子宫内的电击后恢复跳动。不幸的是，在第三次时，再多的努力仍然无效。

　　许多父母拥有健康存活的孩子，假若不是因为对胎儿及胎盘的新的子宫内手术技巧，这些孩子本来没法存活。同时科学进步也引领他们进入未知的领域，专家及病人都必须面对超出心理准备的经验。不过有时仍会有些时间让人们检视他们对发生在他们身上事情的感受，再下决定。

完美与不完美

　　弗农先生及太太的孩子被发现有严重的遗传性代谢异常，经过许多深思这对夫妇决定要留住这个孩子。夫妇俩似乎能感到在他们内在心理层面受损的部分不需要自动排斥。但容忍宝宝的异常并不容易。数年后夫妇俩想再生第二胎，弗农太太决定虽然她不喜欢这想法，但她想要接受产前筛检，必要的话会施行人工流产。

　　然而她先生并不真的希望她接受这个检查。起初是因为他不甘心于有可能不得不终止怀孕。不过最后他答应了，他说他从詹姆斯（第一个孩子）学到的一件事就是要尊重人性。他解释他的意思是"尊重我的感受、你的感受、我们对彼此的感受、我们已有的感受，及我们现在对詹姆斯的感受。但人性也是我们的生理特性。不可能说尊重人们的感受但不尊重他们出生的方式、他们的容貌、聪明与否——在詹姆斯来说就是是否有智力低下。我可能尊重你的感受及思考，但不同时尊重你的容貌吗？（指他的太太）对于这个宝宝我仍有点两难，但仍有现实得考虑。现实就是你不可能照顾两个异常的孩子，且我也不想仅当异常孩子的父母。"

　　弗农先生的观点传递了许多父母发现自己小孩有异常时痛苦的冲突。正如本书其他章节，我们在此的目标是想描述我们所看到的他们的状况，而不是提供解决之道。如果真有解决之道，只有可能是来自于了解了许多牵涉其中的不同因素，包括人类心理的因素。我们必须容忍我们无法完全弄清楚。

未跨越的分歧

人类运用他们的知识、技能和创造力，无止境地制作工具、机器、加工品、武器及发明。这样的创造力——人类心智的产物——和生理上的创造力共存的过程，即母亲和父亲一起生产小孩（见插图17）。我们对人类发明的反应和父母对怀孕的反应在很多方面是相似的。我们的反应可以和母亲的反应类比，母亲得决定是否要去接受检查，以及检查结果出来后决定该如何再走下一步。两类反应都被一种基本的情绪冲突所影响，即创造和生产带来的情绪冲突。

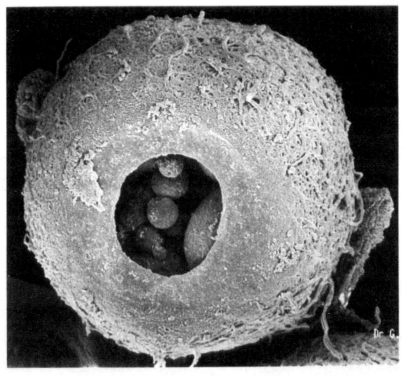

插图17：这是经由试管受精的人类胚胎，已经培养了3天。利用酸性溶液在胚胎边缘溶出一个小洞，然后吸出一个细胞来诊断胚胎的基因是否正常。基因变异的风险较高时，就可以利用这项试验来侦测。

直到最近，人类心智的产物与人类无法控制的生命过程（生殖）之间，仍有一个未跨越的分歧。在有历史前便存在的"生命的实相"，现在已被人类改变了，且速度很快。永生、创造新生命的形式、狮头羊身蛇尾的怪物、生命体及无生命计算机的合并物皆会在实验室发生，而非在我们体内或宙斯的卧室内。在接下来几年内，将会有尚未想象得到的人造发明让我们去响应，迫使我们决定是否培养它们或停止它们。普罗米修斯和生殖女神已经互相交融了。

注　　释

1. Soulbury 爵士的演说是有关古典文学与当代世界的关系。在今天，我们对于古典世界的教育较少了：根据不列颠百科全书（在本章书写的过程中，此书的全部内容就正在我笔记本电脑的磁盘驱动器里），亚里斯泰迪斯（Aristides）是雅典一位将军及政治家，其最为人知的事迹是创立提洛同盟（Delian League），亦即雅典帝国的前身。

常 用 词 汇

焦虑（anxiety）：可以是一种使人失去能力的症状，但在正常的情况下，它是使人类努力的主要动力之一。很多焦虑是对实际危险的反应，但其他则完全来自我们的内在。我们可能会在想象中因害怕自己的攻击冲动会失控并伤害我们所爱的人，而感到焦虑。因此，我们经常需要以建设性的行为，再次确保我们并没有造成伤害。其他主要的焦虑则是对于生存的威胁。这些也可能来自内在，因为我们会害怕我们内在的自我毁灭性。

死本能（death instinct）：关于生存的驱动力，弗洛伊德在对它所提出的最后理论中将之分为生本能（life instinct）和死本能（death instinct）。生本能是爱、成长、繁殖的动力，倾向统合生命的生物元素或有创意地链接人与思想。生存、性、社会倾向均为生本能的表现。死本能则是倾向于自我毁灭，将导向死亡、无价值、停滞。我们的生命是这两种反向驱力之间所产生的动态张力的结果。例如，登山显然是一种生对抗死的表现。登山者在登山时更能感受到生命的价值，但也导致许多人因而丧生，但不是所有该状况都必然如此。生死冲突不断地出现在生命周期中。

防御机制（defence mechanisms）：包括压抑（repression）、退行（regression）、反向形成（reaction formation）、隔离（isolation）、抵消（undoing）、投射（projection）、内摄（introjection）、指向自我（turning against the self）、逆转（reversal）、分裂（splitting）及其他。例如，压抑（repression）指将心智内容排除至可觉察的范围之外。然而，在某些情

形下，被压抑的事物可能会回来。所有这些防御机制就某程度而言是正常的，可发生在我们所有人身上。防御是减轻心理负荷、痛苦、忧虑的调适方法，它使日常功能得以正常运作。然而，在神经症（neurotic）和精神病（psychotic）的情况下，防御机制可能大为增强以致心智功能失效。

自我（ego）：弗洛伊德使用德文"das Ich"一词，意思是"我（the I）"。之后的译者造了拉丁文的"the Ego"一词。它是心智的一部分，其功能在于作为原始本能（the Id）、超我（the super-ego）以及现实之间的协调者。自我是防御的组织者以及行动和计划的构思者。它也是自体（the self）。因为我们会非常自我中心，并且把自己当作爱的客体（也就是自恋），因此我们有时会这样说，"他自我膨胀（He's got a big ego）""他很自我（He's got lots of ego）"。如果自我真的很大，就会变成"自大狂（megalomania）"。

幻想（fantasy）：当此字拼成 phantasy 时，是常被使用的精神分析词汇。它指的是我们强而有力的本能感觉和愿望的潜意识心智表征。它比平常用的幻想（fantasy）——指意识中的白日梦或想象，范围更广阔。

认同（identification）：他人的特性可以被仿效，如此我们就可以依照别人提供的典范来变换自己，这个过程大多不在我们觉察下发生。模仿崇敬或爱恋的人物是塑造个性的重要历程。接近一个罹患重病的人而觉得自己也生病的情形并不罕见。发生的原因有很多——内疚、深刻的同情和连结、竞争或迷信地将来自他人的痛苦反转至自身。

自恋（narcissism）：自恋一词来自于 Narcissus（希腊神话中的人名）的传说，不知道河中倒影是自己而爱上他，太靠近河边以致落水淹死。一个自恋的人容易被自己或自己所做的事吸引。自恋式客体选择（narcissistic object choice）会（无意识地）选择与自己自恋状况相似的人。我们所有人某种程度都如此这般，但有个别差异。自恋是一种防御，通常用来对抗失落所引发的深层焦虑，或对抗内在自我（self）所引发的焦虑。

客体（object）：这个词常在精神分析中用来描述某个个体所投注的对象（the object）。它涉及的范围很广，包括那些"存在"人们心中的影像（image）、表征（representation）、结构（structure）和组织（organization）。

俄狄浦斯情结 / 状态（oedipus complex/situation）：孩子对父母的爱、敌意、竞争的感觉，以一种特定和有限的方式出现。在"正向的（positive）"形式中，是想取代同性父母的位置，希望她或他死亡，并且渴望以性的方式占有异性父母。然而，因为人类原始的双性特质，也有"负向的（negative）"形式，就是对同性父母的占有式的爱和对异性父母的嫉恨。此外，这种三角关系的冲突在我们的发展上是很难跨越的。乱伦的禁忌几乎是普世性的，但我们常无法真的放弃内在的俄狄浦斯愿望。

全能（omnipotence）：虽然许多人意识上经验到自己是软弱无能的，但在潜意识中常有一种相反的信念，觉得自己的冲动是强而有力的。在此情境中，人们既崇拜又害怕这些感觉。

投射（projection）：我们把一些自己的情绪和想法当作别人的。例如，同理（empathy），是基于我们认为别人与我们有同样的感觉。作为一种防御机制，有时投射是为了逃避不好的感觉或是自己不想要的部分。这让我们不切实际地认为别人是坏的、危险的、低下的，而他们并非如此。

分裂（splitting）：当我们必须要靠边站时，为了避免冲突，我们会不自觉地使用分裂，将同一问题或人身上并存的矛盾观点区分开来。譬如，需要有朋友和敌人有时是基于想要将好的、爱的感觉和坏的、敌意的感觉分开的需求。

超我（super-ego）：这是心智的一部分，奉行社会规范，产生判断、罪疚、无价值感或自尊感。它是良心的守门人，但也有非常原始无意识的一面。它源自孩子心智"里面"的父母，常被孩子的想象力扭曲。超我可以是有帮助的，或是严苛而不稳定的。弗洛伊德的观点常被人误以为他对人性的评价不高，事实上，人性比我们所知的更原始，也更道德。

移情（transference）：过去的情感，而今又顺着原始情境的路径，再度经历。未被注意的是，移情提供许多我们日常生活的意义。某些关系会比较明显地唤起强烈的移情：被照料看护会使我们回想起原本对母亲的依赖；有权力的人，如老板和政客，会激起许多孩童时对父母亲的感觉。治疗师利用移情来了解病人的情感生活、人格和生命经验。在这个特别的脉络里，我们早年生活的情感重新打开，并提供了一个更加了解自己的机会。

潜意识（unconscious）：我们的心智生活大部分不易进入意识中。这是弗洛伊德对当代人类心智的观点最重要的贡献。要接受"我们生命中很多重要的过程都是被潜意识所激发"是很困难的。有很长一段时间，许多人主张心智只存在意识中。虽然神经科学家仍会争辩细节部分，但我们都知道大部分的心智过程都在潜意识中发生；甚至情感，像内疚，可能是潜意识的。

修通（working-through）：这是使人度过特定情绪事件的心理工作，通常需要修通许多许多次，一个人才能渐渐改变他的反应或知觉模式。虽然这存在于心理治疗中，但在生活中也会发生。例如，哀悼（mourning）必须痛苦地修通所有和失去的那个人有关的一切，然后才能往前走。虽然人的心理上有很强烈的重复和强迫倾向，但修通具有某种程度的修复作用。

延 伸 阅 读

Introductory Lectures on Psychoanalysis: Freud library: 1 by Sigmund Freud, Penguin Books, 560pp. (1991). The founder of psychoanalysis still has much to teach us. In these public lectures delivered during World War 1 Freud set down for the general public the full range of his theories and observations.

Bereavement: Studies of Grief in Adult Life by Colin Murray-Parkes. Penguin Books, 288pp. (1998). A classic study of bereavement and the stages of grief which has not been improved upon by more recent accounts.

The Child, the Family and the Outside World by D.M. Winnicott. Penguin Book (1991). Winnicott's writing is always accessible, clear and evocative and in this classic volume he succeeds in giving a vivid impression of the child's world.

Inside Lives: Psychoanalysis and the Growth of the Mind by Margot Waddell, Duckworth (1998). Follows the inside story of the major developmental phases from infancy to old age. Has many examples from everyday life and literature as well as clinical accounts.

Multiple Voices: Narrative in systemic family psychotherapy Renos Papadopoulos & John Byng-Hall (Eds.) 242 pp. Duckworth. A collection of interesting accounts of different applications of family therapy by a group of expert practitioners.

Understanding Trauma: A Psychoanalytical Approach by Caroline Garland. Duckworth 226pp. (1998). An original, yet accessible description of the psychological effects of adverse life events and traumas with good case illustrations from a specialist unit.

The Anorexic Experience by Marilyn Lawrence, edited by Kate Mosse. The Women's Press, 160 pp. (1995). Eating disorders of all sorts are common and cause a great deal of suffering and disability, especially amongst the young but sometimes going on through life. This straightforward book provides a sympathetic approach to the feelings underlying these syndromes and is invaluable for those who wish to understand more.

The Unconscious at Work, Anton Obholzer and P. Vega Roberts, Routledge (1994). A collection of recent work by members of the Tavistock Consultancy Service giving and in-depth idea of psychodynamic issues in the work place.